"十二五"普通高等教育本科国家级规划教材
全国中医药行业高等教育"十二五"规划教材
全国高等中医药院校规划教材（第九版）

组织学与胚胎学

（新世纪第三版）

（供中医学类、中西医临床医学、护理学、
康复治疗学等专业用）

主　编　刘黎青（山东中医药大学）
副主编　周忠光（黑龙江中医药大学）
　　　　徐维蓉（上海中医药大学）
　　　　赵爱明（湖南中医药大学）

U0273162

中国中医药出版社
·北　京·

图书在版编目（CIP）数据

组织学与胚胎学 / 刘黎青主编；— 3 版 . —北京：中国中医药出版社，2012.8（2016.10 重印）
"十二五"普通高等教育本科国家级规划教材
ISBN 978-7-5132-0866-6

Ⅰ . ①组…　Ⅱ . ①刘…　Ⅲ . ①人体组织学－医学院校－教材
②人体胚胎学－医学院校－教材　Ⅳ . ① R32

中国版本图书馆 CIP 数据核字（2012）第 085453 号

中 国 中 医 药 出 版 社 出 版
北京市朝阳区北三环东路 28 号易亨大厦 16 层
邮政编码 100013
传真 010 64405750
龙口市众邦印务有限公司印刷
各地新华书店经销

＊

开本 787×1092　1/16　印张 19.375　字数 430 千字
2012 年 8 月第 3 版　2016 年 10 月第 7 次印刷
书　号　ISBN978-7-5132-0866-6

＊

定价　48.00 元
网址　www.cptcm.com

全国中医药行业高等教育"十二五"规划教材
全国高等中医药院校规划教材（第九版）
专家指导委员会

李金田(甘肃中医学院院长　教授)

吴以岭(中国工程院院士)

吴咸中(天津中西医结合医院主任医师　中国工程院院士)

吴勉华(南京中医药大学校长　教授)

肖培根(中国医学科学院研究员　中国工程院院士)

陈可冀(中国中医科学院研究员　中国科学院院士)

陈立典(福建中医药大学校长　教授)

陈明人(江西中医药大学校长　教授)

范永升(浙江中医药大学校长　教授)

欧阳兵(山东中医药大学校长　教授)

周　然(山西中医学院院长　教授)

周永学(陕西中医学院院长　教授)

周仲瑛(南京中医药大学教授　国医大师)

郑玉玲(河南中医学院院长　教授)

胡之璧(上海中医药大学教授　中国工程院院士)

耿　直(新疆医科大学副校长　教授)

徐安龙(北京中医药大学校长　教授)

唐　农(广西中医药大学校长　教授)

梁繁荣(成都中医药大学校长　教授)

程莘农(中国中医科学院研究员　中国工程院院士)

谢建群(上海中医药大学常务副校长　教授)

路志正(中国中医科学院研究员　国医大师)

廖端芳(湖南中医药大学校长　教授)

颜德馨(上海铁路医院主任医师　国医大师)

秘　书　长　王　键(安徽中医药大学校长　教授)

洪　净(国家中医药管理局人事教育司巡视员)

王国辰(国家中医药管理局教材办公室主任
　　　　全国中医药高等教育学会教材建设研究会秘书长
　　　　中国中医药出版社社长)

办公室主任　周　杰(国家中医药管理局科技司　副司长)

林超岱(国家中医药管理局教材办公室副主任
　　　　中国中医药出版社副社长)

李秀明(中国中医药出版社副社长)

办公室副主任　王淑珍(全国中医药高等教育学会教材建设研究会副秘书长
　　　　中国中医药出版社教材编辑部主任)

"十二五"普通高等教育本科国家级规划教材
全国中医药行业高等教育"十二五"规划教材
全国高等中医药院校规划教材（第九版）

《组织学与胚胎学》编委会

主　编　刘黎青（山东中医药大学）

副主编　周忠光（黑龙江中医药大学）

　　　　徐维蓉（上海中医药大学）

　　　　赵爱明（湖南中医药大学）

编　委　（以姓氏笔画为序）

　　　　丁　宁（河北医科大学中医学院）

　　　　王　旭（辽宁中医药大学）

　　　　王　媛（山东中医药大学）

　　　　王微微（长春中医药大学）

　　　　刘向国（安徽中医学院）

　　　　刘建春（山西中医学院）

　　　　何才姑（福建中医药大学）

　　　　何国珍（广西中医药大学）

　　　　陈彦文（甘肃中医学院）

　　　　赵舒武（天津中医药大学）

　　　　郝　莉（河南中医学院）

　　　　高书亮（江西中医学院）

　　　　常加松（南京中医药大学）

　　　　韩永明（湖北中医药大学）

　　　　葛刚锋（浙江中医药大学）

前　言

"全国中医药行业高等教育'十二五'规划教材"（以下简称："十二五"行规教材）是为贯彻落实《国家中长期教育改革和发展规划纲要（2010—2020）》《教育部关于"十二五"普通高等教育本科教材建设的若干意见》和《中医药事业发展"十二五"规划》的精神，依据行业人才培养和需求，以及全国各高等中医药院校教育教学改革新发展，在国家中医药管理局人事教育司的主持下，由国家中医药管理局教材办公室、全国中医药高等教育学会教材建设研究会，采用"政府指导，学会主办，院校联办，出版社协办"的运作机制，在总结历版中医药行业教材的成功经验，特别是新世纪全国高等中医药院校规划教材成功经验的基础上，统一规划、统一设计、全国公开招标、专家委员会严格遴选主编、各院校专家积极参与编写的行业规划教材。鉴于由中医药行业主管部门主持编写的"全国高等中医药院校教材"（六版以前称"统编教材"），进入2000年后，已陆续出版第七版、第八版行规教材，故本套"十二五"行规教材为第九版。

本套教材坚持以育人为本，重视发挥教材在人才培养中的基础性作用，充分展现我国中医药教育、医疗、保健、科研、产业、文化等方面取得的新成就，力争成为符合教育规律和中医药人才成长规律，并具有科学性、先进性、适用性的优秀教材。

本套教材具有以下主要特色：

1. 坚持采用"政府指导，学会主办，院校联办，出版社协办"的运作机制

2001年，在规划全国中医药行业高等教育"十五"规划教材时，国家中医药管理局制定了"政府指导，学会主办，院校联办，出版社协办"的运作机制。经过两版教材的实践，证明该运作机制科学、合理、高效，符合新时期教育部关于高等教育教材建设的精神，是适应新形势下高水平中医药人才培养的教材建设机制，能够有效解决中医药事业人才培养日益紧迫的需求。因此，本套教材坚持采用这个运作机制。

2. 整体规划，优化结构，强化特色

"'十二五'行规教材"，对高等中医药院校3个层次（研究生、七年制、五年制）、多个专业（全覆盖目前各中医药院校所设置专业）的必修课程进行了全面规划。在数量上较"十五"（第七版）、"十一五"（第八版）明显增加，专业门类齐全，能满足各院校教学需求。特别是在"十五""十一五"优秀教材基础上，进一步优化教材结构，强化特色，重点建设主干基础课程、专业核心课程，增加实验实践类教材，推出部分数字化教材。

3. 公开招标，专家评议，健全主编遴选制度

本套教材坚持公开招标、公平竞争、公正遴选主编的原则。国家中医药管理局教材办公室和全国中医药高等教育学会教材建设研究会，制订了主编遴选评分标准，排除各种可能影响公正的因素。经过专家评审委员会严格评议，遴选出一批教学名师、教学一线资深教师担任主编。实行主编负责制，强化主编在教材中的责任感和使命感，为教材质量提供保证。

4. 进一步发挥高等中医药院校在教材建设中的主体作用

各高等中医药院校既是教材编写的主体，又是教材的主要使用单位。"'十二五'行规教材"，得到各院校积极支持，教学名师、优秀学科带头人、一线优秀教师积极参加，凡被选中参编的教师都以高涨的热情、高度负责、严肃认真的态度完成了本套教材的编写任务。

5. 继续发挥教材在执业医师和职称考试中的标杆作用

我国实行中医、中西医结合执业医师资格考试认证准入制度，以及全国中医药行业职称考试制度。2004 年，国家中医药管理局组织全国专家，对"十五"（第七版）中医药行业规划教材，进行了严格的审议、评估和论证，认为"十五"行业规划教材，较历版教材的质量都有显著提高，与时俱进，故决定以此作为中医、中西医结合执业医师考试和职称考试的蓝本教材。"十五"（第七版）行规教材、"十一五"（第八版）行规教材，均在 2004 年以后的历年上述考试中发挥了权威标杆作用。"十二五"（第九版）行业规划教材，已经并继续在行业的各种考试中发挥标杆作用。

6. 分批进行，注重质量

为保证教材质量，"十二五"行规教材采取分批启动方式。第一批于 2011 年 4 月，启动了中医学、中药学、针灸推拿学、中西医临床医学、护理学、针刀医学 6 个本科专业 112 种规划教材，于 2012 年陆续出版，已全面进入各院校教学中。2013 年 11 月，启动了第二批"'十二五'行规教材"，包括：研究生教材、中医学专业骨伤方向教材（七年制、五年制共用）、卫生事业管理类专业教材、中西医临床医学专业基础类教材、非计算机专业用计算机教材，共 64 种。

7. 锤炼精品，改革创新

"'十二五'行规教材"着力提高教材质量，锤炼精品，在继承与发扬、传统与现代、理论与实践的结合上体现了中医药教材的特色；学科定位更准确，理论阐述更系统，概念表述更为规范，结构设计更为合理；教材的科学性、继承性、先进性、启发性、教学适应性较前八版有不同程度提高。同时紧密结合学科专业发展和教育教学改革，更新内容，丰富形式，不断完善，将各学科的新知识、新技术、新成果写入教材，形成"十二五"期间反映时代特点、与时俱进的教材体系，确保优质教材进课堂。为提高中医药高等教育教学质量和人才培养质量提供有力保障。同时，"十二五"行规教材还特别注重教材内容在传授知识的同时，传授获取知识和创造知识的方法。

综上所述，"十二五"行规教材由国家中医药管理局宏观指导，全国中医药高等教育学会教材建设研究会倾力主办，全国各高等中医药院校高水平专家联合编写，中国中医药出版社积极协办，整个运作机制协调有序，环环紧扣，为整套教材质量的提高提供了保障，打造"十二五"期间全国高等中医药教育的主流教材，使其成为提高中医药高等教育教学质量和人才培养质量最权威的教材体系。

"十二五"行规教材在继承的基础上进行了改革和创新，但在探索的过程中，难免有不足之处，敬请各教学单位、教学人员及广大学生在使用中发现问题及时提出，以便在重印或再版时予以修正，使教材质量不断提升。

国家中医药管理局教材办公室
全国中医药高等教育学会教材建设研究会
中国中医药出版社
2014 年 12 月

编写说明

在国家中医药管理局教材办公室和全国高等中医药教材建设研究会支持下，中国中医药出版社继"十五"、十一五"以来，已先后出版"新一版"和"新二版"两套全国中医药行业规划教材。进入"十二五"以来，为适应新时期中医药人才培养和高等中医药教育的需要，体现近年来高等中医药教育教学改革成果，又筹划编辑出版了全国中医药行业高等教育"十二五"规划教材、全国高等中医药院校规划教材（第九版）112种（含中医、中药、针灸推拿、针刀、护理、中西医结合六大专业）。《组织学与胚胎学》即为该系列教材的成员之一。本教材是在新二版教材的基础上，继承原教材的优势和特色，与时俱进，不断创新，改版为全部彩图，彩色印刷，使之更有利于教与学，更加适应高等教育发展的需要。现将该教材的编写特色总结如下：

1.充分体现教材的科学性、先进性、系统性、实用性和启发性。

2.紧扣教学大纲，文字论述严谨，逻辑性强，内容精练、新颖，图像清新、精美，力求"精、新、清"。

3.插图（除电镜图像外）全部为彩色。教材中精选的300多幅彩图，模式图生动形象，镜下图清晰逼真；并对图中主要结构加以注释，图文并茂，图随文附，充分体现了本专业特色，方便教学与自学。

4.为开启思路，开拓知识面，教材中的"插入框"结合所在章节内容，介绍了中医药及学科方面的新进展、新成果。

5.为方便教学，教材分为上篇 组织学、下篇 胚胎学。教材中的专业名词用黑体字标出，并附有相应英文。书后附有英汉索引及汉英索引，方便教师教学和学生学习及查阅，为双语教学奠定基础。

本教程的编写情况：刘黎青第一章及第十八章，徐维蓉第二章及第三章的血液，周忠光第三章（除血液），高书亮第四章，常加松第五章，赵爱明第六章及第七章，刘向国第八章，王微微第九章消化管，韩永明第九章消化腺，何国珍第十章，葛刚锋第十一章，丁宁第十二章，郝莉第十三章，何才姑第十四章，陈彦文第十五章，刘建春第十六章，王媛第十七章、第二十章，赵舒武第十九章第一节、第四～七节，王旭第十九章第二节、第三节。

同步出版的还有配套教材《组织学与胚胎学实验教程》。本套教材的编写得到广大同行、专家及领导的支持，受版面所限未能逐一标明，谨在此对本教材编写中给予热情支持和帮助的单位、领导及同仁们深表敬意和谢意！

教材建设是一项长期任务，编写中由于水平所限，不足之处在所难免，真诚欢迎专家及广大师生批评指出，便于今后修订完善。

《组织学与胚胎学》编委会
2012年7月

目　录

上篇　组织学

下篇　胚胎学

上篇 组织学

第一章 绪 论

第一节 组织学的研究内容和意义

组织学（histology）是研究正常人体微细结构及其相关功能的学科。**胚胎学**（embryology）是研究个体发生、发育及其发生机制的学科。组织学与胚胎学是相互联系的两门独立学科，是随着显微镜的出现从宏观向微观逐渐发展形成的。光镜结构是指一般光学显微镜下所显示的形态结构；而电子显微镜下显示的结构，称为电镜结构或超微结构。

一、组织学研究内容

组织学的研究内容包括细胞、组织、器官、系统四部分；其在组织、细胞、亚细胞和分子水平上对机体进行研究。

细胞是机体形态结构与功能的基本单位，由细胞膜、细胞质和细胞核三部分构成。成人机体约有 200 余种、1×10^{15} 个细胞组成。不同的细胞有各自的微细结构特点，其生物大分子结构特别是核酸与蛋白质，是决定细胞形态和功能的关键。

组织（tissue）是由细胞群和细胞外基质构成的。**细胞外基质**（extracellular matrix，ECM）是由细胞产生的，分布于细胞之间。依据胚胎时期的发生来源、细胞形态结构特点及功能等方面的不同，可将人体的组织归纳为上皮组织、结缔组织、肌组织和神经组织四大基本类型。四种组织的概念虽已被广泛应用，但近年来随着组织学研究的深入，发现各类组织的来源与分化往往是多胚层的，一种组织内的细胞结构和功能也是不同的，因此，现有组织的分类法是一种归纳性的相对概念。

器官是由四种组织以不同的数量和方式组合而成，具有特定的形态结构和生理功能。例如心、肝、肾、皮肤、耳等。

系统是由若干形态结构不同而生理功能相关的器官构成。如呼吸系统由鼻、咽、喉、气管、支气管、肺共同组成，协同完成气体交换等功能。

二、学习组织学的意义

组织学与解剖学、生物学、生理学、病理学、生物化学等其他基础医学及临床医学有着极密切的联系。因机体的形态结构决定着其生理功能，所以组织学是重要的基础医学课程。通过组织学的学习及对组织切片观察能力的培养，可洞察人体微观世界的奥秘、系统掌握人体的微细结构及发生规律，为学习其他基础和临床医学奠定必备的形态学基础、掌握相应的基本技能。

现代科学技术的迅猛发展，使组织学从经典技术的基础上逐步发展为应用各种特殊显微镜、电子显微镜、荧光技术、组织化学、免疫组织化学、组织培养、细胞融合、同位素示踪标记、蛋白与核酸的分离提取、原位杂交技术、分子重组和基因工程等多种技术手段进行综合性科学研究阶段，它突破了微观结构研究领域，不仅涉及生物学等多种医学学科的基本理论，而且与人类面临的诸多实际问题密切相关。在一些重大的医学研究前沿领域，组织学正发挥着其独特的优势，在细胞识别与信号转导、增殖与分化、衰老与凋亡、干细胞与再生医学、突变与逆转、基因与调控等方面，与其他相关学科交叉渗透，极大地推动了病理学、生理学、胚胎学、优生学和老年学等学科的发展。近年发展的组织工程学技术，在体外已成功模拟培养出了皮肤、软骨、骨等器官和组织，具有广阔的临床应用前景。

第二节　组织学的发展史

组织学的研究源自于 1665 年，英国学者 Hooke（1634—1703）采用简易的光学显微镜观察薄片软木标本，将观察到的蜂房状小区称为 "cell"。1801 年，德国学者 Bichat 首次提出 "tissue" 一词。1819 年，德国学者 Meyer 提出人体由 8 种组织组成，并首次提出 "histology" 一词。1838 年和 1839 年，德国学者 Schleiden 和 Schwann 通过对动物和植物的研究，提出细胞是一切动、植物体结构与功能的基本单位，并创立了 "细胞学说"，认为新的细胞是由原有细胞产生的。"细胞学说" 的建立及 Schleiden 满怀激情的话语：你要研究生命吗？你首先研究细胞吧。激发了科学家们研究细胞的热情，迎来了组织学和细胞学发展的辉煌时代。1906 年，意大利学者 Golgi（1843—1926）和西班牙学者拉蒙·卡哈尔（Ramon Y Cajai，1852—1934）因对神经系统结构的研究分享了诺贝尔医学和生理学奖。

1932 年德国学者卢斯卡（Ruska）和科诺尔（Knoll）研制的透射电子显微镜问世（1986 年荣获诺贝尔物理学奖），使组织学观察工具的分辨率（resolving power）极限从普通光学显微镜的 0.2μm 提高到 0.2nm。随着超薄切片术、扫描电镜等新技术、新方法、新工具的不断涌现，组织学的研究水平从细胞（显微结构）飞跃到亚细胞（亚显微结构）水平。尤其是 20 世纪 60 年代后，随着电子、激光、图像等技术的快速发展，一批新兴起的分子生物学技术被广泛运用到组织学研究领域，极大地丰富了组织学领域的研究内涵。现今的扫描探针显微镜使研究达到分子乃至原子水平。我国老一辈组织学家马文昭、鲍鉴清、王有琪、张作干、李肇特教授等均在该研究领域作出了历史性贡献。

第三节 组织学的学习方法

一、突出组织学基本内容

组织学的学习涉及组织、细胞、亚细胞和分子四个水平。学习组织学必须以人体基本组织为中心，依据各器官的结构特点，从内向外（空腔性器官）或由表及里（实质性器官）地进行学习。首先，找出该器官具有哪些特异性微细结构和细胞，这些微细结构、细胞等与本器官的功能有何相关性。其次，明确器官和组织中主要细胞的大小、形态结构、微细结构特点（部分功能重要的细胞，须掌握其亚微结构及分子结构）及主要功能。当代组织学涉及许多相关学科的内容，如有关机体分子水平部分的教学将在生物化学、细胞生物学、分子生物学等学科深入系统学习，在组织学中，只要求学生记住其名称及基本作用。

二、建立平面和立体的关系

显微镜为我们学习与了解人体微细结构之谜，打开了一个新的、微妙的视觉空间。但显微镜下看到微细结构为平面结构，学习中要善于观察、思考，积极调动与培养空间思维能力，重视教材中的每一幅插图和照片、每一次实习课、每一张切片标本，将看到的平面的、局部的二维图像逐渐还原为事物的三维图像，在脑海中构筑出其整体的立体结构。要做到：视野有限，想象无限。

三、注重形态与功能的统一

组织学是以研究形态结构为主的学科，特定的形态结构总是和相应的生理功能密切关联的，所以形态结构决定着生理功能。组织学在介绍细胞、组织、器官微细结构的同时，会涉及它们的重要功能，以便于同学理解该结构存在的意义，使枯燥的结构"活灵活现"。例如红细胞因内含丰富的血红蛋白，才具有结合和携带氧与二氧化碳的功能；蛋白质分泌细胞因含有丰富的粗面内质网和发达的高尔基复合体，才可合成分泌大量的蛋白质；神经细胞具有形态各异的突起和尼氏体等结构特点，与其接受刺激、传导冲动的功能密切相关。因此，形态结构与功能密切联系是学习组织学的一个重要的基本方法。

四、融会贯通

学习中在掌握微观形态结构基本知识的前提下，应注重各学科之间的知识链接，要善于独立思考，善于分析、比较，寻找共性，区别个性，善于自学，不断扩大知识面，将不同学科的知识融会贯通，为进一步学习其他医学基础课和临床医学奠定坚实的基础。

第四节 组织学的研究方法

随着各学科领域的交叉融合，许多新技术、新方法被广泛应用到组织学研究领域，其原理涉及物理、化学、生物化学、免疫学、分子生物学等学科的知识。组织学的研究方法种类繁多，下面仅将组织学最基本、最常用的研究方法作一简要介绍。

一、光镜技术

（一）切片术

石蜡切片术（paraffin sectioning）是经典的最常用的技术，其基本程序如下：

1. **取材和固定** 为防止蛋白质分解、自溶，用蛋白质凝固剂（甲醛等）固定新鲜的组织块（其厚度不超过 0.5cm 为宜），以便尽量保持活体时组织的原本结构状态。

2. **脱水和包埋** 用酒精脱尽已固定好的组织块中的水分；由于酒精不溶于石蜡，脱水后要用二甲苯置换出组织块中的酒精；然后将组织块置于融化的石蜡中，让蜡液浸入到组织细胞内，冷却后该组织便具有了石蜡的硬度。

3. **切片和染色** 将包有组织的蜡块用切片机切为厚 $5\sim10\mu m$ 的薄片，并贴于载玻片上；先脱蜡，后进行染色，以提高组织成分的反差，便于观察。

4. **封片** 切片经脱水等处理后，滴加树胶，用盖玻片密封，便于保存。

最常用的染色法是**苏木精－伊红染色法**（hematoxylin-eosin staining），简称 **HE 染色法**。苏木精为碱性染料，可使细胞核内的染色质与胞质内的核糖体着紫蓝色，称**嗜碱性**（basophilia）；伊红为酸性染料，可使细胞质和细胞外基质中的成分着粉红色，称**嗜酸性**（acidophilia）；对碱性和酸性染液亲和力都不强的结构，称为**中性**（neutrophilia）。除 HE 染色法外，还有许多其他染色方法可显示机体内某些结构成分，这些染色法习惯统称为特殊染色。如经硝酸银处理（镀银或银染）时可将硝酸银还原，形成银的微粒附着在某组织结构上，呈棕黑色，该特性称**亲银性**（argentaffin）。有些组织结构本身不能使硝酸银还原，需加还原剂使硝酸银还原，称为**嗜银性**（argyrophilia）。此外，为了显示某些特殊结构成分，如雷锁新品红染色显示弹性纤维，铁苏木素染色显示骨骼肌横纹等。

（二）涂片、铺片、磨片术

涂片指血液、骨髓等液态组织可直接涂在载玻片上，干燥后再进行固定和染色。疏松结缔组织和肠系膜等薄层柔软组织，可撕成薄片平铺在载玻片上，制成铺片，待干燥后进行固定和染色。骨和牙等坚硬组织除用酸（如稀硝酸等）脱钙后再常规制成切片外，还可直接磨成薄的磨片，再进行染色观察。

各种标本制备过程中，组织要经过各种物理和化学试剂的处理，在标本中有时会出现不是活体原有的形态结构，这是在标本制作过程中所产生的人为现象，统称为**人工假象**（artefact）。以上方法制备的标本一般是用普通光镜进行观察。

荧光显微镜（fluorescence microscope）以紫外线为光源，能激发染料发出荧光。在组织化学术中，常使用荧光染料染色或作为标记物，用荧光显微镜观察之。

相差显微镜（phase contrast microscope）可将活细胞不同厚度及细胞内各种结构对光产生的不同折射，转换为光密度差异（明暗差），从而使镜下结构反差明显，影像清晰。在细胞培养术中，一般光镜无法分辨无色透明的活细胞，需用相差显微镜才能观察。

此外，还有用于观察晶体物质和纤维等结构的**偏光显微镜**（polarizing microscope），用于研究核酸的分布和定量的**紫外光显微镜**（ultraviolet microscope），以及能重建细胞三维结构，进行体视学定量分析的**共聚焦激光扫描显微镜**(confocal laser scanning microscope，CLSM) 等。

二、电镜技术

电镜则用电子束代替可见光，用电磁透镜代替光学透镜，用荧光屏将肉眼不可见的电子束成像于此。

（一）透射电镜术

透射电镜术(transmission electron microscope，TEM) 因用电子束穿透样品，产生物像而得此名，物象可摄制成照片保存。由于电子易散射或被物质吸收，故穿透力低，必须制备更薄的超薄切片（厚 50～80nm），但要求极严格。其制备过程与石蜡切片相似。

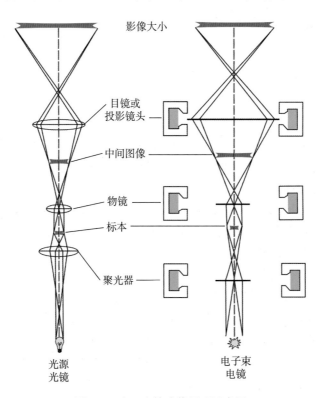

图 1-1 光、电镜成像原理示意图

首先，取材必须在机体死亡后的数分钟内完成，其次组织块要小（1mm³以内）；常用戊二醛和锇酸进行双重固定；树脂包埋；用特制的超薄切片机切成超薄切片，再经醋酸铀和柠檬酸铅等进行电子染色。当电子束投射到样品时，可随组织构成成分的密度不同而发生相应的电子散射，如电子束投射到质量大的结构时，电子被散射的多，因此投射到荧光屏上的电子少而呈暗像，电镜照片上则呈黑色，称**电子密度高**（electron dense）；反之，则称为**电子密度低**（electron lucent）。透射电镜的分辨率为 0.1nm，放大倍数为几万到几十万倍。

（二）扫描电镜术

扫描电镜术（scanning electron microscope，SEM）指扫描电镜用极细的电子束在样品表面扫描，将产生的二次电子用特制的探测器收集，形成电信号传输到显像管，在荧光屏上显示物体（细胞组织）表面的立体结构，可摄制成照片，便于保存。扫描电镜的样品用戊二醛和锇酸等固定，经脱水和临界点干燥后，再于样品表面喷镀薄层金膜，以增加二次电子数。扫描电镜观察较大的组织表面结构，由于它的景深长，1mm 左右的凸凹不平表面也能清晰成像，故样品图像富有立体感。

三、组织化学术

组织化学术（histochemistry）是将物理、化学、生物化学、免疫学或分子生物学原理和技术，与组织学技术相结合而产生的技术方法。该技术能在组织切片上定性、定位地显示某种物质的存在与否，以及分布状态。并可以应用显微分光光度计或图像分析仪等对光镜切片中该物质进行定量分析。若将这一技术用于游离细胞的样品（如细胞涂片），则称**细胞化学术**（cytochemistry）。

（一）一般组织化学术

一般组织化学术原理是在切片上添加某种试剂，与组织中的某待检物质发生化学反应，其最终产物或为重金属沉淀（用电镜观察），或为有色沉淀物（用光镜观察），可对其进行定性、定位和定量研究。

1. **糖类** 最常用**过碘酸－希夫反应**（periodic acid Schiff reaction，PAS 反应）来显示细胞、组织内的蛋白多糖和多糖。反应原理是：糖被强氧化剂过碘酸（HIO_4）氧化后，形成多醛；后者再与无色的品红硫酸复合物（即希夫试剂）结合，形成紫红色反应产物，PAS 反应阳性部位即表示多糖的存在。

2. **酶类** 细胞内酶的种类甚多，至今已有 100 多种酶的显示法。酶显示法的目的是要显示酶的活性表明酶的存在，而不是酶本身。将具有酶活性的组织切片放入含有一定底物的溶液中孵育，底物经酶的作用形成初级反应产物，后者再与某种捕捉剂相结合，形成显微镜下可视的有色反应终产物（可显示酶存在的部位及活性强弱）。常以最终产物显色的深浅表示该酶活性的强弱。

3. **脂类** 用甲醛固定标本后，冷冻切片；用油红 O、尼罗蓝或苏丹类脂溶性染料染色,使脂类(脂肪,类脂)呈相应颜色。亦可用锇酸(OsO$_4$)固定兼染色,则脂类呈黑色。

4. 核酸 显示 DNA 常用**孚尔根反应**(Feulgen reaction)。切片先经稀盐酸处理后,使细胞内 DNA 水解,打开 DNA 分子中脱氧核糖核酸和嘌呤碱之间的连接键,使其释放出醛基再用 Schiff 试剂处理,形成紫红色反应产物。如用甲基绿 – 派若宁反应,可同时显示细胞内 DNA 和 RNA。甲基绿与细胞核中的 DNA 结合呈蓝绿色,派若宁与核仁及胞质内的 RNA 结合呈红色。

(二)免疫组织化学术和免疫细胞化学术

免疫组织化学术(immunohistochemistry)和**免疫细胞化学术**(immunocytochemistry)均应用抗原与抗体特异性结合的特点,检测组织、细胞内某些肽类和蛋白质等大分子物质的分布。通常标记抗体与抗原发生直接结合称此为直接法(图 1-2A),又称一步法,该方法简单方便,特异性强,但敏感性较低;若将分离提取的抗体(Ⅰ抗)再作为抗原去免疫另一机体,并制备原抗体(Ⅰ抗)的抗体,后者称Ⅱ抗,用标记物如荧光素或酶等再标记Ⅱ抗,最后用Ⅰ抗和标记Ⅱ抗先后处理观察样品,即形成抗原 – Ⅰ抗 – 标记Ⅱ抗的复合物,此方法称间接法,又称二步法(图 1-2B)。间接法中的一个抗原分子可通过一个Ⅰ抗与多个标记Ⅱ抗结合,故敏感性较高,但易出现非特异性反应。

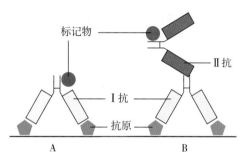

图 1-2 免疫组化示意图(A 直接法 B 间接法)

目前,间接法较常用的是 PAP(过氧化物酶 – 抗过氧化物酶复合物)法,因抗原经抗体逐级放大并与酶分子结合,使其敏感性更强(图 1-3)。而 ABC(抗生素 – 生物素 – 过氧化物酶复合物)法比 PAP 法敏感性提高 20~30 倍(图 1-4)。如使抗体与荧光素结合,则称荧光标记抗体法(图 1-5)。

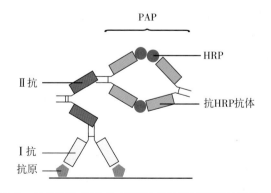

图 1-3 免疫组化 PAP 法示意图(HRP 示辣根过氧化物酶)

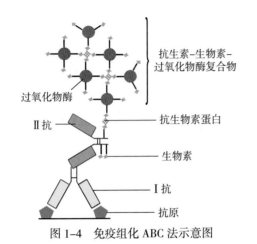

图 1-4　免疫组化 ABC 法示意图　　　　图 1-5　免疫组化荧光标记抗体法示意图

（三）原位杂交术

原位杂交术（in situ hybridization）即核酸分子杂交组织化学术，可在原位研究细胞合成某种多肽或蛋白质的基因表达。其基本原理是将两条核苷酸单链片段，经氢键结合成 DNA–DNA，DNA–RNA 或 RNA–RNA 双链分子，应用带有标记的 DNA 或 RNA 片段作为核酸探针，与组织切片或细胞内待测核酸（RNA 或 DNA）片段进行杂交，然后可用放射自显影等方法予以显示。在光镜或电镜下观察目标 mRNA 或 DNA 的存在与定位。此方法有极高的敏感性和特异性，可在分子水平探讨细胞的功能表达及其调控机制。

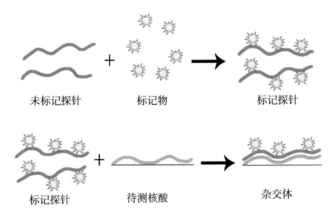

图 1-6　原位杂交技术示意图

四、放射自显影术

放射自显影术（autoradiography，ARG）是通过活细胞对放射性物质的特异性摄入，以显示该细胞的功能状态或该物质在组织或细胞内的代谢过程。将放射性同位素或放射性同位素标记的物质注入体内，间隔一定时间后取材、制备切片，并在其上面涂以感光材料（感光乳胶或贴以照相底片），置暗处曝光，再显影、定影。结果，在放射性同位素或其标记物存在的部位，溴化银被还原为黑色的微细颗粒，可在光镜或电镜下观察，从而获知被检物质在组织或细胞内的分布及相对含量。在注入同位素标记物后，如果有规律地在若干时间段取材，则可以观察到被检物质的动态分布及变化过程。如将 ^{131}I 注入体内可以观察碘在甲状腺滤泡内的代谢情况；将 3H 标记的胸腺嘧啶核苷注入体内，就能研究蛋白质或核酸在组织、细胞内的代谢过程。

五、形态计量术

形态计量术（morphometry）是研究组织和细胞内各种有形成分的数量、体积、表面积等的绝对值或相对值的方法。研究机体某些结构的立体数值的科学，称为体视学（stereology）。数值以"量"的概念进一步阐述了结构与功能关系及其病理状态下发生的变化。目前常用的精密定量方法有以下几种：

（一）显微分光光度术

显微分光光度术（microspectrophotometry）是显微镜技术与分光光度技术的结合，可测出细胞内各种化学成分的含量，如测定蛋白质、酶、脂类、糖及 DNA 与 RNA 等的含量。

（二）显微荧光光度术

显微荧光光度术（microfluorometry）是利用对细胞内原有发荧光的物质，或对细胞内各种化学成分用不同荧光素标记后，进行定性、定位和定量的测量。

（三）流式细胞术

流式细胞术（flow cytometry）是一种对流体单个细胞及其他生物微粒进行快速定量分析与分选的技术。同时可测量一个细胞 8 个相关参数，测速可达 5000 个细胞 / 秒，分选纯度可高达 99% 以上。

（四）图像分析术

图像分析术（image analysis）是把计算机、电视和数字图像处理等结合在一起的一种新技术，可快速准确地测量组织切片或电镜照片中的微细结构，通过软件程序获得各项数据。也可测量组织化学染色切片，根据染色深浅而提供该物质含量的相对数值。还可以根据连续的组织切片应用计算机进行三维重建。该方法使用面广泛，所得数据迅速、准确。

六、细胞培养术

细胞培养术（cell culture）是取活体组织细胞后，将其置体外适宜的条件下，在其继续生长、繁殖的同时进行实验观察研究，故体外培养技术又称体外实验（图 1-7）。首次分离后培养的细胞称**原代培养**（primary culture）；细胞增殖后再传代继续培养的细胞称**继代培养**（subculture）；经长期反复传代培养而成的细胞称**细胞系**（cell line）；采用细胞克隆而建成的某种纯细胞群体称**细胞株**（cell strain）。如果培养的是组织块、器官的较大部分或全部，则分别称为组织培养术与器官培养术。该技术可在倒置相差显微镜下直接观察细胞的增殖、分化、运动、吞噬等动态变化，并可用显微录像或显微摄影真实地记录下活细胞的连续变化过程。

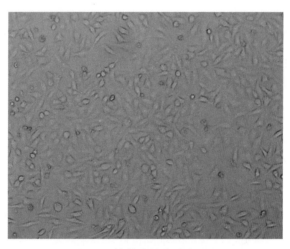

图 1-7　体外培养的肿瘤细胞

七、组织工程

组织工程（tissue engineering）是一门新兴学科，是用细胞培养术在体外模拟构建机体组织或器官的技术，用以对病损组织进行形态、结构和功能的重建，并达到永久性替代。目前正在研究构建的组织器官主要有皮肤、软骨、骨、肌腱、骨骼肌、血管及角膜等，其中以组织工程皮肤较为成功，并已应用于临床治疗烧伤、皮肤静脉性溃疡等疾病。组织工程主要包括以下四方面：①获取生长旺盛的细胞，即种子细胞。②准备细胞外基质，包括生物材料（如牛胶原）及无毒、可被机体吸收的人工合成高分子材料。③构建组织或器官，即有目的地把种子细胞置于细胞外基质中进行三维培养，并形成所需要的形状。④将构建物移植机体。

第二章 上皮组织

上皮组织（epithelial tissue）由排列密集、形态规则的上皮细胞与极少量的细胞外基质组成。上皮细胞具有明显的**极性**（polarity），即细胞的不同面在结构和功能上具有显著差异。上皮细胞朝向体表或空腔性器官的内表面，称**游离面**。与游离面相对的朝向深部与结缔组织相连的一面称**基底面**，基底面与结缔组织间有一层薄膜，称为**基膜**。上皮组织内大多无血管，其营养供应来自结缔组织中的血管。上皮组织中有丰富的神经末梢，能感受各种刺激。

上皮组织在机体中分布广泛，具有保护、吸收、分泌、排泄等功能。根据上皮组织的形态和功能，可将其分为被覆上皮、腺上皮和感觉上皮等。

第一节 被覆上皮

被覆上皮（covering epithelium）分布广泛，覆盖于身体外表面，或衬贴在体内各种管、腔、囊的内表面。根据上皮细胞的层数，分为单层上皮和复层上皮。又根据单层上皮的细胞形状或复层上皮浅层细胞的形状不同分为扁平、立方、柱状等多种类型（表 2-1）。

表 2-1 被覆上皮的分类及主要分布

	上皮类型	主要分布
单层上皮	单层扁平上皮	内皮：心、血管和淋巴管的腔面 间皮：胸膜、腹膜和心包膜的表面 其他：肺泡和肾小囊壁层
	单层立方上皮	肾小管、甲状腺滤泡等
	单层柱状上皮	胃、肠、胆囊、子宫等腔面
	假复层纤毛柱状上皮	呼吸管道等腔面
复层上皮	复层扁平上皮	未角化的：口腔、食管和阴道等腔面 角化的：皮肤表皮
	复层柱状上皮	眼睑结膜、男性尿道等
	变移上皮	肾盏、肾盂、输尿管和膀胱等腔面

一、单层扁平上皮

单层扁平上皮（simple squamous epithelium）很薄，仅由一层扁平细胞构成。从上皮细胞表面观察，细胞呈不规则的多边形，表面光滑，细胞边缘呈锯齿状，相邻细胞彼此嵌合。核扁圆形，位于细胞中央（图 2-1）；从垂直切面观察，细胞很薄，只有含核的部分稍厚（图2-1、2）。衬贴于心脏、血管和淋巴管内表面的单层扁平上皮称**内皮**（endothelium），其表面光滑，有利于血液和淋巴流动；分布在胸膜、腹膜和心包膜表面的单层扁平上皮称**间皮**（mesothelium），可减少器官之间的摩擦。

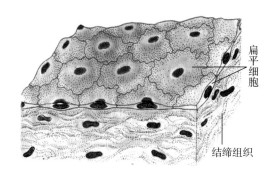

图2-1   单层扁平上皮立体模式图

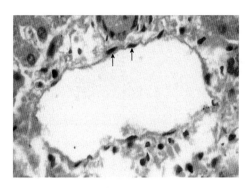

图2-2   单层扁平上皮侧面观（小血管内皮，高倍）
↑内皮细胞核

二、单层立方上皮

单层立方上皮（simple cuboidal epithelium）由一层立方形的细胞组成。从上皮细胞表面观察，细胞呈六边形或多边形；而在垂直切面上，细胞呈立方形，核圆形，位于中央（图2-3、4）。主要分布于肾小管、甲状腺滤泡等处，具有吸收和分泌的功能。

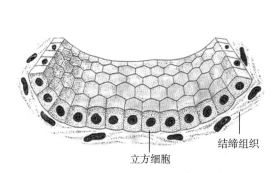

图2-3   单层立方上皮立体模式图

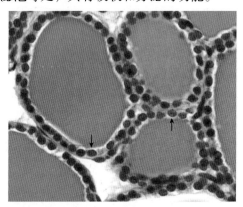

图2-4   单层立方上皮（甲状腺，高倍）
↑立方上皮细胞

三、单层柱状上皮

单层柱状上皮（simple columnar epithelium）由一层棱柱状细胞组成。表面观察，细胞为六角形或多边形；在垂直切面上，细胞为柱状，核椭圆形，多位于细胞基底部，其长轴与细胞长轴一致。分布于胃、肠、胆囊、输卵管和子宫等器官的腔面，主要有吸收和分泌的功能。肠壁的上皮细胞之间有许多散在的**杯状细胞**（goblet cell），其侧面形态似高脚酒杯状，胞核呈三角形，染色深，近细胞基底部。细胞顶端胞质内充满富含黏蛋白的**黏原颗粒**（mucinogen granule），分泌后形成的黏液可润滑和保护上皮（图2-5、6）。

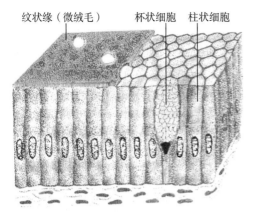

图 2-5　单层柱状上皮立体模式图

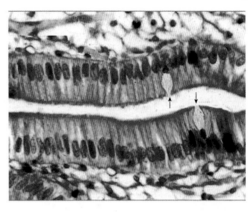

图 2-6　单层柱状上皮（小肠，高倍）
↑杯状细胞

四、假复层纤毛柱状上皮

假复层纤毛柱状上皮（pseudostratified ciliated columnar epithelium）由形态不同、高低不等的细胞组成。有柱状细胞、梭形细胞、锥形细胞和杯状细胞，其中柱状细胞最多。柱状细胞游离面有大量纤毛；锥形细胞具有分化的潜能，在一定条件下能分化成上皮中的各种细胞。在垂直切面上观察，由于细胞高低不等，核的位置参差不齐，貌似复层，但所有细胞基底面均附于基膜上（图 2-7、8）。此种上皮分布在咽、喉、气管、支气管等腔面，主要起保护作用。

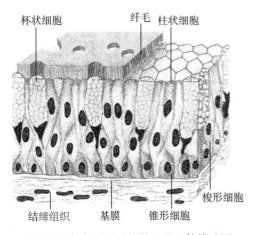

图 2-7　假复层纤毛柱状上皮立体模式图

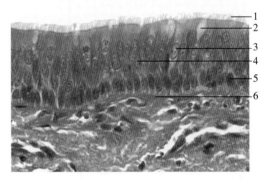

图 2-8　假复层纤毛柱状上皮（气管，高倍）
1. 纤毛　2. 杯状细胞　3. 柱状细胞　4. 梭形细胞
5. 锥形细胞　6. 基膜

五、复层扁平上皮

复层扁平上皮（stratified squamous epithelium）又称复层鳞状上皮，由多层细胞组成。在垂直切面上观察，基底层由一层矮柱状细胞组成，为上皮中的干细胞。中间数层细胞为多边形，浅表数层上皮细胞为扁平鳞片状并出现退化、脱落现象。该上皮与深层结缔组织的连接处凹凸不平，既保证上皮组织的营养供应，又使连接更加牢固（图2-9、10）。分布在皮肤表层的上皮细胞已无核，含有大量角蛋白，细胞干硬且可脱落，称**角化的复层扁平上皮**；分布于口腔、食管和阴道腔面的浅层细胞是有核的活细胞，含角蛋白较少，称**未角化的复层扁平上皮**。此种上皮具有很强的机械保护作用和较强的再生修复能力。

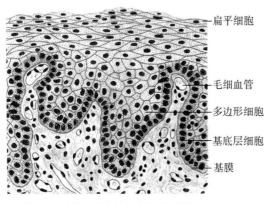

图2-9　复层扁平上皮立体模式图

扁平细胞
毛细血管
多边形细胞
基底层细胞
基膜

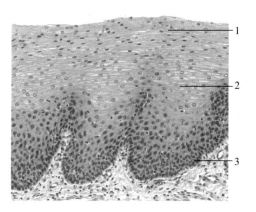

图2-10　复层扁平上皮（食管，高倍）
1.表层细胞　2.中间层细胞　3.基底层细胞

六、复层柱状上皮

复层柱状上皮（stratified columnar epithelium）浅层为一层排列整齐的柱状细胞，深层为一层或数层多边形细胞，此种上皮主要分布于眼睑结膜和男性尿道等处。

七、变移上皮

变移上皮（transitional epithelium）又称移行上皮，分为表层细胞、中间层细胞和基底层细胞。其特点是细胞形态和层数随器官功能状态不同而变化。如膀胱收缩时，上皮

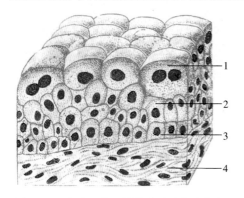

图2-11　变移上皮立体模式图（收缩状态）
1.表层细胞　2.中间层细胞　3.基底层细胞
4.结缔组织

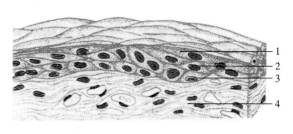

图2-12　变移上皮立体模式图（扩张状态）
1.表层细胞　2.中间层细胞　3.基底层细胞
4.结缔组织

变厚，细胞层数增多，表层细胞呈大立方形，有 1～2 个胞核；因表层细胞可覆盖其深层的几个细胞，故称盖细胞。光镜下，盖细胞游离面因胞质浓缩而嗜酸性强，称壳层，可防止尿液侵蚀。中间几层呈多边形，基底层细胞为立方形（图 2-11、13）。反之，膀胱舒张时，上皮变薄，细胞层数减少，表层细胞多呈扁平形（图 2-12）。

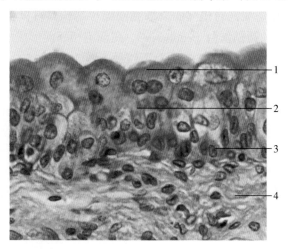

图 2-13　变移上皮（膀胱收缩状态，高倍）
1. 表层细胞　2. 中间层细胞　3. 基底层细胞　4. 结缔组织

第二节　上皮组织的特殊结构

上皮细胞具有极性，在细胞的各个面常形成与其功能相适应的特殊结构，这些特殊结构也可见于其他组织细胞之间。

一、上皮细胞的游离面

1. 微绒毛（microvillus）　微绒毛是细胞膜和细胞质向细胞游离面伸出的细指状突起（图 2-14、15）。直径约 0.1 μm，长度因细胞种类或细胞生理状态而有所差别。微绒毛可扩大细胞的表面积，有利于细胞的吸收功能。

光镜下所见小肠柱状上皮的**纹状缘**（striated border）（图 2-6）和肾小管的**刷状缘**（brush border）就是由密集、排列整齐的微绒毛组成。电镜下，微绒毛表面为细胞膜，其中轴含有许多纵行微丝，微丝自微绒毛的顶部下行到达微绒毛根部，与终末网的横行微丝相移行。

微绒毛的胞膜外面常覆盖一层较厚的**细胞衣**（cell coat）。它是构成细胞膜的糖蛋白和糖脂向外伸出的糖链部分。细胞衣具有黏着、保护和物质交换等作用。此外还与细胞表面抗原性、细胞识别等有关。

2. 纤毛（cilium）　纤毛是上皮细胞游离面伸出的较长突起，具有节律性定向摆动的功能。纤毛长 5～10 μm，直径 0.2 μm（图 2-16）。电镜下，可见纤毛中央有两条单独的微管，周围有 9 组二联微管，根部有一个致密颗粒称**基体**（basal body），具有产生纤毛的功能。微管相互滑动，致使纤毛摆动，将上皮表面黏附的颗粒及其黏液定向推送，完成清除异物或物质运输的功能。

二、上皮细胞的侧面

上皮细胞的侧面是细胞的相邻面，细胞间隙很窄，只有极少量的细胞外基质，其中含有具有黏着作用的**钙黏蛋白**（cadherin）。在细胞相邻面形成的特化结构称**细胞连接**（cell junction）。电镜下可见细胞连接有以下四种（图2-14、15）：

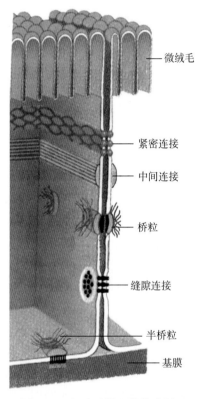

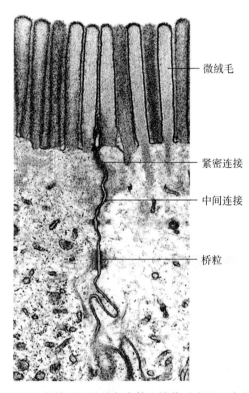

图2-14 细胞连接立体模式图   图2-15 微绒毛和连接复合体电镜像（小肠上皮细胞）

1. 紧密连接（tight junction） 又称**闭锁小带**（zonula occludens），位于上皮细胞侧面的顶部，呈箍状环绕细胞。两相邻细胞的细胞膜外层呈间断融合，融合处无细胞间隙，非融合处有极窄的间隙存在。此结构可封闭相邻上皮细胞顶部的细胞间隙，起机械性连接作用，既防止大分子物质进入细胞间隙，又阻止组织液的流失。

2. 中间连接（intermediate junction） 又称**黏着小带**（zonula adherens），位于紧密连接下方，相邻细胞之间有15～20nm的间隙，其内含有横行的丝状物连接相邻胞膜，膜的胞质内侧面有薄层致密物质和微丝附着，微丝组成终末网。中间连接具有细胞间黏着、维持细胞形状以及传递细胞收缩力等作用。

3. 桥粒（desmosome） 又称**黏着斑**（macula adherens），位于中间连接的深部，常呈大小不等的椭圆形斑状。电镜下，细胞间隙宽20～30nm，内有低电子密度的丝状物，间隙中央有一条与胞膜相平行而致密的中间线，由丝状物交织而成。两侧细胞膜内侧有较厚的致密物质构成的附着板，胞质中有许多直径 10nm 的张力丝附着于板上，并折成襻状返回胞质中，起固定和支持作用。桥粒是一种很牢固的连接方式，连接相邻细胞，多见于易受机械性刺激或摩擦较多的皮肤、食管等部位的复层扁平上皮。

4. 缝隙连接（gap junction） 又称**通讯连接**（communication junction），常位于桥粒的深部。电镜下，细胞间隙约 3nm，内有许多间隔大致相等的连接点。在连接点处两相邻细胞膜中的镶嵌蛋白相互结合。蛋白颗粒呈柱状，称**连接小体**（connexon），每个连接小体直径 7～9nm，由六个亚单位

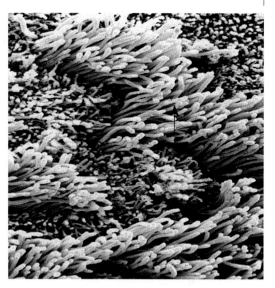

图 2-16 纤毛扫描电镜像
↑纤毛

环绕而成，中央有直径约 2nm 的管腔。两相邻细胞胞膜上的蛋白颗粒彼此相接，管腔也相通，管道可闭合或开放，成为细胞间直接交通的管道（图 2-14）。细胞间可借缝隙连接进行某些小分子物质的交换和离子交换；还有利于电冲动的传导（该处电阻很低）。

细胞连接不仅存在于上皮细胞间，还存在于其他组织的细胞间。四种细胞连接中，如果有两种或两种以上同时存在，称为**连接复合体**（junctional complex）。

三、上皮细胞的基底面

1. 基膜（basement membrane） 是上皮细胞基底面与深部结缔组织之间的一层薄膜。基膜厚度不一，假复层纤毛柱状上皮和复层扁平上皮的基膜较厚。光镜下，HE 染色呈粉红色均质状（图 2-8）。电镜下，基膜由基板和网板组成（图 2-17）。**基板**（basal plate）厚 50～100nm，由上皮细胞分泌，可分为两层，紧贴上皮细胞基底面的电子密度低的为**透明层**，其下面电子密度高的为**致密层**。构成基板的主要化学成分有层黏连蛋白、Ⅳ型胶原蛋白和硫酸肝素蛋白多糖等。**网板**（reticular lamina）由结缔组织的成纤维细胞分泌产生，主要由基质与网状纤维构成。

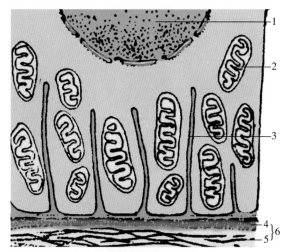

图 2-17 基膜和质膜内褶模式图
1. 细胞核 2. 线粒体 3. 质膜内褶 4. 基板 5. 网板 6. 基膜

基膜是半透膜，可选择性地使某些物质透过，同时具有支持、连接

和固着作用。基膜还能引导上皮细胞移动，影响细胞的增殖和分化。

2. 质膜内褶（plasma membrane infolding） 是上皮细胞基底面的细胞膜折向胞质形成的许多内褶，内褶方向与细胞基底面垂直（图 2–17）。电镜下，可见内褶间胞质内含有大量与其平行的线粒体。质膜内褶扩大了细胞基底面的表面积，有利于水和电解质等物质的迅速转运。

3. 半桥粒（hemidesmosome） 位于上皮细胞基底面与基膜接触处。其结构为桥粒的一半，只见于上皮细胞膜内侧有附着板及张力丝的结构（图 2–14）。其作用为加强上皮细胞与基膜的连接。

第三节　腺上皮和腺

腺上皮（glandular epithelium）是由腺细胞组成的以分泌功能为主的上皮。以腺上皮为主构成的器官称为**腺**（gland）。有的腺分泌物经导管排至体表或器官腔内，称为**外分泌腺**（exocrine gland），如汗腺、肠腺等。有的腺无导管，分泌物（主要为激素）释放入血液或淋巴中，称**内分泌腺**（endocrine gland），如甲状腺、肾上腺等。

一、腺细胞

通常根据腺细胞产生分泌物的化学成分不同，将腺细胞归纳为以下四种，其中蛋白质分泌细胞和糖蛋白分泌细胞为外分泌腺细胞，类固醇分泌细胞和肽分泌细胞属内分泌腺细胞。

1. 蛋白质分泌细胞（protein-secretory cell） 细胞呈锥体形，核圆，位于细胞基底部；胞质顶部含许多嗜酸性的分泌颗粒，称**酶原颗粒**（zymogen granule）；基底部胞质呈强嗜碱性。电镜下，细胞基底部为密集的粗面内质网，核上方有较发达的高尔基复合体和电子密度高的分泌颗粒。具有这些结构特点的细胞又称**浆液性细胞**（serous cell）

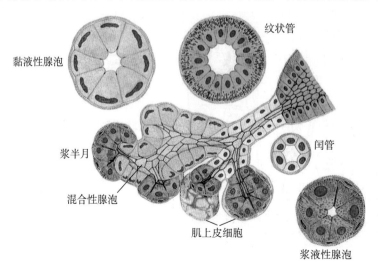

图 2–18　外分泌腺结构模式图

（图 2-18）。该细胞分泌物稀薄，富含酶类，具有消化作用。

2. 糖蛋白分泌细胞（glycoprotein-secretory cell） 细胞呈锥体形，核扁圆形，位于细胞基底部；核周的胞质呈弱嗜碱性，其中大部分胞质内充满黏原颗粒。HE 染色，因颗粒被溶解而呈泡沫状或空泡状。电镜下，细胞基底部有粗面内质网和游离核糖体，核上方有高尔基复合体和粗大的**黏原颗粒**。具有这些结构特点的细胞又称**黏液性细胞**（mucous cell）（图 2-18）。该细胞分泌物较黏稠，内含黏蛋白，覆盖在上皮的游离面，起滑润和保护上皮的作用。

3. 类固醇分泌细胞（steroid-secretory cell） 细胞圆形或多边形，核圆，位于中央。胞质内含有大量脂滴。电镜下胞质内滑面内质网丰富，并可见许多管状嵴线粒体和含脂类小泡。可分泌类固醇激素。

4. 肽分泌细胞（peptide-secretory cell） 细胞为圆形、多边形或锥形，基底部含有大小不等的分泌颗粒，故又称**基底颗粒细胞**（basal granule cell），HE 染色标本中颗粒不易辨认，但可被银盐或铬盐着色。可产生肽类和胺类激素，属于 APUD 细胞（见第十四章内分泌系统）。

二、外分泌腺的结构

外分泌腺可分为单细胞腺和多细胞腺。杯状细胞属单细胞腺。人体大部分外分泌腺为多细胞腺，由**分泌部**和**导管**两部分组成（图 2-18）。

1. 分泌部 分泌部多由一层腺细胞组成。泡状或管泡状的分泌部称**腺泡**（acinus）。腺泡中央有腔，周围有基膜，基膜与腺泡之间还可见扁平的肌上皮细胞，其收缩有助于腺泡分泌。

2. 导管 直接与分泌部连通，由单层或复层上皮构成。可将分泌物排至体表或器官腔内，有的导管上皮细胞尚具有吸收或分泌水和电解质的功能。

三、外分泌腺的分类

1. 根据分泌物性质分类 ①**浆液性腺**（serous gland）：由浆液性细胞构成。如腮腺、胰腺。②**黏液性腺**（mucous gland）：由黏液性细胞构成。如十二指肠腺、子宫腺等。③**混合性腺**（mixed gland）：由浆液性细胞和黏液性细胞共同构成的腺泡组成。混合性腺常以黏液性细胞为主，少

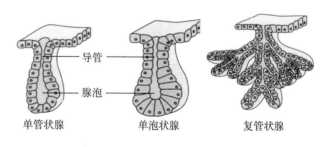

导管
腺泡

单管状腺　　　　单泡状腺　　　　复管状腺

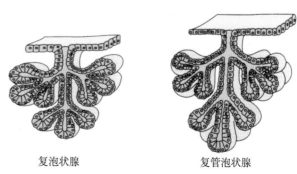

复泡状腺　　　　复管泡状腺

图 2-19 外分泌腺分类模式图

量浆液性细胞可分布在腺泡末端，呈半月形包绕黏液性细胞，此结构称**浆半月**（serous demilune）（图 2-18）。如舌下腺、下颌下腺。

2. 根据导管及分泌部的形态分类   外分泌腺分为单管状腺、单泡状腺、复管状腺、复泡状腺、复管泡状腺等（图 2-19）。

3. 根据分泌物分泌的形式分类   ①全质分泌腺：整个腺细胞解体与分泌物一起排出，如皮脂腺。②顶质分泌腺：细胞顶部连同分泌物一起排出，如乳腺。③局质分泌腺：分泌物以胞吐方式排出，腺细胞仍保持结构的完整性，如胃的主细胞，胰腺腺泡细胞等（图 2-20）。

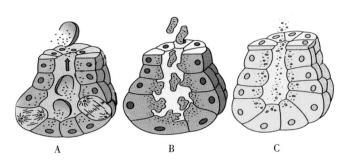

图 2-20   腺细胞分泌方式示意图
A.全质分泌   B.顶质分泌   C.局质分泌

第三章　结缔组织

结缔组织（connective tissue） 由细胞和大量细胞外基质构成。其功能复杂，组织形式多样化，但它们之间却有着共同的特点：细胞的种类多，数量少，无极性地分散在细胞外基质中，细胞外基质多由基质和纤维构成，功能多样；主要为连接、支持、保护、防御、运输和营养等功能。

结缔组织由胚胎时期的**间充质**（mesenchyme）演变而来。间充质由间充质细胞和基质组成。间充质细胞呈星状，细胞核大，核仁明显，胞质弱嗜碱性，其细胞以突起相互连接成网状（图3-1）。间充质细胞分化程度低，有很强的分裂分化能力。在胚胎发育过程中能分化成多种结缔组织细胞、血管内皮和平滑肌细胞等。成体的结缔组织内仍保留少量未分化的间充质细胞。

根据结缔组织基质的物理性状，广义的结缔组织分为：基质呈胶体状的固有结缔组织，基质呈液体状的血液和淋巴，以及基质呈固体状的软骨组织和骨组织三大类。狭义的结缔组织仅指固有结缔组织。

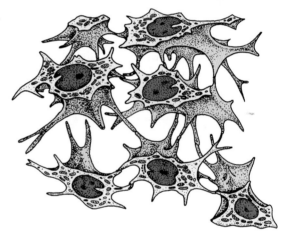

图 3-1　间充质模式图

第一节　固有结缔组织

固有结缔组织（connective tissue proper） 分布广泛，按其结构和功能的不同可分为疏松结缔组织、致密结缔组织、网状组织和脂肪组织。

一、疏松结缔组织

疏松结缔组织（loose connective tissue）广泛分布于器官、组织及细胞之间。其特点是：细胞种类较多而数量较少，纤维数量少，排列稀疏，基质含量较多，故又称蜂窝组织。该组织具有连接、支持、防御、保护、营养和创伤修复等功能（图3-2）。

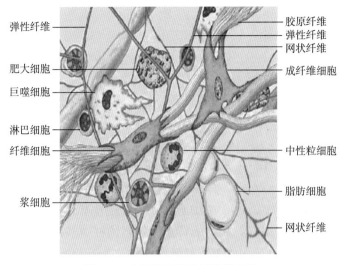

弹性纤维
肥大细胞
巨噬细胞
淋巴细胞
纤维细胞
浆细胞

胶原纤维
弹性纤维
网状纤维
成纤维细胞
中性粒细胞
脂肪细胞
网状纤维

图 3-2　疏松结缔组织铺片模式图

（一）基质

基质（ground substance）是由生物大分子构成的黏稠的无定形胶状物，包括蛋白多糖、糖蛋白和组织液等。

1. 蛋白多糖（proteoglycan）　又称**黏多糖**，为基质的主要成分，是多糖分子与蛋白质结合成的复合物。多糖部分为糖胺多糖，又称氨基己糖多糖，由成纤维细胞产生，主要分硫酸化和非硫酸化两类。前一类主要有硫酸软骨素、硫酸角质素、硫酸肝素等；后一类为透明质酸，是曲折盘绕的长链大分子，可长达 $2.5\,\mu m$，是构成蛋白多糖复合物的主干；其他糖胺多糖则与蛋白质结合，形成蛋白多糖亚单位，后者再通过结合蛋白连于透明质酸长链分子形成蛋白多糖聚合体（图 3-3）。大量蛋白多糖聚合物形成有许多微小孔隙的分子筛，使基质成为限制细菌、肿瘤细胞、寄生虫等有害大分子物质扩散的防御屏障。某些能产生透明质酸酶的细菌、癌细胞等，可通过破坏基质的防御屏障而得到扩散。

2. 糖蛋白（glycoprotein）　具有与多种细胞、胶原及蛋白多糖相结合的化学基团，种类多达数十种。其中纤维黏连蛋白在细胞识别、黏附、迁移和增殖中发挥重要作用。

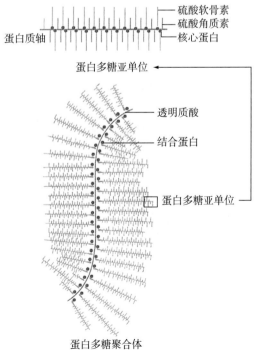

硫酸软骨素
硫酸角质素
核心蛋白
蛋白质轴

蛋白多糖亚单位
透明质酸
结合蛋白
蛋白多糖亚单位

蛋白多糖聚合体

图 3-3　蛋白多糖分子结构模式图

3. **组织液（tissue fluid）** 是从毛细血管动脉端渗出的部分血浆成分，经毛细血管静脉端或毛细淋巴管回流到血循环中。它不断地进行循环与更新，是血液和细胞间进行物质交换的重要媒介，成为组织细胞赖以生存的内环境。当组织液的渗出、回流或机体水盐、蛋白质代谢发生障碍时，基质中的组织液含量可增多或减少，从而导致组织水肿或脱水。

（二）纤维

1. **胶原纤维（collagenous fiber）** 是结缔组织中的主要纤维成分。新鲜时呈白色，有光泽，又称白纤维。HE 染色，呈浅红色。纤维粗细不等，直径在 $1～20\mu m$，呈波浪状，有分支并互相交织成网（图 3-2、4）。其化学成分主要是 I 型和 III 型胶原蛋白。电镜下，胶原纤维由许多平行排列的胶原原纤维（collagen fibril）组成，其直径为 $20～200nm$，并呈明暗交替的周期性横纹，横纹周期约为 64nm（图 3-5）。胶原纤维具有坚韧性，柔软易弯曲，抗拉力强。

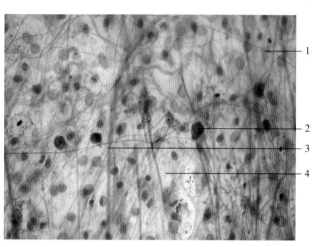

图 3-4 疏松结缔组织铺片 （混合染色 低倍）
1. 弹性纤维 2. 肥大细胞 3. 胶原纤维 4. 基质

2. **弹性纤维（elastic fiber）** 含量较胶原纤维少，但分布广。新鲜状态下呈黄色，又称黄纤维。HE 染色，纤维折光性较强，着色淡红，直径 $0.2～1.0\mu m$，表面光滑，断端常卷曲，可有分支，交织成网（图 3-2、4、6）。电镜下，弹性纤维核心部分由电子密度低的弹性蛋白组成；外周覆盖电子密度较高的微原纤维（microfibril），其直径为 12nm，主要由原纤维蛋白构成。弹性纤维弹性强，牵拉时可伸长到原来的一倍多，除去外力即恢复原状。弹性纤维和胶原纤维交织成网，使疏松结缔组织既有韧性又有弹性。

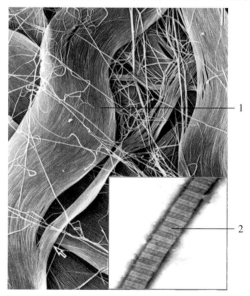

图 3-5 胶原纤维电镜像
1. 胶原纤维束 2. 胶原原纤维

3. **网状纤维（reticular fiber）** 较细，直径 $0.2～1.0\mu m$，分支交织成网（图 3-2），其主要由 III 型胶原蛋白构成。HE 染色，不易着色。因纤维表面被覆有蛋白多糖和糖蛋白，PAS 反应阳性，呈紫红色。其具嗜银性，用银染法可染成黑色，故又称嗜银纤维（图3-13）。电镜下，网状纤维也具有64nm周期性横纹，结构似胶原纤维。网状纤维主要分布于网状组织，也分布在结缔组织与其他组织交界处，如基膜的网板等。

（三）细胞

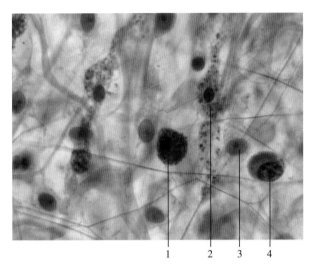

图 3-6　疏松结缔组织铺片　（混合染色　高倍）
1.肥大细胞　2.巨噬细胞　3.成纤维细胞　4.浆细胞

疏松结缔组织的细胞种类甚多，散在分布，细胞数量和分布随存在的部位和功能状态而不同（图3-2、4、6）。

1.成纤维细胞（fibroblast）是疏松结缔组织中最主要的细胞。光镜下，细胞体扁平而不规则，多突起，胞质较丰富，呈弱嗜碱性，胞核较大，长卵圆形，核仁明显（图3-6）。电镜下，胞质内含有丰富的粗面内质网、游离核糖体和发达的高尔基复合体，表明该细胞合成蛋白质功能旺盛（图3-7）。可合成和分泌胶原蛋白、弹性蛋白，构成疏松结缔组织中的三种纤维，同时也可合成分泌基质。

当成纤维细胞功能处于静止状态时，细胞体积变小，呈长梭形，核也变小，着色深，胞质内粗面内质网和高尔基复合体不发达，称为纤维细胞（fibrocyte）（图3-2）。在一定的条件下，如创伤修复时，纤维细胞可转变为成纤维细胞，并向受损部位迁移，合成和分泌细胞外基质成分。

2.巨噬细胞（macrophage） 是体内广泛存在的一种具有强大吞噬功能的细胞。光镜下，细胞形态因其功能状态不同而变化。一般为圆形或椭圆形，并有短小突起，功能活跃时常伸出较长的伪足而形态不规则。核小呈卵圆形，着色较深，核仁不明显，胞质丰富，多呈嗜酸性。HE染色难以与成纤维细胞区别，当给机体内注射染料或墨汁时，巨噬细胞表现出活跃的吞噬能力，胞质内可出现吞噬的染料或墨汁颗粒（图3-2、

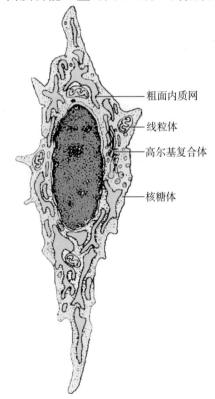

　　　　　　　　　　　　　　粗面内质网

　　　　　　　　　　　　　　线粒体

　　　　　　　　　　　　　　高尔基复合体

　　　　　　　　　　　　　　核糖体

图 3-7　成纤维细胞超微结构模式图

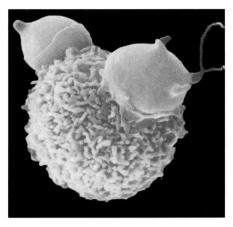

6)。电镜下，细胞表面有许多皱褶、微绒毛等(图 3-8)。胞质内含有大量初级和次级溶酶体、吞噬体、吞饮泡和残余体，也有较发达的高尔基复合体，少量线粒体和粗面内质网等。

巨噬细胞来源于血液中的单核细胞，可行使特异性和非特异性吞噬功能；参与和调节免疫应答，是一种抗原提呈细胞；巨噬细胞还有活跃的分泌功能，能合成和分泌上百种生物活性物质，如溶酶体、补体、白细胞介素 –1 等，具有重要的防御功能。

图 3-8　巨噬细胞电镜像

3. 浆细胞（plasma cell） 数量较少。光镜下，胞体呈圆形或卵圆形，胞浆丰富，呈嗜碱性，核旁有一浅染区。核圆形，多偏于细胞的一侧，异染色质粗，多分布于核膜处，呈车轮状排列（图 3-2、6）。电镜下，胞质内含有大量平行排列的粗面内质网和游离核糖体，浅染区内有发达的高尔基复合体和中心粒（图 3-9）。浆细胞来源于 B 淋巴细胞，能合成和分泌**免疫球蛋白**（immunoglobulin, Ig），即**抗体**（antibody），参与体液免疫。

4. 肥大细胞（mast cell） 光镜下，细胞较大，圆形或椭圆形，核较小而圆，染色深，位于中央。胞质丰富，充满了大量易溶于水的异染性嗜碱性颗粒（图 3-2、6）。电镜下，胞浆中充满有膜包被的板层状或指纹状颗粒，呈圆形或卵圆形。还有发达的高尔基复合体（图 3-10）。

肥大细胞常沿小血管分布，特殊颗粒中含有肝素、组胺、白三烯和嗜酸性粒细胞趋化因子等。肝素具有抗凝血作用，组织胺和白三烯可使平滑肌收缩和毛细血管扩张，通透性增强，引起过敏反应。嗜酸性粒细胞趋化因子能吸引嗜酸性粒细胞聚集到过敏反应部位。肥大细胞与过敏反应关系密切。

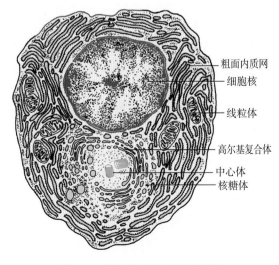

粗面内质网
细胞核
线粒体

高尔基复合体
中心体
核糖体

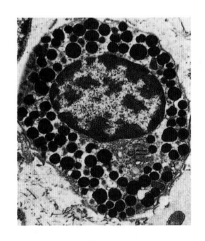

图 3-9　浆细胞超微结构模式图　　　　图 3-10　肥大细胞电镜像

5. 未分化间充质细胞（undifferentiated mesenchymal cell） 是结缔组织中仍保留有分化潜力的少量细胞。常分布在小血管，尤其是毛细血管周围，在 HE 染色上很难与成纤维细胞区别。在炎症或创伤修复等情况下可增殖分化为成纤维细胞、平滑肌细胞以及血管内皮细胞等。

除上述几种细胞外，还可见到脂肪细胞和各种游走到组织中的血细胞，游走到结缔组织中的单核细胞将分化为巨噬细胞。

二、致密结缔组织

致密结缔组织（dense connective tissue）是一种以纤维为主要成分的固有结缔组织，纤维粗大，排列紧密，以支持和连接为其主要功能。根据纤维的性质和排列方式的不同，可将致密结缔组织分为以下几种类型：

1. 规则致密结缔组织　主要构成肌腱、韧带和腱膜，由大量密集的胶原纤维顺着受力方向平行排列成束，其间有腱细胞，是一种形态特殊的成纤维细胞，胞体伸出多个薄翼状突起插入纤维束之间，胞核扁圆，着色深。

2. 不规则致密结缔组织　主要见于真皮、硬脑膜、巩膜及许多器官的被膜等，其特点是粗大的胶原纤维彼此交织成致密的板层结构，纤维之间含少量基质和成纤维细胞。

3. 弹性组织　是以弹性纤维为主的致密结缔组织。粗大的弹性纤维或平行排列成束或编织成膜状，如项韧带、黄韧带、弹性动脉的中膜等。

三、脂肪组织

脂肪组织（adipose tissue）主要是由大量密集的脂肪细胞构成。富含血管和神经的疏松结缔组织将脂肪组织分隔成小叶（图 3-11）。根据脂肪组织结构和功能的不同，脂肪组织分为两大类。

1. 黄色脂肪组织　为通常所说的脂肪组织，多见于成年人。脂肪细胞外形呈圆球形，胞浆中央含有一个大的脂滴，细胞核及细胞质被挤到细胞的边缘，呈月牙状，HE 染色时脂滴被溶解而成空泡状，故称为**单泡脂肪细胞**。黄色脂肪组织主要分布在皮下、网膜和系膜等处，是体内最大的贮能库，具有保温、缓冲、保护、支持和填充等作用。

2. 棕色脂肪组织　其特点是组织中有丰富的毛细血管，脂肪细胞内散在许多小脂滴，线粒体大而丰富，核位于细胞中央，称为**多泡脂肪细胞**。棕色脂肪组织在成人极少，在新生儿及冬眠动物较多，主要分布于新生儿的肩胛区、腋

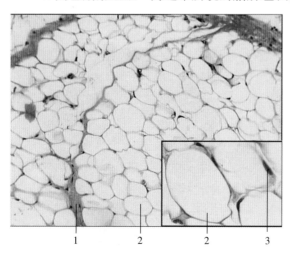

图 3-11　脂肪组织光镜像（右下角高倍）
1. 结缔组织　2. 脂肪细胞　3. 脂肪细胞的细胞核

窝及颈后部等处。在寒冷的刺激下，棕色脂肪细胞内的脂类分解、氧化，产生大量的热能。

四、网状组织

网状组织（reticular tissue）是由网状细胞、网状纤维和基质组成。**网状细胞**（reticular cell）是有突起的星形细胞，相邻细胞的突起互相连接成网，胞质丰富，粗面内质网发达，胞核较大，圆形或卵圆形，常见 1~2 个核仁。网状细胞产生网状纤维，网状纤维很细，常交织成网，是网状细胞依附的支架（图 3-12、13）。网状组织主要分布于骨髓、脾、淋巴结等处，为血细胞的发生和淋巴细胞的发育提供适宜的微环境。

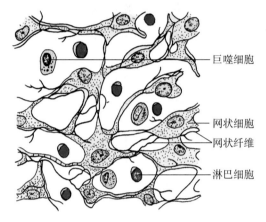

巨噬细胞

网状细胞
网状纤维

淋巴细胞

图 3-12 网状组织模式图

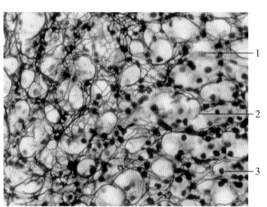

1
2
3

图 3-13 网状组织（银染法 高倍）
1.网状细胞 2.网状纤维 3.淋巴细胞

第二节 软骨和骨

一、软骨

软骨（cartilage） 由软骨组织及其周围的软骨膜构成；而**软骨组织**（cartilage tissue）则由软骨细胞和软骨基质构成。软骨的功能主要是支持和保护作用。

（一）软骨组织的结构

1. 软骨细胞（chondrocyte） 存在于软骨基质中，所在的腔隙称**软骨陷窝**（cartilage lacuna）。陷窝周围有一层含硫酸软骨素较多的基质，称**软骨囊**（cartilage capsule），染色呈强嗜碱性。位于周边的软骨细胞较幼稚，形态小呈扁圆形，常单个分布；越靠近软骨中央部的软骨细胞越成熟，细胞体积逐渐增大为圆形或椭圆形，并成群分布。每群可有 2~8 个软骨细胞，且由一个软骨细胞分裂而来，故称**同源细胞群**（isogenous group）。同源细胞群中的细胞分别围以软骨囊。成熟软骨细胞核小而圆，可见 1~2 个核仁，胞质弱嗜碱性（图 3-14）；电镜下，软骨细胞质内含有丰富的粗面内质网和发达的高尔基复合体，还有一些糖原和脂滴。具有分泌软骨基质的能力。

2. 软骨基质（cartilage matrix） 是由软骨细胞分泌产生的，包括纤维和无定形的基质，呈透明凝胶状。基质的主要成分是蛋白多糖和水，具有较好的渗透性。软骨内无血管，但由于软骨基质内富含水分，通透性强，故营养物质可进入软骨组织深部。纤维成分埋于基质中，使软骨具韧性和弹性。纤维成分的种类及多少因软骨类型而异。

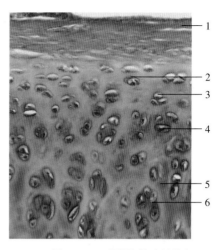

图 3-14　透明软骨（低倍）
1. 软骨膜　2. 软骨囊　3. 软骨陷窝　4. 软骨细胞
5. 软骨基质　6. 同源细胞群

（二）软骨组织的分类

根据软骨组织所含纤维种类与含量的不同，可将软骨分为透明软骨、纤维软骨和弹性软骨三类。

1. 透明软骨（hyaline cartilage） 因新鲜时呈半透明状，故称透明软骨。主要分布于肋软骨、呼吸道软骨及关节软骨等处。透明软骨内的纤维成分主要是交织排列的胶原原纤维，直径为 $10\sim20nm$，无明显横纹。由于纤维很细，且折光率与基质相近，故 HE 染色切片不易分辨。软骨囊呈强嗜碱性，但软骨囊之间含胶原原纤维较多，故呈弱嗜酸性，基质较丰富（图 3-14）。透明软骨具有较强的抗压性，并有一定的弹性和韧性。

2. 纤维软骨（fibrous cartilage） 新鲜状态时，呈不透明的乳白色。分布于椎间盘、关节盘和耻骨联合等处。纤维软骨内的纤维成分是大量平行或交叉排列的胶原纤维束，基质很少，软骨细胞数量少，体积小，常成行分布于纤维束之间。故此种软骨韧性强大，主要起连接和保护作用。

3. 弹性软骨（elastic cartilage） 新鲜状态时，呈不透明的黄色。分布于耳廓、咽喉及会厌等处。弹性软骨内含大量交织分布的弹性纤维，胶原原纤维少，故具有较强的弹性。

（三）软骨膜

除关节软骨外，软骨表面被覆薄层致密结缔组织构成的**软骨膜**（perichondrium），分为内外两层。外层以胶原纤维为主，主要起保护作用；内层细胞较多，含有能分化成**为成软骨细胞**（chondroblast）的骨祖细胞。软骨膜内还含有血管（营养软骨）、淋巴管及神经。

（四）软骨的生长

软骨的生长方式：①外加生长：又称软骨膜下生长，由软骨膜内的骨祖细胞增殖分化进而形成软骨细胞，后者再产生纤维和软骨基质，使软骨增厚。②间质生长：又称软骨内生长，软骨内部的软骨细胞成熟、分裂，并不断产生软骨基质，使软骨从内部向周围扩大生长。

二、骨

骨是体内坚硬的结缔组织，由骨组织、骨膜和骨髓等构成。骨组织由各种类型的骨细胞和骨细胞外基质构成，是骨的结构主体。骨对机体起支持和保护作用，其内的骨髓是血发生的主要部位，此外，骨还是机体钙、磷的贮存库。

（一）骨组织的结构

骨组织（osseous tissue）由细胞和钙化的细胞外基质构成。

1. 骨组织的细胞 骨组织内有骨祖细胞、骨细胞、成骨细胞和破骨细胞等类型，骨细胞最多，位于骨基质内，其余三种细胞均分布在骨组织边缘（图 3-15）。

（1）**骨细胞**（osteocyte）：呈扁椭圆形或星形，细胞器较少，核圆形，是一种多突起的细胞，单个分散于骨板内或骨板间。骨细胞胞体所在的腔隙称**骨陷窝**（bone lacuna），突起所占的腔隙称**骨小管**（bone canaliculus）（图 3-15、16），骨陷窝借骨小管彼此相通，内含组织液，可营养骨细胞、输送代谢物质。骨细胞参与调节钙、磷代谢。

（2）**骨祖细胞**（osteoprogenitor cell）：又称骨原细胞，是骨组织的干细胞，位于骨膜内。细胞较小，呈梭形，核椭圆形或细长形，胞质较少，弱嗜碱性（图 3-15）。可分化为成骨细胞和成软骨细胞。

（3）**成骨细胞**（osteoblast）：分布在骨祖细胞内侧面，呈矮柱状或立方形，细胞表面有细小突起，核圆形，胞质嗜碱性。电镜下，胞质内含有丰富的粗面内质网及高尔基复合体。成骨细胞合成并分泌骨基质中的有机成分，形成**类骨质**（osteoid）。而自身则被包

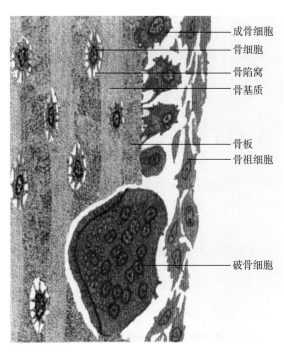

成骨细胞
骨细胞
骨陷窝
骨基质

骨板
骨祖细胞

破骨细胞

图 3-15 骨组织模式图

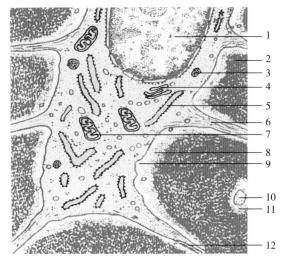

图 3-16 骨细胞超微结构模式图

1. 细胞核 2. 钙化的骨基质 3. 溶酶体 4. 高尔基复合体
5. 粗面内质网 6. 骨细胞突起 7. 线粒体 8. 类基质
9. 骨陷窝 10. 骨细胞突起 11. 骨小管 12. 紧密连接

埋其中，转变为骨细胞（图3-15、16）。成骨细胞还分泌多种细胞因子，调节骨组织的生成、吸收和代谢。

（4）**破骨细胞**（osteoclast）：分布于骨组织边缘，是一种多核巨细胞，由多个血液单核细胞融合而成。核2~50个，胞浆嗜酸性。电镜下，含丰富溶酶体和线粒体，细胞近骨基质一侧有许多不规则的微绒毛，称为**皱褶缘**（ruffled border）。破骨细胞释放多种水解酶和有机酸，有溶解和吸收骨基质的作用。参与骨的生长和改建（图3-15、17、18）。

2. 骨组织的细胞外基质　由基质和纤维组成。**骨基质**（bone matrix）简称骨质，包括有机成分和无机成分。有机成分包括大量胶原纤维及少量基质，其中胶原纤维占90%，化学成分主要是Ⅰ型胶原蛋白。基质呈凝胶状，主要是蛋白多糖及复合物，具有黏合纤维的作用。无机成分又称**骨盐**（bone mineral），占干骨重量的65%左右，以钙、磷元素为主，其存在形式主要是羟基磷灰石结晶〔$Ca_{10}(PO_4)_6(OH)_2$〕，呈细针状，沿胶原原纤维长轴排列并与之紧密结合，使骨基质既坚硬又有韧性。骨基质各种成分共同构成薄的板层状结构，称为**骨板**（bone lamella）。同一骨板内的胶原纤维相互平行，相邻骨板间的纤维相互垂直，这种结构形式有效地增加了骨的强度。

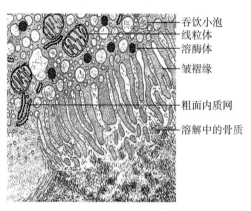

图3-17　破骨细胞超微结构模式图

（图中标注：吞饮小泡、线粒体、溶酶体、皱褶缘、粗面内质网、溶解中的骨质）

在长骨骨干、扁骨和短骨的表层，骨板排列规则，层数多，构成**密质骨**（compact bone）。在长骨的骨骺、扁骨和不规则骨的内部，数层不规则骨板形成大量针状或片状骨小梁，它们纵横交错，成为多孔的立体网状结构，形成**松质骨**（spongy bone）。

（二）长骨的结构

长骨由骨干和骨骺构成，表面被覆骨膜和关节软骨，骨干内部的骨髓腔内有骨髓。

1. 骨干　主要由密质骨构成，包括环骨板、骨单位和间骨板。骨干中有横穿其间的**穿通管**又称**福尔克曼管**，是血管、神经和淋巴管的通道。

（1）**环骨板**（circumferential lamella）：是围绕骨干内、外表面排列的骨板，分别称为内环骨板和外环骨板。外环骨板比较厚，较整齐地环绕骨干排列；内环骨板较薄，排列不规则。

（2）**骨单位**（osteon）：又称**哈弗斯系统**（Haversian system），位于内、外环骨板之间，

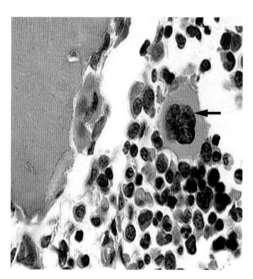

图3-18　破骨细胞（高倍）

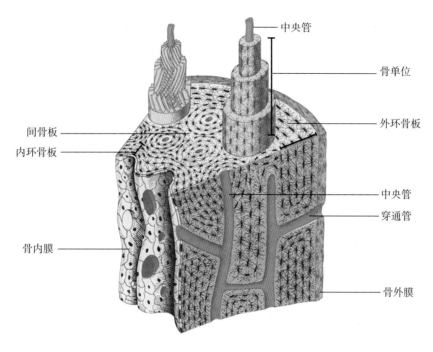

中央管

骨单位

间骨板

内环骨板

外环骨板

中央管

穿通管

骨内膜

骨外膜

图 3-19 长骨骨干立体模式图

是长骨的主要支持结构。每个骨单位呈圆筒状，由 10～20 层呈同心圆排列的环骨板围绕中央的**中央管**（central canal）或称**哈弗斯管**（Haversian canal）共同组成（图 3-19）。各层骨板之间的骨细胞突起经骨小管穿越骨板相互连接。中央管与穿通管相通，其管壁含有骨膜组织，管腔内含毛细血管和神经。各个骨单位表面都有一层含骨盐多而胶原纤维少的骨基质，在骨单位的横断面标本中呈折光较强的轮廓线，称**黏合线**（cement line）。

（3）**间骨板**（interstitial lamella）：是填充在骨单位之间或骨单位与环骨板之间不规则的平行骨板，是原有的骨单位或内、外环骨板在骨生长和改建过程中未被吸收的残留部分。

2. **骨骺** 主要由松质骨构成，表面有薄层密质骨，骺端的关节面上有透明的关节软骨，松质骨内的小腔隙与骨髓腔相通。

3. **骨膜** 指除长骨的关节面以外，被覆于骨内、外表面的结缔组织，分别称为骨内膜及骨外膜。**骨外膜**（periosteum）分内外两层。外层较厚，纤维粗大而致密，交织成网，有些纤维束还穿入外环骨板，使骨外膜与骨不易分开，称**穿通纤维**（perforating fiber），起固定作用；内层较薄，富含血管、神经及骨祖细胞和成骨细胞。**骨内膜**（endosteum）衬于骨髓腔面及骨小梁表面，由一层扁平的骨祖细胞和少量结缔组织构成。骨膜具有营养骨组织，并为骨的生长和修复提供成骨细胞的功能。

三、骨的发生和生长

骨来源于胚胎时期的间充质，骨发生有膜内成骨和软骨内成骨两种方式；骨组织发生的过程基本相似，包括骨组织的形成与吸收两个方面。

（一）骨组织发生的基本过程

1. 骨组织的形成 首先形成类骨质，成骨细胞被类骨质包埋转变为骨细胞，然后类骨质钙化形成骨组织。

2. 骨组织的吸收 骨组织形成的同时，破骨细胞侵蚀溶解与吸收原有骨组织的某些部位。

骨组织的形成和吸收同时存在，处于动态平衡，保证骨的生长发育与个体的生长发育相适应。

（二）骨发生的方式

1. 膜内成骨（intramembranous ossification） 是指先由间充质细胞分化成原始结缔组织膜，然后在此膜内成骨。人体的额骨、顶骨、枕骨、颞骨、锁骨等扁骨和不规则骨多以此种方式发生。

成骨的基本过程是：成骨部位的间充质首先分化为原始结缔组织膜，然后分化为骨祖细胞，后者进一步分化为成骨细胞。首先形成骨组织的部位称为**骨化中心**（ossification center），随着骨化的不断进行，骨小梁形成，在其表面的成骨细胞不断添加新的骨组织，使骨小梁增长加粗。骨小梁范围逐渐扩大成为松质骨；以后在松质骨外侧部分逐步改建为密质骨。成骨区周围的结缔组织相应地转变为骨膜（图 3-20）。

2. 软骨内成骨（endochondral ossification） 指在骨发生的部位先出现透明软骨雏形，在成骨过程中，软骨逐步被骨替换。人体内大多数骨，如四肢骨、躯干骨等，都以

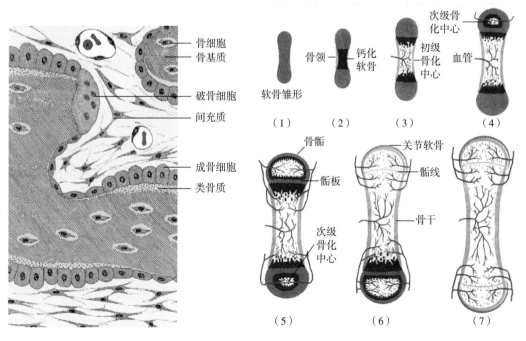

图 3-20 膜内成骨模式图

图 3-21 软骨内成骨示意图

此种方式形成。现以长骨为例简述如下（图 3-21）。

（1）软骨雏形的形成：成骨部位的间充质细胞聚集、分化为骨祖细胞，并继续分化为成软骨细胞，成软骨细胞生成软骨基质和纤维，自身被包埋其中成为软骨细胞，并逐渐形成一块外形与将要形成的长骨相似的透明软骨，称为**软骨雏形**（cartilage model）。周围的间充质分化为软骨膜。

（2）骨领形成：在软骨雏形中段，软骨膜内的骨祖细胞增殖分化为成骨细胞，并在软骨膜下形成一层围绕软骨雏形中段的领状薄层原始骨组织，称**骨领**（bone collar）。骨领表面的软骨膜改称骨膜。

（3）初级骨化中心与骨髓腔形成：软骨雏形中央的软骨细胞停止分裂，体积增大，胞质出现空泡。其周围的软骨基质钙化，软骨细胞退化死亡。同时骨膜中的血管连同结缔组织、破骨细胞、成骨细胞、骨祖细胞等穿越骨领，进入初级骨化中心，破骨细胞消化分解退化的软骨，形成许多与软骨雏形长轴一致的隧道。成骨细胞贴附在残存的软骨基质表面成骨。这种以钙化软骨基质为中轴，表面贴附骨组织的结构称过渡型骨小梁。开始出现过渡型骨小梁的部位即为**初级骨化中心**（primary ossification center）。过渡型骨小梁之间为初级骨髓腔，间充质细胞在此分化为网状细胞，形成网状组织，有造血干细胞进入并繁殖，即形成骨髓。

（4）次级骨化中心与骨骺形成：**次级骨化中心**（secondary ossification center）出现在骨干两端的软骨中央，出现的时间因骨而异，大多在出生后数月或数年。成骨过程与初级骨化中心相似，骨化是从中央向四周呈放射状进行。最终由骨组织取代软骨形成骨骺。骺端表面的一层软骨始终不骨化，即关节软骨。骨骺与骨干之间保留一层软骨层，称**骺板**（epiphyseal plate），是长骨不断增长的结构基础。

（5）骨的进一步生长：骨的加长是通过骺板的不断生长并骨化而实现的。到17～20 岁，骺板增生减缓并最终停止，骺板软骨被骨组织代替，在长骨干与骺之间留下的线性痕迹称骺线，骨即停止增长。骨的增粗是由骨外膜内的成骨细胞不断在骨干表面生成骨组织，使骨增粗。而在骨干的内表面，破骨细胞不断吸收骨小梁，使骨髓腔明显扩大。但骨干外表面的新骨生长速度略大于内部的吸收速度，这样骨干的密质骨适当增厚，到 30 岁左右，发育完善的长骨骨干停止增粗，但其内部的骨单位改建仍在进行，并持续终生。

（三）影响骨生长的因素

骨的生长发育除受遗传因素的控制外，还涉及很多方面。

1. 激素 生长激素和甲状腺素可明显促进骺板软骨生长，若成年前这两种激素分泌过少，可致侏儒症；若生长激素分泌过多，可致巨人症。雌激素可增强成骨细胞的活动，雌激素不足，使破骨细胞的活动相对增强，这与绝经期妇女的骨质疏松症有关。糖皮质激素对骨的形成有抑制作用。

2. 维生素 维生素 A 可影响骨的生长速度，严重缺乏时骺板生长缓慢，骨生长迟缓甚至停止；维生素 A 过多，则使破骨细胞过度活跃而易发生骨折。维生素 C 严重缺乏，骨的胶原纤维合成减少，易骨折或延缓骨折愈合。维生素 D 能影响骨钙的沉积，维生素 D_3 可促进骨的钙化，儿童缺乏导致佝偻病，成人缺乏可致骨软化症。

3.生物活性物质　成骨细胞通过旁分泌和自分泌方式产生，包括转化生长因子、前列腺素、白细胞介素 -1 和白细胞介素 -4 等，与骨的发生、生长和改建密切相关。

第三节　血　液

血液（blood）是流动于心血管系统内的液态结缔组织，由血浆（plasma）、血细胞和血小板组成。血细胞分红细胞和白细胞，血细胞和血小板合称为血液有形成分，约占血液容积的 45%。血浆约占血液容积的 55%，血液将机体摄入的营养物质和氧运送至全身组织与细胞，同时带走机体代谢产生的废物和二氧化碳。

正常情况下，血细胞的形态、数量和比例等都保持相对稳定；当机体出现疾病或异常情况时可发生改变，故血液学检查是临床诊断疾病的重要依据之一。通常用瑞特（Wright）或吉姆萨（Giemsa）染色法染血涂片，以观察血细胞的形态结构。临床上，将血细胞形态、数量、百分比和血红蛋白含量的测定称为血象（表 3-1）。

一、血浆

血浆为淡黄色半透明的黏稠性液体，主要成分是水（占 90%），其余为血浆蛋白（白蛋白、球蛋白、纤维蛋白原等）、酶、糖、激素、维生素、无机盐和多种代谢产物等。

在新鲜血液中加入适量抗凝剂，静置或离心沉淀后，血液可分三层：上层为淡黄色的血浆，中间灰白色的薄层是白细胞和血小板，下层深红色的是红细胞（图 3-22）；若不加抗凝剂，血浆中溶解状态的纤维蛋白原转变为不溶解的纤维蛋白，将细胞成分及大分子血浆蛋白包裹起来，形成血凝块。血凝块静置后析出淡黄色的清亮液体，称血清（serum）。

表 3-1　血液有形成分分类和计数正常值

有形成分	分类	正常值
红细胞（RBC）		男：（4.0～5.5）×10^{12}/L Hb：120～150g/L 女：（3.5～5.0）×10^{12}/L Hb：110～130g/L
白细胞（WBC）		（4.0～10）×10^9/L
	中性粒细胞	50%～70%
	嗜酸性粒细胞	0.5%～3%
	嗜碱性粒细胞	0～1%
	单核细胞	3%～8%
	淋巴细胞	25%～30%
血小板		（100～300）×10^9/L

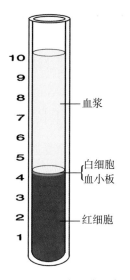

图 3-22　血液成分示意图

二、血液的有形成分

（一）红细胞

红细胞（erythrocyte，red blood cell）呈双凹圆盘状，直径约 7.5μm，中央较薄约 1μm，周缘较厚约 2μm（图 3-23）。因此，在血涂片上可见红细胞中央部着色比周缘浅，这种形态特点使之具有较大的表面积，有利于细胞内外气体的交换。成熟的红细胞无核，无细胞器，胞质内充满血红蛋白（hemoglobin，Hb），且易与酸性染料结合而染成红色。血红蛋白具有结合与运输 O_2 和 CO_2 的功能。当红细胞和血红蛋白低于正常值（表 3-1）时，称为贫血（anemia）。在病理情况下，红细胞破裂，血红蛋白逸出，称为溶血（hemolysis）。

红细胞具有一定的弹性和可塑性。其细胞膜上的镶嵌蛋白有抗原性，构成了人类的 ABO 血型抗原系统，对临床输血具有重要意义。红细胞的平均寿命为 120 天。衰老的红细胞主要被脾和肝的巨噬细胞清除。

新进入血液的红细胞内残留有部分核糖体，用煌焦油蓝染色时呈细网状，故称**网织红细胞**（reticulocyte）（图 3-24）。网织红细胞进入血液循环 1～3 天后逐渐成熟，细胞器消失，逐渐变为双凹圆盘状。在成人，网织红细胞为红细胞总数的 0.5%～1.5%，新生儿可达 3%～6%。网织红细胞计数常作为判断骨髓生成红细胞能力的指标之一。

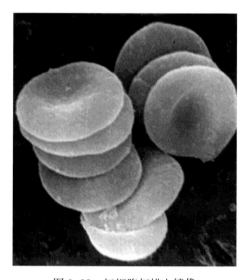

图 3-23　红细胞扫描电镜像

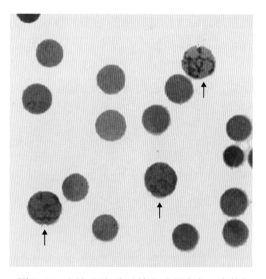

图 3-24　网织红细胞（煌焦油蓝染色　高倍）

（二）白细胞

白细胞（leukocyte，white blood cell）是有核的球形细胞。根据胞质内有无特殊颗粒，可将白细胞分成有粒白细胞（granulocytes）和无粒白细胞（agranulocytes）两类。有粒白细胞可根据其特殊颗粒的染色特性分为中性粒细胞、嗜酸性粒细胞和嗜碱性粒细胞三种（图 3-25、27）。无粒白细胞则分为单核细胞和淋巴细胞。

1. **中性粒细胞**（neutrophilic granulocyte） 是数量最多的白细胞，占白细胞总数的 50%～70%。直径 10～12μm。胞核着色较深，呈杆状或分叶状，叶间由染色质丝相连，一般分 2～5 叶，正常人以 2～3 叶者居多。核的分叶越多示细胞越衰老。胞质呈淡粉红色，内有较多呈淡紫红色的细小颗粒（图 3-25），可分为特殊颗粒和嗜天青颗粒两种。前者约占颗粒总数的 80%，颗粒较小，

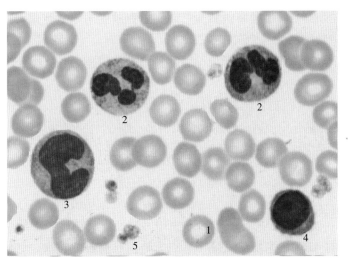

图 3-25 血涂片（一）（Wright 染色 油镜）
1. 红细胞 2. 中性粒细胞 3. 单核细胞 4. 淋巴细胞 5. 血小板

电镜下呈哑铃形或椭圆形，内含碱性磷酸酶、吞噬素和溶菌酶等；后者约占颗粒总数的 20%，颗粒较大，电镜下呈圆形或椭圆形，它是一种溶酶体，内含酸性磷酸酶、髓过氧化物酶和多种酸性水解酶类等（图 3-26）。在疾病情况下，1～2 叶核的细胞百分率增高，称核左移；4～5 叶核的细胞增多，称核右移，表明骨髓造血功能障碍。

中性粒细胞具有活跃的变形运动和吞噬能力，吞噬对象以细菌为主，中性粒细胞在吞噬、处理了大量细菌后，自身也解体死亡，称脓细胞。

2. **嗜酸性粒细胞**（eosinophilic granulocyte） 占白细胞总数的 0.5%～3%，直径 10～15μm，核多为两叶。胞质内充满粗大、分布均匀的红色嗜酸性颗粒（图 3-27）。电镜下，膜被颗粒内有方形或长方形结晶体（图 3-28）。嗜酸性颗粒是一种特殊的溶酶体，除含一般溶酶体酶以外，还含有组胺酶、芳基硫酸酯酶以及其他细胞溶酶体未含有的四种阳离子蛋白等。因此，嗜酸性粒细胞可通过分解组胺、灭活白三

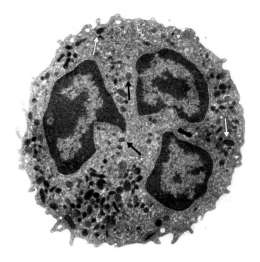

图 3-26 中性粒细胞电镜像
↑特殊颗粒 ↑嗜天青颗粒

烯，来阻止或缓解过敏反应；还能杀伤进入体内的寄生虫以及吞噬抗原抗体复合物。

3. **嗜碱性粒细胞**（basophilic granulocyte） 数量最少，仅占白细胞总数的 0%～1%。直径约 10～12μm，核分叶或不规则形，胞质内充满大小不等、分布不均匀的嗜碱性颗粒，染为蓝紫色，常覆盖于胞核上（图 3-27）。嗜碱性颗粒属于分泌颗粒，电镜下分泌颗粒内充满细小的微粒（图 3-29），内含有肝素、组胺、嗜酸性粒细胞趋化

因子等。胞质内还含有白三烯。因此，嗜碱性粒细胞似肥大细胞参与机体过敏反应。

4. **淋巴细胞（lymphocyte）** 占白细胞总数的 25%～30%，呈球形，直径 5～20μm。按细胞体积大小可分为小淋巴细胞（直径 5～8μm）、中淋巴细胞（直径 9～12μm）和大淋巴细胞（直径 13～20μm）。血液中小淋巴细胞为主，也有少量中淋巴细胞。大淋巴细胞主要分布于淋巴结、脾等淋巴器官和淋巴组织中，血液中几乎不存在。小淋巴细胞的核为圆形，一侧常有浅凹，染色

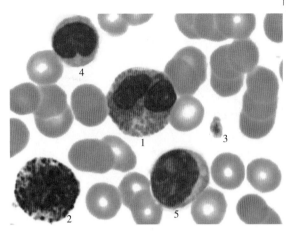

图 3-27 血涂片（二）（Wright 染色 油镜）
1.嗜酸性粒细胞 2.嗜碱性粒细胞 3.血小板
4.小淋巴细胞 5.中淋巴细胞

质浓密呈粗块状，着色深。胞质很少，仅在核周形成一窄带，具有较强的嗜碱性，染成蔚蓝色（图 3-25、27）。电镜下，胞质中含大量游离核糖体，少量粗面内质网、高尔基体和线粒体（图 3-30）。

淋巴细胞虽然形态相似，但根据其发生来源、细胞表面标志和免疫功能等的不同，可分为：①**胸腺依赖淋巴细胞**（thymus dependent lymphocyte，T 细胞）发生于胸腺，占血液中淋巴细胞的 70%～75%，参与机体的细胞免疫。②**骨髓依赖淋巴细胞**（bone marrow dependent lymphocyte，B 细胞）发生于骨髓，占血液中淋巴细胞的 10%～15%。B 细胞受抗原刺激后增殖分化为浆细胞，产生抗体，参与机体的体液免疫。③**自然杀伤细胞**（nature killer cell，NK 细胞）发生于骨髓，约占 10%。NK 细胞能直接杀伤某些肿瘤细胞和病毒感染细胞。上述三种淋巴细胞是机体重要的免疫细胞，在机体防御、稳定、监护等免疫功能中发挥关键作用。

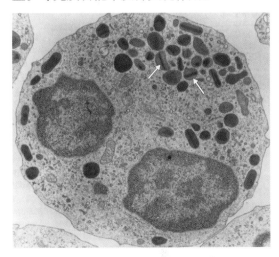

图 3-28 嗜酸性粒细胞电镜像
↑嗜酸性颗粒

5. **单核细胞（monocyte）** 是体积最大的白细胞，呈圆形或椭圆形，直径 14～20μm，占白细胞总数的 3%～8%。胞核可呈肾形、圆形、马蹄形或扭曲折叠的不规则形，染色质呈细网状，着色浅（图 3-25）。胞质丰富，常染成灰蓝色，内含许多细小的嗜天青颗粒，内含过氧化物酶、非特异性酯酶和溶菌酶等。电镜下嗜天青颗粒即为溶酶体（图 3-31）。单核细胞在血流中停留 12～48 小时后，进入结缔组织或其他组织分化为巨噬细胞。单核细胞具有活跃的趋化性、吞噬功能和杀菌功能；还能分泌多种生物活性物质和参与造血调控。

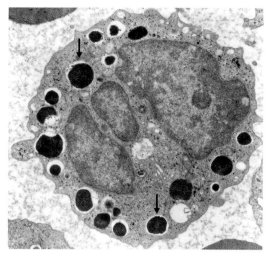

图 3-29 嗜碱性粒细胞电镜像
↑嗜碱性颗粒

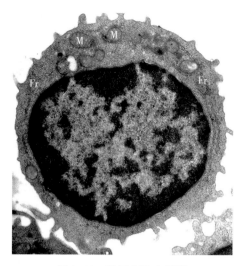

图 3-30 淋巴细胞电镜像
M 线粒体 Fr 游离核糖体

（三）血小板

血小板（blood platelet）是骨髓内巨核细胞脱落下来的胞质小块，无核，但有完整的胞膜。正常人血小板的数量为（100～300）×10⁹/L。血小板呈双凸圆盘状，直径 2～4μm。当受到机械或化学刺激时，可伸出细小突起，呈不规则形（图 3-25、27）。在血涂片上常成群分布。血小板中央可见有蓝紫色的嗜天青颗粒，称为**颗粒区**

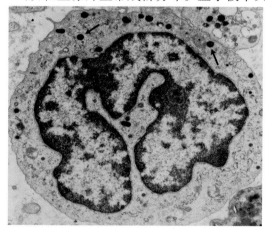

图 3-31 单核细胞电镜像
↑嗜天青颗粒

（granulomere）；周围呈均质浅蓝色，称为**透明区**（hyalomere）。电镜下，颗粒区有特殊颗粒、致密颗粒和溶酶体等。其中特殊颗粒体积较大，内含血小板因子Ⅳ、血小板源性生长因子（PDGF）、凝血酶敏感蛋白等物质；致密颗粒较小，电子密度大，内含 5 羟色胺（5-HT）、ADP、ATP、钙离子、肾上腺素等。透明区含有微丝和微管，以维持血小板的形态并参与变形。血小板内还有开放小管系统和致密小管系统。前者与血小板表面胞膜连续，借此可增加血小板与血浆的接触面积，有利于摄取和释放物质。后者是封闭的小管，能收集钙离子和合成前列腺素等物质（图 3-32、33）。血小板在止血和凝血中起重要作用。如果血小板的数量显著减少或功能障碍时，可引起皮肤和黏膜出血等现象。血小板的寿命为 7～14 天。

三、血细胞发生

各种血细胞都有一定的寿命，血细胞的衰老死亡与骨髓中生成并释放入外周血中

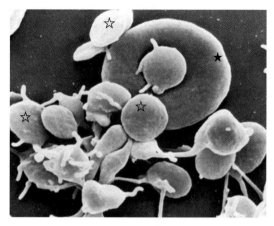

图 3-32　血小板扫描电镜像
☆血小板　★红细胞

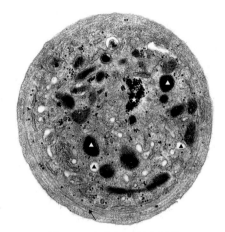

图 3-33 血小板透射电镜像
↑微管　☆糖原颗粒
△血小板颗粒　▲开放小管系

的血细胞数量维持动态平衡。

胚胎第 3 周，第一代多能造血干细胞产生于卵黄囊壁上的血岛，至第 6 周，从卵黄囊壁迁入肝的造血干细胞开始造血；随后在第 4 个月，脾内造血干细胞开始造血，并增殖分化为各种血细胞；从胚胎后期至出生后，骨髓成为主要的造血器官。

（一）骨髓的结构

骨髓（bone marrow）分为红骨髓和黄骨髓。红骨髓是主要的造血组织；黄骨髓主要为脂肪组织。胎儿及婴幼儿时期的骨髓都是红骨髓，大约从 5 岁开始，长骨骨干的骨髓腔内出现脂肪组织，并随年龄增长而增多，成为黄骨髓，成人的红骨髓和黄骨髓约各占一半。

成年人长骨骨干的骨髓腔充满黄骨髓，其内尚有少量的幼稚血细胞，故仍保持造血潜能。红骨髓主要由造血组织和血窦构成。造血组织主要由网状组织和造血细胞组成。血窦为形态不规则的毛细血管，内皮有孔、基膜不完整，有利于成熟血细胞进入血液。造血细胞赖以生长发育的微环境称**造血诱导微环境**（hemopoietic inductive microenvironment，HIM）。**基质细胞**（stromal cell）是造血微环境中的重要成分，包括网状细胞、成纤维细胞、血窦内皮细胞、巨噬细胞等；起支持作用，并分泌多种造血调控因子，调节造血细胞的增殖与分化。

（二）造血干细胞和造血祖细胞

血细胞的发生是造血干细胞在一定的因素和微环境的调节下，先增殖分化为各类造血祖细胞，再定向增殖分化成各种成熟血细胞的过程。

1. **造血干细胞**（hemopoietic stem cell）　也称**多能干细胞**（multipotential stem cell），是生成各种血细胞的原始细胞，起源于人胚第 3 周卵黄囊血岛。出生后，造血干细胞主要存在于红骨髓，其次是脾和淋巴结，外周血内含量极少。一般认为造血干细胞的形态似小淋巴细胞。造血干细胞的特性是：①具有很强的增殖潜能，在一定条件下能反复分裂，大量增殖。但在一般生理状态下，多数造血干细胞处于 G0 期静止状态。②具有多向分化能力，在不同环境中能分化形成不同的祖细胞。③具有自我复制能力，以保持造血干细胞恒定的数量和原有的特性。

2. 造血祖细胞（hemopoietic progenitor） 也称定向干细胞（committed stem cell），是由造血干细胞分化而来的分化方向确定的干细胞。它们已失去了自我更新的能力，其数量的恒定需依赖造血干细胞的增殖进行补充，在不同的集落刺激因子的作用下，它们分化为形态可辨认的各种血细胞。目前已确认的造血祖细胞有：红细胞系造血祖细胞，粒细胞单核细胞系造血祖细胞，巨核细胞系造血祖细胞等。

（三）血细胞发生的一般规律

血细胞的分化发育是一个连续的变化过程，一般分为三个阶段：①原始阶段。②幼稚阶段（包括早、中、晚三期）。③成熟阶段。

血细胞发生中形态演变的一般规律是：①胞体由大变小，但巨核细胞则由小变大。②胞核由大变小，红细胞的核最后消失，粒细胞的核由圆形变成杆状、分叶状；巨核细胞的核由小变大，呈分叶状。核内染色质由细疏变得粗密。核仁由明显渐至消失。③胞质由少变多，胞质的嗜碱性由强变弱；胞质内特殊颗粒、血红蛋白等由无到有，并渐渐增多。细胞的核质比例逐渐减小。④细胞分裂能力从有到无，但淋巴细胞仍保持潜在的分裂能力。

（四）各种血细胞发生的过程

1. 红细胞发生 历经原始红细胞、早幼红细胞、中幼红细胞、晚幼红细胞、网织红细胞，最终成为成熟红细胞。

2. 粒细胞发生 历经原始粒细胞、早幼粒细胞、中幼粒细胞、晚幼粒细胞，进而分化为成熟的杆状核和分叶核粒细胞。

3. 单核细胞发生 历经原始单核细胞、幼单核细胞，进而分化为成熟的单核细胞。

4. 血小板发生 历经原巨核细胞、幼巨核细胞、巨核细胞、巨核细胞胞质块脱落，形成血小板。

5. 淋巴细胞发生 历经淋巴造血干细胞、原淋巴细胞、幼淋巴细胞，进而分化为淋巴细胞。

血虚证及其现代研究

中医理论认为，血液的生成主要由营气和津液转化而成。"食气入胃，脾经化汁，上奉心火，心火得之，变化而赤，是之为血"（清·唐宗海《血证论》）。"有形之血生于无形之气"（清·汪昂《医方集解》）。气能生血是脾胃心肺肝肾各脏腑功能活动正常和协调气化的结果。

中医认为血虚形成原因：一是血的生成不足，如气虚不能生血，或脏腑功能减退，或来源不足，则血液生化乏源。二是失血过多过快，新生之血来不及补充。三是久病不愈，慢性消耗，或劳神太过，耗伤精血。现代调查研究分析血虚证的病因主要为情志因素、不良饮食习惯、失血史、生育因素、药毒损伤等。由于现代社会迅速发展的同时也带来了一些新的致病因素，因此药毒损伤这个病因尤应重视。

由于现代医学中的贫血症状属于中医血虚范畴，故血虚证的研究通常采用造成贫血的方法制造血虚动物模型，并在模型上进行中药药理和中医理论相关的实验研究。制造动物模型的方法有通过放血等手段造成的失血性血虚证模型；用一些具有溶血作用或细胞毒作用的化学药物造成化学损伤性血虚证模型；或用不同剂量射线照射，使动物造血干细胞减少，造成白细胞数量减少以及骨髓损伤的放射损伤性血虚证动物模型等。

"虚则补之"是虚证治疗的总则。中医根据血虚证的不同病因病机辨证施以补血法。常用方有四物汤、当归补血汤、八珍汤、归脾汤等。现代研究表明许多补血方药都通过增强免疫，促进造血干细胞的分化，促进血细胞的生成而发挥补血作用。

第四章 肌 组 织

肌组织（muscle tissue）主要由具有收缩功能的**肌细胞**（muscle cell）和少量的结缔组织、血管、淋巴管及神经构成。肌细胞呈细长纤维形，故又称**肌纤维**（muscle fiber），肌细胞膜称**肌膜**（sarcolemma），肌细胞质称**肌浆**（sarcoplasm）。根据肌组织的形态结构和机能的不同，分骨骼肌、心肌和平滑肌三种。骨骼肌、心肌又称**横纹肌**（striated muscle）。骨骼肌受躯体神经支配，属随意肌；心肌和平滑肌受自主神经支配，属不随意肌。

第一节 骨 骼 肌

骨骼肌（skeletal muscle）一般借肌腱附于骨骼。收缩特点为迅速有力、易疲劳。包裹在整块肌肉外面的结缔组织形成**肌外膜**（epimysium）；肌外膜的结缔组织伸入肌肉内，分隔和包裹大小不等的肌束，包裹肌束的结缔组织称**肌束膜**（perimysium）；分布在每条肌纤维周围的少量结缔组织称**肌内膜**（endomysium）（图 4-1）。结缔组织对骨骼肌具有支持、连接、营养和功能调节等作用。骨骼肌中还有一种扁平、有突起的**肌卫星细胞**（muscle satellite cell），附着在肌纤维表面。当肌纤维受损伤后，肌卫星细胞可增殖分化，参与肌纤维的修复，具有干细胞性质。

一、骨骼肌纤维的光镜结构

骨骼肌纤维呈长圆柱形，直径 10~100μm，长 1~40mm，有的长达 10cm 以上。肌膜外面附有基膜。其肌纤维为多核细胞，有多个甚至几百个核，核呈扁椭圆形，位于肌膜下。在肌浆中有沿肌纤维长轴平行排列、呈细丝样的**肌原纤维**（myofibril），直径 1~2μm。每条肌原纤维上都有明暗相间的带，各条肌原纤维的明带和暗带都相应地排列在同一平面上，因而构成了骨骼肌纤维明暗相间的规则交替的**横纹**（cross striation）（图 4-2）。**明带**（light band）又称 I 带，**暗带**（dark band）又称 A 带。暗带中央有一条浅色窄带，称 **H 带**，H 带中央有一条较深色的 **M 线**。明带中央有一条较深而细的 **Z 线**。相邻两条 Z 线之间的一段肌原纤维称为**肌节**（sarcomere）。每个肌节由 1/2I 带（明带）＋ A 带（暗带）＋ 1/2I 带（明带）组成，静止时肌节长 2.1~2.5μm，它是骨骼肌纤维结构和功能的基本单位。

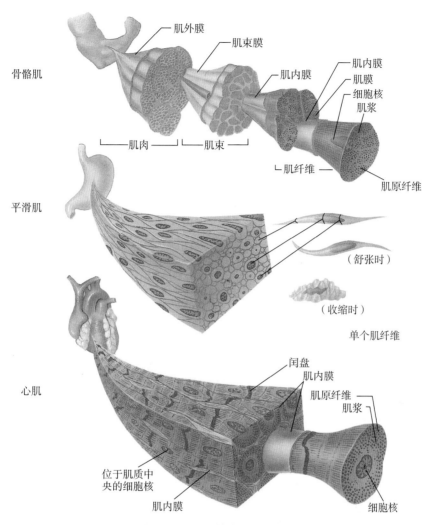

图 4-1 肌组织结构连续放大示意图

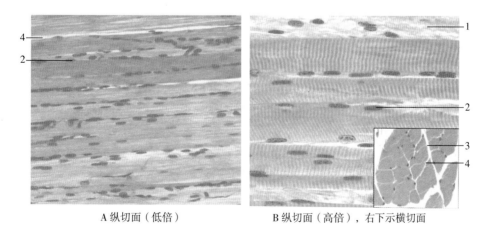

A 纵切面（低倍）　　　　　　B 纵切面（高倍），右下示横切面

图 4-2 骨骼肌纤维光镜像（高倍）

1. 肌外膜　2. 细胞核　3. 肌束膜　4. 肌内膜

二、骨骼肌纤维的超微结构

（一）肌原纤维

肌原纤维由粗、细两种**肌丝**（myofilament）构成，两种肌丝沿肌纤维的长轴呈规则地交替穿插平行排列。

粗肌丝（thick filament）位于肌节中部，两端游离，中央借 M 线固定。**细肌丝**（thin filament）位于肌节两侧，一端附着于 Z 线，另一端游离并伸至粗肌丝之间与之平行，止于 H 带的外侧。因此，明带仅由细肌丝构成，H 带仅有粗肌丝，H 带两侧的暗带由粗、细两种肌丝构成。

粗肌丝长约 1.5μm，直径 15nm，由**肌球蛋白**（myosin）分子组成。大量肌球蛋白分子平行排列，集合成束，组成一条粗肌丝。分子尾端朝向 M 线，头部朝向 Z 线并露于表面，形成电镜下可见的**横桥**（cross bridge）。肌球蛋白的头部具有 ATP 酶活性。当头部与细肌丝的肌动蛋白接触时，ATP 酶被激活，分解 ATP 并释放能量，使横桥屈动（图 4-3，4-4）。

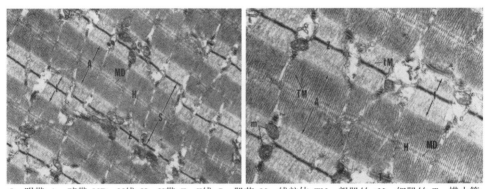

I：明带 A：暗带 MD：M线 H：H带 Z：Z线 S：肌节 M：线粒体 TM：粗肌丝 tM：细肌丝 T：横小管

图 4-3 骨骼肌电镜像

细肌丝长约 1μm，直径 5nm，由**肌动蛋白**（actin）、**原肌球蛋白**（tropomyosin）和**肌钙蛋白**（troponin）组成。肌动蛋白由球形肌动蛋白单体连接成串珠状，并形成双股螺旋链，每个肌动蛋白单体都有一个可与粗肌丝的肌球蛋白头部相结合的位点，肌纤维处于非收缩状态时，该位点被原肌球蛋白掩盖。原肌球蛋白是由两条多肽链绞合而成的双股螺旋，首尾相连，镶嵌在肌动蛋白分子链的螺旋内。肌钙蛋白为球形，附着于原肌球蛋白分子上，可与 Ca^{2+} 相结合（图 4-4）。

肌钙蛋白是由三个球形亚单位构成，一个原肌球蛋白分子丝上附有一个肌钙蛋白分子。肌钙蛋白的三个亚单位是：①肌钙蛋白 C 亚单位，是 Ca^{2+} 受体蛋白，能与 Ca^{2+} 相结合。②肌钙蛋白 T 亚单位，能与原肌球蛋白相结合，在舒张状态下，肌球蛋白头上的位点与肌动蛋白分子上的位点分开。③肌钙蛋白 I 亚单位，能抑制肌动蛋白与肌球蛋白相结合的亚单位。

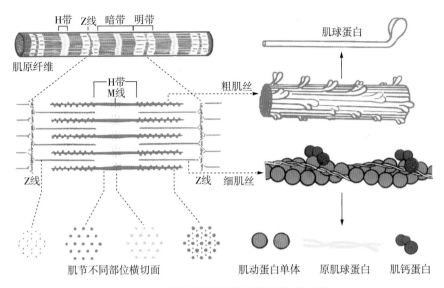

图 4-4　骨骼肌肌原纤维超微结构模式图

（二）横小管

横小管（transverse tubule）是骨骼肌纤维的肌膜向肌浆内凹陷形成的管状结构，其走向与肌纤维长轴垂直，人与哺乳动物的横小管位于暗带与明带交界处。同一水平面上的横小管分支吻合，环绕每条肌原纤维（图 4-5），可将肌膜的兴奋迅速传至肌纤维内部。

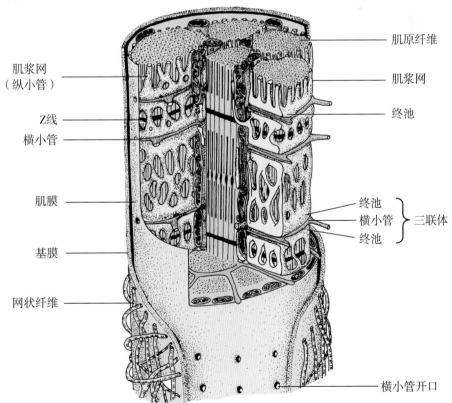

图 4-5　骨骼肌纤维超微结构立体模式图

（三）肌浆网

肌浆网（sarcoplasmic reticulum）是肌纤维中特化的滑面内质网，位于横小管之间。肌浆网的中部纵行包绕每条肌原纤维，称**纵小管**（longitudinal tubule）；纵小管两端扩大呈扁囊状盲管，称**终池**（terminal cisterna）（图4-5）。每条横小管与两侧的终池组成三联体（triad）。肌浆网膜上钙泵能逆浓度差把肌浆中的 Ca^{2+} 泵入肌浆网内贮存。当肌浆网膜接受兴奋后，钙通道开放，肌浆网内 Ca^{2+} 涌入肌浆。

此外肌原纤维之间有大量的线粒体、糖原及少量脂滴，肌浆内还有可与氧结合的肌红蛋白。

三、骨骼肌纤维的收缩原理

骨骼肌纤维的收缩机制为肌丝滑动原理，其收缩过程如下：①运动神经末梢将神经冲动从运动终板传递给肌膜。②肌膜的兴奋经横小管传递给肌浆网，大量 Ca^{2+} 涌入肌浆。③ Ca^{2+} 与肌钙蛋白结合，肌钙蛋白、原肌球蛋白发生构型或位置变化，暴露出肌动蛋白上与肌球蛋白头部的结合位点，二者迅速结合。④肌球蛋白头的 ATP 酶被激活，ATP 被分解并释放能量，肌球蛋白头及杆发生屈动，将肌动蛋白拉向 M 线。⑤细肌丝在粗肌丝之间向 M 线滑动，明带缩窄，H 带缩窄或消失，肌节缩短，肌纤维收缩。⑥收缩结束后，肌浆内的 Ca^{2+} 被泵回肌浆网，肌钙蛋白等恢复原状，肌纤维松弛（图4-4、5）。

第二节　心　肌

心肌（cardiac muscle）收缩具有自动节律性、缓慢、持久、不易疲劳等特点。心肌受自主神经支配，属不随意肌。

一、心肌纤维的光镜结构

心肌纤维呈不规则的短圆柱状，有分支并相互吻合成网。相邻心肌纤维分支的连接处染色较深，称**闰盘**（intercalated disk）（图4-6）。心肌具有与骨骼肌纤维相同的横纹，但没有骨骼肌明显。多数心肌纤维有一个核，少数有双核，核呈卵圆形，位于细胞的中央。核周围的胞质内含脂褐素，且随年龄增长而增多。

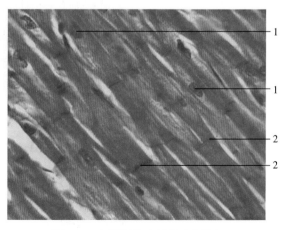

图 4-6　心肌纤维光镜像（高倍）
1.细胞核　2.闰盘

二、心肌纤维的超微结构

心肌纤维的超微结构与骨骼肌相

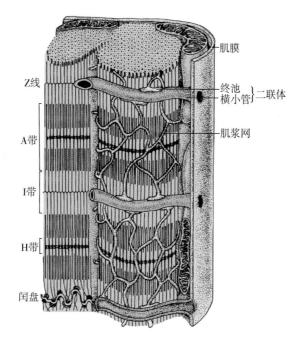

图 4-7　心肌纤维立体结构模式图

似，但具有以下主要特点：①肌原纤维的粗细不等、界限不清，肌原纤维间有极为丰富的线粒体。②横小管较粗，位于 Z 线水平。③肌浆网稀疏，纵小管不发达，终池少而小，多见横小管与一侧的终池紧贴形成**二联体**（diad）。④闰盘在相邻心肌纤维的连接面形成凹凸嵌合的连接结构，在横位部分有中间连接和桥粒，具有牢固的连接作用，在闰盘的纵位部分有缝隙连接，利于细胞间化学信息的交流和电冲动的传导，分别使心房肌和心室肌整体的收缩和舒张同步化（图 4-7，图 4-8）。

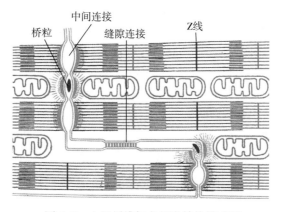

图 4-8　心肌纤维闰盘超微结构模式图

第三节 平 滑 肌

平滑肌（smooth muscle）分布于消化管、呼吸道、血管等空腔性器官的管壁内，属不随意肌。收缩特点为缓慢持久、不易疲劳。

一、平滑肌纤维的光镜结构

平滑肌纤维无横纹呈长梭形，大小不均，一般长约200μm，直径约8μm（图4-9）。小血管壁上的平滑肌纤维长约20μm，妊娠子宫平滑肌纤维可长达500μm。细胞中央有一个杆状或椭圆形的核，收缩状态时，常呈螺旋状。平滑肌纤维横切面大小不一，呈圆形或不规则形。

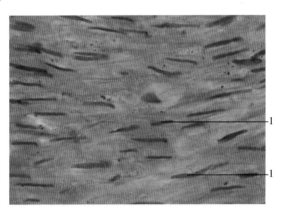

图4-9 平滑肌光镜像（高倍）
1.细胞核

二、平滑肌纤维的超微结构

平滑肌纤维内无肌原纤维，可见大量**密斑**（dense patch）、**密体**（dense body）、细肌丝、粗肌丝和中间丝。密斑和密体的电子密度较高。密斑位于肌膜下方，密体位于肌浆内。细肌丝主要由肌动蛋白组成，一端附着于密斑或密体，另一端游离，环绕在粗肌丝周围。粗肌丝由肌球蛋白构成，呈圆柱状，表面有成行排列的横桥，相邻的两行横桥

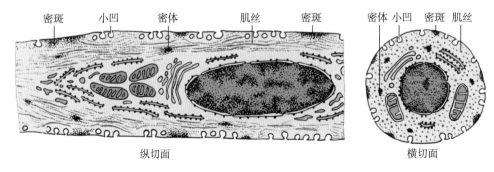

纵切面　　　　　　　　　　　横切面

图4-10 平滑肌纤维超微结构模式图

屈动方向相反。粗、细肌丝的数量比约为 1：15。若干条粗肌丝和细肌丝集合成束，形成肌丝单位，又称收缩单位。它相当于光镜下的肌原纤维。中间丝由**结蛋白**（desmin）构成，直径 10nm，其两端连于密斑或密体上，形成网络状的细胞骨架（图 4-10、11）。

在密斑之间可见有肌膜内陷形成的小凹，相当于骨骼肌的横小管。肌浆内有肌浆网、高尔基复合体、游离核糖体及糖原颗粒等。

平滑肌纤维的收缩原理与骨骼肌纤维相类似，即以粗、细肌丝间的滑动为基础。由于细肌丝以及细胞骨架的附着点密斑呈螺旋状分布，当肌丝滑动时，肌纤维呈螺旋状扭曲，长轴缩短。平滑肌纤维之间有较发达的缝隙连接，可传递信息和电冲动，引起相邻肌纤维，甚至整个肌束或肌层的同步功能活动。

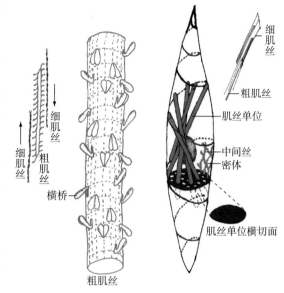

图 4-11　平滑肌粗、细肌丝结构模式图

ANP 与 BNP

现代研究表明心肌纤维除具有节律性收缩功能外，还可分泌多种激素及生物活性物质。最有代表性的是：心房钠尿肽（ANP）和脑钠肽（BNP）。

ANP 主要由心房肌细胞分泌，可分布在脑、甲状腺、肺、生殖器官、垂体等部位，但心房含量最高；是目前最强的利尿利钠剂，同时具有强的扩血管、降血压作用。BNP 主要由心室肌细胞分泌，可分布在脑、脊髓、肺、心等组织，但以心脏含量最高。BNP 与 ANP 共同参与调节血压、血容量及水盐平衡，具有保护心脏的作用。

ANP 主要反映肺血管压力变化，而 BNP 主要反映心室功能改变，在血容量稳定中起重要作用。因此，ANP 与 BNP 在心血管疾病的诊断、治疗中，成为一客观而可靠的指标。

第五章　神经组织

神经组织（nervous tissue）由神经细胞和神经胶质细胞组成，是神经系统中最主要的组织成分。**神经细胞**（nerve cell）又称**神经元**（neuron），是有突起的细胞，它们具有接受刺激、传导冲动和整合信息的能力。通过神经元之间的联系，可将接受到的信息传递给相应的组织器官，以产生效应。此外有一些神经元（如下丘脑某些神经元）还具有内分泌的功能。**神经胶质细胞**（neuroglial cell）也是带有突起的细胞，数量为神经元的10～50倍，不具有接受刺激、传导冲动的能力，对神经元起支持、保护、营养和绝缘等作用。

第一节　神经元

一、神经元的形态结构

神经元是高度分化的细胞，形态多种多样，大小不一，是神经系统的结构和功能单位。神经元是由胞体和突起组成，突起又分树突与轴突两部分（图5-1、2）。

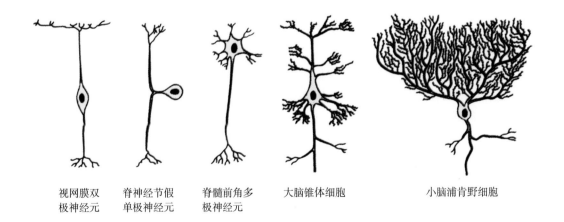

视网膜双　　脊神经节假　　脊髓前角多　　大脑锥体细胞　　　小脑浦肯野细胞
极神经元　　单极神经元　　极神经元

图5-1　神经元的几种主要形态和类型

（一）胞体

神经元的胞体主要位于中枢神经系统的灰质、神经核及周围神经系统的神经节内，有星形、锥形、梭形和圆形等（图5-1），其大小相差悬殊，大的胞体直径可达100μm以上，而小的仅有5~6μm。胞体是神经元的营养和代谢中心，均由细胞膜、细胞质和细胞核构成（图5-2）。

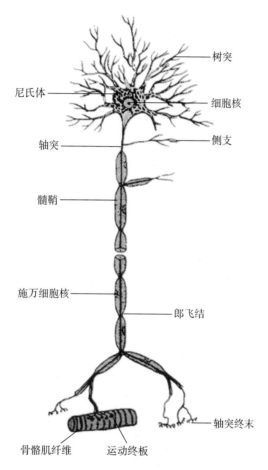

图5-2 运动神经元结构模式图

1.细胞膜 很薄，是质膜结构，为可兴奋膜。具有接受刺激、处理信息和传导冲动的功能。神经元细胞膜的性质取决于其中不同的膜蛋白（离子通道和受体），受体与相应的神经递质结合后，影响离子通道的开放与关闭，产生神经冲动。

2.细胞核 一个，大而圆，位于胞体中央。核膜明显，常染色质多，故着色浅；核仁清晰，大而圆。

3.细胞质 胞质内除含线粒体、高尔基复合体、溶酶体等细胞器外，还含有丰富的尼氏体和神经原纤维两种特征性结构。

（1）**尼氏体**（Nissl body）：位于胞体和树突内（图5-2、3）。光镜下，强嗜碱性；

不同神经元尼氏体的数量、形态和大小不同，如脊髓前角运动神经元的尼氏体呈粗大的斑块状，又称虎斑，数量较多；而脊神经节内神经元的尼氏体呈细颗粒状。电镜下，尼氏体由发达的粗面内质网和游离核糖体构成（图5-4）。尼氏体具有活跃的合成蛋白质的功能。主要有更新细胞器所需的结构蛋白、合成神经递质所需的酶类以及肽类的神经调质。**神经递质**（neurotransmitter）是神经元向其他神经元或效应细胞传递的化学信息载体，一般为小分子物质，在神经元的轴突终末合成。**神经调质**（neuromodulator）一般为肽类，能增强或减弱神经元对神经递质的反应，起调节作用。

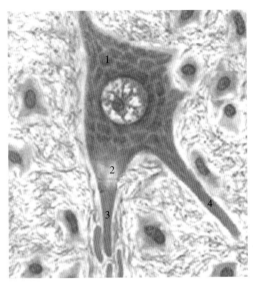

图5-3　运动神经元光镜像（高倍）
1. 尼氏体　2. 轴丘　3. 轴突　4. 树突

尼氏体的含量可随生理与病理状态不同而改变。当神经元损伤、过度疲劳或衰老时，尼氏体数量可减少、解体甚至消失。当损伤修复或有害因素消除后，尼氏体又可重新恢复。因此，尼氏体是神经元机能状态的一种标志。

（2）**神经原纤维**（neurofibril）：在镀银染色切片中，可见神经原纤维在胞体内，呈棕黑色细丝，交错排列成网，并伸入树突和轴突内，直达神经末梢。电镜下，由神经丝和微管构成。**神经丝**（neurofilament）是由神经丝蛋白构成的一种中间丝（图5-4）。神

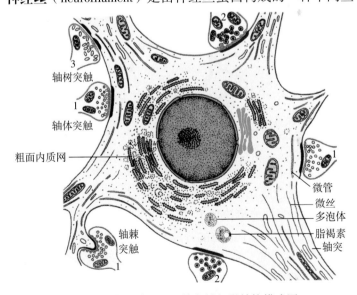

图5-4　多极神经元及其突触超微结构模式图
1. 突触小体内有圆形清亮小泡，内含乙酰胆碱
2. 突触小体内有颗粒形小泡，内含单胺类
3. 突触小体内有扁平清亮小泡，内含甘氨酸

经原纤维除构成神经元的细胞骨架，对其起着支持作用外，微管还参与物质运输。

（3）脂褐素：脂类物质的代谢物。在儿童5~6岁时出现，并随年龄增长而增多。

（二）突起

1. 树突（dendrite） 每个神经元有一个或多个树突。从胞体发出的突起较粗，逐渐变细，并多有分支，形如树枝状，故称树突（图5-2），在分支表面常可见大量棘状的短小突起，称**树突棘**（dendriticspine）。树突和树突棘极大地扩展了神经元接受刺激的表面积。树突内胞质的结构与胞体相似。树突的功能主要是接受刺激将信息传入细胞体。

2. 轴突（axon） 每个神经元只有一个轴突，其长短不一，长者可达1米以上，短者仅数微米，直径变化不大。轴突分支少，常在距胞体较远处呈直角分出或近终末处才有分支。胞体发出轴突的部位常呈圆锥形，染色淡，称**轴丘**（axon hillock）。轴突与轴丘内无尼氏体（图5-3）。轴突表面的胞膜称**轴膜**（axolemma），内含的胞质称**轴质**（axoplasm）。轴丘和轴质内有大量微管、神经丝和细长的线粒体，还有滑面内质网、微丝和小泡。微管、微丝和神经丝之间均有横桥连接，构成轴质中的网架。轴突内无粗面内质网、游离核糖体和高尔基复合体，故不能合成蛋白质。轴突所需的蛋白质和酶是由胞体内合成后输送到轴突的。轴突内的物质运输称**轴突运输**（axonal transport）。

轴突起始段长约15~25μm，电镜下见此处轴膜较厚，膜下有电子密度高的致密层。此段轴膜易引起电兴奋，常是神经元产生神经冲动的起始部位，神经冲动形成后沿轴膜向终末传递，因此轴突的主要功能是传导神经冲动。

轴突与胞体之间进行着物质交换，胞体内新形成的神经丝、微丝和微管缓慢地向轴突终末延伸，称为慢速轴突运输。此外还有一种快速（双向）轴突运输，如轴膜更新所需的蛋白质、合成神经递质所需的酶、含神经递质的小泡、线粒体等，由胞体向轴突终末输送，称快速顺向轴突运输；而轴突终末内的代谢产物或由轴突终末摄取的物质（蛋白质、小分子物质或由邻近细胞产生的神经营养因子等）逆向运输到胞体，则称快速逆向轴突运输。某些病毒或毒素（如狂犬病毒、脊髓灰质炎病毒、带状疱疹病毒和破伤风毒素等）也可通过逆向轴突运输迅速侵犯神经元胞体。

二、神经元的分类

（一）按神经元的突起数量分类

1. 假单极神经元（pseudounipolar neuron） 从胞体发出一个突起，距胞体不远处呈"T"形分支；一支进入中枢神经系统，称中枢突；另一支分布到周围的其他器官，称周围突。中枢突传出冲动，是轴突；周围突接受刺激为树突，但因其细而长，在形态上与轴突不能分辨，故也被称作轴突（图5-1）。

2. 双极神经元（bipolar neuron） 有两个突起，即树突和轴突各一个（图5-1）。

3. 多极神经元（multipolar neuron） 有一个轴突和多个树突。在人体内数量最多（图5-1）。

（二）按神经元轴突的长短分类

1. 高尔基 I 型神经元（Golgi type I neuron）　是具有长轴突的大神经元。轴突最长可达 1m 以上。

2. 高尔基 II 型神经元（Golgi type II neuron）　是具有短轴突的小神经元。轴突短的仅数微米。

（三）按神经元的功能分类

1. 感觉神经元（sensory neuron）　又称传入神经元（afferent neuron），多为假单极神经元或双极神经元，可接受体内、外的化学或物理性刺激，并将信息传入中枢。

2. 运动神经元（motor neuron）　又称传出神经元（efferent neuron），一般为多极神经元，将神经冲动传递给肌细胞或腺细胞，产生效应。

3. 中间神经元（interneuron）　主要为多极神经元，位于前两种神经元之间，起信息加工和传递作用。动物越进化，中间神经元越多。人的中间神经元占神经元总数的99% 以上，在中枢神经系统内构成复杂的神经元网络，是学习、记忆和思维的基础。

（四）按神经元释放的神经递质和神经调质的化学性质分类

1. 胆碱能神经元。
2. 去甲肾上腺素能神经元。
3. 胺能神经元。
4. 氨基酸能神经元。
5. 肽能神经元等。

第二节　突　触

单独的神经元不能完成接受刺激、传导冲动的功能，必须有许多神经元密切联系、相互衔接，共同完成一项功能活动。

神经元与神经元之间或神经元与非神经元之间的细胞连接，称**突触**（synapse）。是传递信息的结构部位，通过它的传递作用实现神经元与神经元之间的通讯，最常见的形式是轴－树突触、轴－棘突触或轴－体突触，还有轴－轴突触、树－树突触等（图 5-4）。突触可分为化学突触和电突触两大类。

一、化学突触

化学突触（chemical synapse）以神经递质作为传递信息的媒介，是神经系统中最常见的，即一般所说的突触。光镜下，镀银染色可见神经元胞体或树突表面有杵状或环扣状的膨大，称突触小体。电镜下，突触由**突触前成分**（presynaptic element）、**突触间隙**（synaptic cleft）和**突触后成分**（postsynaptic element）三部分构成（图 5-5）。突触前、后成分彼此相对的胞膜，分别称**突触前膜**和**突触后膜**，两者之间有宽 15～30nm 的突触间隙。

突触前成分一般是神经元的轴突终末，呈球状膨大。突触前成分（或突触小体）内含许多**突触小泡**（synaptic vesicle），还有少量线粒体、微丝和微管等。突触小泡内含神经递质或神经调质，且小泡的大小和形状与所含递质有关。扁平的清亮小泡含递质多为氨基酸类，圆形清亮小泡多是含乙酰胆碱，小颗粒型小泡则是含单胺类递质，大颗粒型小泡往往是含神经肽的突触小泡（图 5-4）。突触小泡表面附有一种蛋白质，称**突触素**（synapsin），它把小泡与细胞骨架连接在一起。突触前、后膜胞质内有一些致密物质附着（图 5-5）。突触前膜和突触后膜比一般细胞膜略厚，突触后膜中有特异性的神经递质的受体以及离子通道。

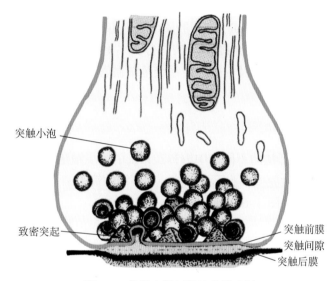

图 5-5　化学突触超微结构模式图

当神经冲动沿轴膜传导到轴突终末时，可引起突触前膜上的 Ca^{2+} 通道开放，Ca^{2+} 由细胞外进入突触前成分内，在 ATP 的参与下使突触素发生磷酸化。磷酸化的突触素降低了它与突触小泡的亲和力而与小泡分离，致使突触小泡脱离细胞骨架，移至突触前膜并与之融合，通过出胞作用释放小泡内容物到突触间隙。突触后膜中的受体与特异性神经递质结合后，膜内离子通道开放，改变突触后膜两侧的离子分布，使突触后神经元（或效应细胞）出现兴奋性或抑制性突触后电位。使突触后膜发生兴奋的突触称兴奋性突触，使突触后膜发生抑制的突触称抑制性突触。突触的兴奋或抑制，取决于神经递质及其受体的种类。神经递质在产生效应后，立即被相应的酶灭活或吸入突触终末内被分解，迅速消除该神经递质的作用，保证传递的灵敏性。

一个神经元可以通过突触把信息传递给许多其他神经元或效应细胞，如一个运动神经元可同时支配上千条骨骼肌纤维。而一个神经元也可以通过突触同时接受来自许多其他神经元的信息，如小脑的浦肯野细胞（一种大型神经元）的树突上有数十万个突触。在这些突触信息中，兴奋性和抑制性的均有。如果兴奋性突触活动的总和超过抑制性突触活动的总和，并足以刺激该神经元的轴突起始段产生神经冲动时，该神经元表现为兴奋；反之，则为抑制。

二、电突触

电突触主要指两个细胞之间的缝隙连接。相邻两个细胞膜的连接蛋白形成微细的通道，可容纳小分子和离子物质直接通过，以电讯号作为信息载体，从突触前到突触后直接传导冲动。其特点是传导速度快，可双向传导。在低等动物较常见，而哺乳动物及人则少见。

第三节 神经胶质细胞

神经胶质细胞（neuroglial cell）亦称**胶质细胞**（glial cell）。神经胶质细胞形态各异，体积较小，无尼氏体，其突起无树突和轴突之分，亦无传导冲动的功能。神经胶质细胞广泛存在于神经元胞体、突起及中枢神经系统毛细血管周围，具有支持、营养、保护、绝缘等功能。

一、中枢神经系统的神经胶质细胞

按形态特点及分布部位的不同，中枢神经系统的胶质细胞可分四种。HE 染色可显示室管膜细胞，其他三种胶质细胞不易区分。用不同的镀银染色法则能显示中枢神经系统各种胶质细胞的形态（图 5-6）。

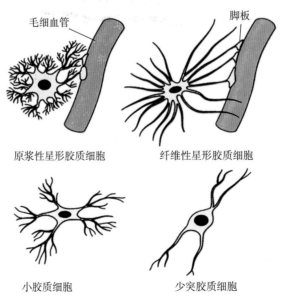

图 5-6 中枢神经系统胶质细胞结构模式图

（一）星形胶质细胞

星形胶质细胞（astrocyte）是最大的一种神经胶质细胞。细胞呈星形，核圆或卵圆形、较大、染色较浅。胞质内含**胶质丝**（glial filament），是由胶质原纤维酸性蛋白构成的一种中间丝，参与细胞骨架的组成。从胞体发出的突起伸展充填在神经元胞体及其突起之间，起支持和绝缘作用。有些胞突末端扩大形成**脚板**（end feet），在脑和脊髓表面形成**胶质界膜**（glial limitans）（图 5-7），或贴附在毛细血管壁上，构成**血脑屏障**（blood-brain barrier）的神经胶质膜。星形胶质细胞能分泌**神经营养因子**（neurotrophic factor），维持神经元的生存及其功能活动。在脑和脊髓损伤时，星形胶质细胞可增生，形成胶质瘢痕填补缺损。

1. 纤维性星形胶质细胞 多分布于脑和脊髓的白质，其突起长而直，分支较少，

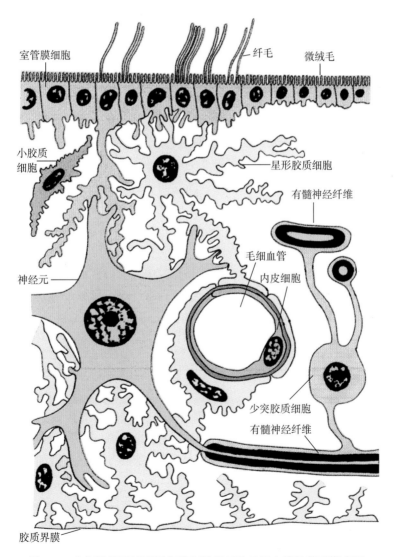

图 5-7 中枢神经系统胶质细胞与神经元和毛细血管的关系模式图

胞质内富含胶质丝（图5-6）。

2.原浆性星形胶质细胞　多分布于脑和脊髓的灰质，突起较短粗，分支较多，胞质内胶质丝较少，常包围神经元的胞体（图5-6）。

脑源性神经营养因子、神经营养素、睫状神经营养因子和胶质细胞源性神经营养因子等，统称神经营养因子，它们都是类似神经生长因子作用的蛋白质。当这些因子缺乏时，有可能导致神经系统产生某些疾病，或导致受损伤的神经元轴突再生失败。最近的科学研究显示，神经营养因子及其基因转染对神经系统损伤和疾病具有潜在治疗作用。

（二）少突胶质细胞

少突胶质细胞（oligodendrocyte）分布于神经元胞体附近及轴突周围。胞体较星形胶质细胞小，胞核卵圆形，染色质致密。在银染标本中，少突胶质细胞的突起较少（图5-6、7）。在电镜下，可见其突起末端扩展成扁平薄膜，包卷神经元的轴突形成髓鞘，少突胶质细胞参与形成中枢神经系统的髓鞘（图5-7、9）。

（三）小胶质细胞

小胶质细胞（microglia）是最小的神经胶质细胞。其胞体细长或椭圆形，核小，呈扁平或三角形，染色深。胞体发出的突起细长有分支，表面有许多小棘突（图5-6、7）。当中枢神经系统损伤时，小胶质细胞可转变为巨噬细胞，吞噬死亡细胞碎屑及变性退化的髓鞘。小胶质细胞是由血液单核细胞迁入演变而成的具有吞噬能力的胶质细胞，故属于单核吞噬细胞系统。

（四）室管膜细胞

室管膜细胞（ependymal cell）衬在脑室和脊髓中央管的腔面，为单层立方或柱状上皮。细胞游离面有许多微绒毛，仅脑室部分细胞具有纤毛，部分细胞基底面有细长的突起伸向深部（图5-7）。室管膜细胞具有产生脑脊液的功能。

二、周围神经系统的神经胶质细胞

（一）施万细胞

施万细胞（Schwann cell）参与周围神经系统中神经纤维的构成。施万细胞沿着轴突排列成串包绕轴突（图5-8），并形成有髓神经纤维的髓鞘。施万细胞膜外有一层基膜，能分泌神经营养因子，促进受损的神经元存活及其轴突再生，起支持和诱导作用。

（二）卫星细胞

神经节内神经元胞体外被一层扁平或立方细胞包裹，称**卫星细胞**（satellite cell）。其核为圆形或卵圆形，染色深，细胞外表面有一层基膜，对神经节细胞有保护和支持作用。

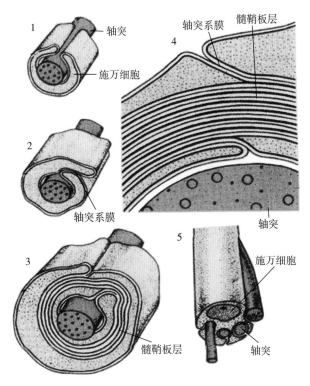

图 5-8　周围神经系统的髓鞘形成超微结构模式图
1、2、3. 髓鞘发生过程　4. 有髓神经纤维超微结构
5. 无髓神经纤维超微结构

第四节　神经纤维和神经

一、神经纤维的结构及分类

神经纤维（nerve fiber）由神经胶质细胞包裹神经元的轴突或感觉神经元的长树突构成。包裹周围神经纤维的胶质细胞是施万细胞。包裹中枢神经纤维的胶质细胞是少突胶质细胞。根据神经胶质细胞是否形成**髓鞘**（myelin sheath），可将其分为**有髓神经纤维**（myelinated nerve fiber）和**无髓神经纤维**（unmyelinated nerve fiber）两类。

（一）有髓神经纤维

1. 周围神经系统的有髓神经纤维　一个施万细胞包裹一段轴突或长树突，神经纤维上相邻的施万细胞之间轴膜裸露，这一部位较狭窄，称**郎飞结**（Ranvier node）。相邻两个郎飞结之间的一段神经纤维称**结间体**（internode）（图 5-2、9）。因此，一个施万细胞包裹一个结间体。

髓鞘是由施万细胞细胞膜包裹一段轴突或长树突呈同心圆包卷而成。电镜下，髓鞘呈明暗相间的板层状（图 5-8）。髓鞘的化学成分主要是脂蛋白，称髓磷脂，其中类脂约占 80%，其余为蛋白质。HE 染色，仅见残留的网状蛋白质，而脂类被溶解（图 5-9）。如用锇酸固定和染色，则能保存髓磷脂，使髓鞘呈黑色；纵切面上可见一些不着色的漏斗形斜裂，称**髓鞘切迹**（incisure of myelin）或**施－兰切迹**（Schmidt-Lantermann incisure），是施万细胞内外侧胞质间穿越髓鞘的狭窄通道。

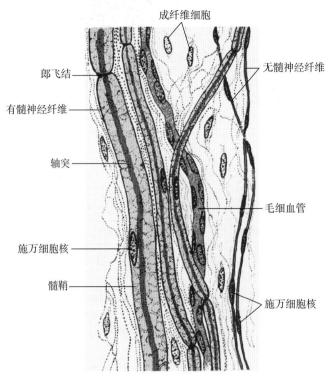

图 5-9　周围神经纤维仿真图

　　在有髓神经纤维的形成过程中，首先是伴随轴突生长，施万细胞表面凹陷成纵沟，轴突陷入纵沟，沟两侧的细胞膜贴合形成轴突系膜。此后轴突系膜不断伸长并旋转卷绕轴突，结果在轴突周围形成许多同心圆环绕的板层膜，即髓鞘。由此可见髓鞘（图 5-8、10、11）是由施万细胞的胞膜构成，而胞质被挤到髓鞘的内外侧及两端，即靠近郎飞结处。

　　2. 中枢神经系统的有髓神经纤维　结构基本与周围神经系统的有髓神经纤维相同，但形成髓鞘的细胞是少突胶质细胞。少突胶质细胞的多个突起末端的扁平薄膜可包卷多个轴突，其胞体位于神经纤维之间。中枢有髓神经纤维外表面无基膜，髓鞘内也无切迹（图 5-10）。

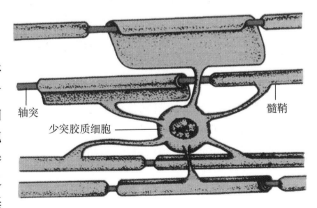

图 5-10　少突胶质细胞与中枢有髓神经纤维关系模式图

（二）无髓神经纤维

1. 周围神经系统的无髓神经纤维 较细，其施万细胞为不规则的长柱状，表面有数量不等、深浅不同的纵沟，纵沟内有较细的轴突，施万细胞的膜不形成髓鞘包裹它们。因此，一条无髓神经纤维可含多条轴突。由于相邻的施万细胞衔接紧密，故无郎飞结（图5-8、9）。

2. 中枢神经系统的无髓神经纤维 其轴突外面没有特异性的神经胶质细胞包裹，轴突裸露地走行于有髓神经纤维或神经胶质细胞之间。

神经纤维的功能是传导神经冲动，这种电流的传导是在轴膜进行的。有髓神经纤维的神经冲动呈跳跃式传导，其传导速度快，这是由于有髓神经纤维的髓鞘含大量类脂而具有疏水性，在组织液与轴膜间起绝缘作用。髓鞘的电阻也比轴膜高得多，而电容却很低，因此，电流只能使郎飞结处的轴膜（能与组织液接触）产生兴奋。所以轴突起始段产生的神经冲动，必须通过郎飞结处的轴膜传导，即从一个郎飞结处跳到下一个郎飞结。有髓神经纤维的轴突越粗，其髓鞘也越厚，结间体越长，则神经冲动跳跃的距离就越大，传导速度越快。无髓神经纤维因无髓鞘和郎飞结，神经冲动只能沿轴膜连续传导，因此其传导速度慢。

二、神经

周围神经系统中功能相关的神经纤维集合在一起，构成**神经**（nerve），分布到全身各器官。有些神经只含感觉神经纤维或运动神经纤维，但多数神经二者均兼有。由于有髓神经纤维的髓鞘含髓磷脂，故肉眼观察神经通常呈白色。

包裹在一条神经表面的结缔组织称**神经外膜**（epineurium）。一条神经通常含若干条神经纤维束，其表面的神经束上皮（几层扁平的上皮细胞）和束间的结缔组织共同构成**神经束膜**（perineurium）。在神经纤维束内，每条神经纤维表面的薄层结缔组织称**神经内膜**（endoneurium）（图5-11）。

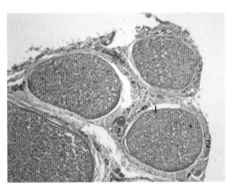

图5-11 坐骨神经光镜像（低倍）
1. 神经束膜 2. 神经外膜

第五节 神经末梢

神经末梢是周围神经纤维的终末部分，它们终止于全身各种组织或器官内，形成各式各样的神经末梢。按功能分为感觉神经末梢和运动神经末梢两类。

一、感觉神经末梢

感觉神经末梢（sensory nerve ending）是感觉神经元周围突的末端，通常和周围的其他组织构成**感受器**。感受器把接收到的各种内、外环境刺激转化为神经冲动，通过感觉神经纤维传至中枢，产生感觉。

按感觉神经末梢的形态结构不同，可分为以下类型。

表皮

1. **游离神经末梢（free nerve ending）** 由较细的有髓或无髓神经纤维的终末反复分支而成。在接近末梢处施万细胞消失，其裸露的细支广泛分布于表皮、角膜和毛囊的上皮细胞之间，或分布在各型结缔组织内，如关节囊、肌腱、韧带、筋膜、牙髓、骨膜、脑

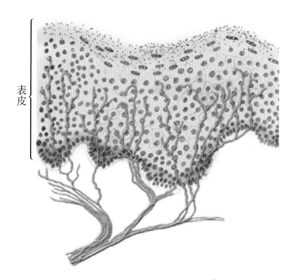

图 5-12 表皮游离神经末梢仿真图

膜、血管外膜和真皮等处，可感受冷热、疼痛和轻触的刺激（图 5-12）。

2. **有被囊神经末梢（encapsulated nerve ending）** 种类多，神经末梢外面包裹有结缔组织被囊，神经纤维入被囊前失去髓鞘是其共同特点。常见的有以下几种：

（1）**触觉小体（tactile corpuscle）**：分布在真皮乳头处，以手指、足趾的掌侧皮肤内最多，数量随年龄的增长而递减。形态呈卵圆形，长轴与皮肤表面垂直，小体内有许多横列扁平的触觉细胞，外包结缔组织被囊。失去髓鞘的轴突分支呈螺旋状，盘绕在扁平细胞之间（图 5-13）。触觉小体感受应力刺激，产生触觉。

（2）**环层小体（lamellar corpuscle）**：广泛分布在皮下组织、腹膜、骨膜、韧带和关节囊等处。环层小体体积较大，呈卵圆形或圆形，中央有一条均质状的圆柱体，小体的被囊有数十层同心圆排列的扁平细胞（图 5-14）。有髓神经纤维进入小体后失去髓鞘，裸露的轴突穿行于小体中央的圆柱体内。环层小体感受较强的应力，参与产生压觉和振动觉。

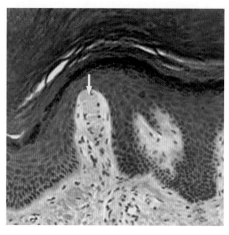

图 5-13 触觉小体光镜像（高倍）

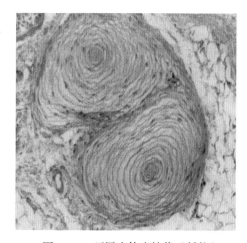

图 5-14 环层小体光镜像（低倍）

（3）**肌梭**（muscle spindle）：是分布在骨骼肌内的梭形结构，内含 4~14 条较细的骨骼肌纤维，称梭内肌纤维。梭内肌纤维的核成串排列，或集中在肌纤维的中段而使该处膨大，梭内肌纤维肌浆多，而肌原纤维较少。感觉神经纤维进入肌梭前失去髓鞘，其轴突分成多支，分别呈环状包绕梭内肌纤维的中段。此外，肌梭内也有运动神经末梢，分布在肌纤维的两端，肌梭属于本体感受器，主要感受肌纤维伸缩变化，在调节骨骼肌的活动中起重要作用（图 5-15）。

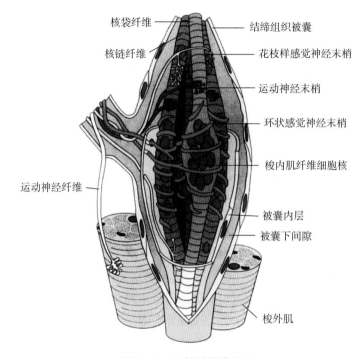

图 5-15 肌梭结构模式图

核袋纤维 —— 结缔组织被囊
核链纤维 —— 花枝样感觉神经末梢
—— 运动神经末梢
—— 环状感觉神经末梢
—— 梭内肌纤维细胞核
运动神经纤维 ——
—— 被囊内层
—— 被囊下间隙
—— 梭外肌

二、运动神经末梢

运动神经末梢（motor nerve ending）是运动神经元的轴突在肌组织和腺体内的终末结构，神经末梢与邻近组织构成**效应器**，支配肌纤维的收缩，调节腺细胞的分泌。

1. 躯体运动神经末梢 分布于骨骼肌。位于脊髓前角或脑干的运动神经元胞体发出的长轴突，抵达骨骼肌时失去髓鞘，其轴突反复分支与骨骼肌纤维建立突触连接，此连接区域呈椭圆形板状隆起，称**运动终板**（motor endplate）或**神经肌连接**（neuromuscular junction）（图 5-16、17）。一个运动神经元支配的骨骼肌纤维数目少者 1~2 条，多者分支可支配上千条。一个运动神经元及其支配的全部骨骼肌纤维合称一个**运动单位**（motor unit）。运动单位越小，产生的运动越精细。电镜下，运动终板处的骨骼肌纤维含有丰富的肌浆，并有较多的细胞核和线粒体，肌膜表面凹陷成浅槽，轴突终末嵌入槽内，槽底肌膜即突触后膜，形成许多皱褶，称为**连接襞**，使突触后膜面积增大。轴突终末膨大为杵状（即突触小体）嵌入槽内，轴突终末膨大处，有许多含乙酰胆碱的圆形突触小泡（图 5-17）。当神经冲动到达运动终板时，突触小泡内乙酰胆碱释放，与突触后膜中的相应受体结合后，使肌膜（突触后膜）两侧的离子分布发生变化而产生兴奋，从而引起肌纤维收缩。

2. 内脏运动神经末梢（visceral motor nerve ending） 分布于心肌、各种内脏及血管的平滑肌和腺体等处的运动神经末梢，称内脏运动神经末梢。这类神经纤维较细，无髓鞘，分支末段呈串珠样或呈膨大的小体，贴附于平滑肌纤维表面或穿行于腺细胞之间，与效应细胞建立突触。膨大的小体内有许多圆形或颗粒型突触小泡，圆形突触小泡含乙酰胆碱；颗粒型突触小泡含去甲肾上腺素或肽类神经递质。

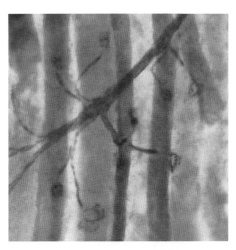

图 5-16　运动终板光镜像
（骨骼肌压片　氯化金染色　高倍）

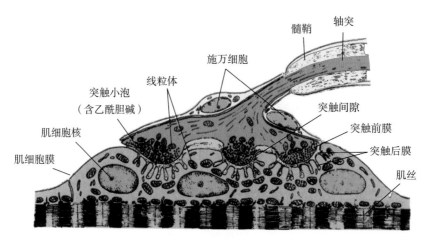

图 5-17　运动终板超微结构模式图

中药与神经纤维再生

周围神经损伤时，神经纤维发生溃变，施万细胞大部分质膜（髓鞘）被分解，但细胞极少死亡。施万细胞能吞噬溃变物质，还可进行增殖，在损伤处形成细胞桥，连接断端的神经纤维，并在基膜管形成细胞索。细胞桥与细胞索均有引导再生及轴突生长的作用。施万细胞能合成和分泌神经生长因子。这些物质由轴突逆行运输到神经元胞体，诱导其再生。施万细胞是促进轴突再生的一个十分重要的因素。再生的轴突中，若没有施万细胞，轴突就不能生长或生长缓慢。

有些学者通过体外实验证明，一些中药如柴胡、茵陈、山药、白术等具有促进施万细胞分泌神经营养因子的功能，进而促进神经纤维的再生和修复。动物实验证明，在大鼠外周神经离断损伤模型中，镜下观察中药组大鼠较其他造模组大鼠的髓鞘化程度更高，神经纤维再生速度增快，排列整齐规则。临床应用于坐骨神经损伤、面神经麻痹等也有一定的疗效。

此实验作为初步的尝试，随着研究的深入定会有可喜的进步。

第六章　神经系统

　　神经系统主要由神经组织构成，可分为中枢神经系统和周围神经系统两部分，前者由脑和脊髓组成，后者由神经节和神经组成。在中枢神经系统，神经元胞体集中的部分称灰质（gray matter），只含有神经纤维的部分称白质（white matter）。大脑和小脑的灰质位于脑的表层，故又称皮质（cortex），皮质下是白质。白质内散在分布的一些灰质团块称神经核。脊髓的灰质则位于中央，周围是白质。在周围神经系统，神经元胞体集中的部分构成神经节或神经丛。

　　神经系统的功能活动是通过无数神经元及其突起建立的神经网络（反射弧）实现的。神经系统直接或间接调控机体各系统、器官的活动，对体内外的各种刺激作出迅速而完善的适应性反应。

第一节　中枢神经系统

一、大脑皮质

　　大脑两半球间以白质（胼胝体）相连，每一半球均有白质和灰质组成。

（一）大脑皮质的神经元类型

　　大脑皮质的神经元都是多极神经元，按其细胞的形态分为锥体细胞、颗粒细胞和梭形细胞三大类（图6-1）。

　　1. 锥体细胞（pyramidal cell） 数量较多，可分大、中、小三型。胞体形似锥形，尖端发出一条较粗的主树突，伸向皮质表面，沿途发出许多小分支，胞体还向四周发出一些水平走向的树突。轴突自胞体底部发出，长短不一，短者位于皮质范围，长者进入髓

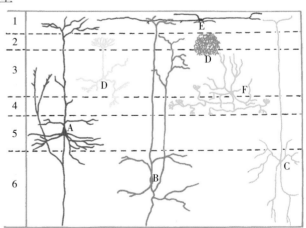

图6-1　大脑皮质神经元的形态和分布模式图
A.锥体细胞　B.梭形细胞　C.上行轴突细胞
D.星形细胞　E.水平细胞　F.篮状细胞

质（白质），组成投射纤维（下行至脑干或脊髓）或联合纤维（到同侧或对侧的另一皮质区）。大锥体细胞轴突长，是大脑皮质的主要投射神经元，小锥体细胞轴突短，属中间神经元。

2. **颗粒细胞（granular cell）** 数量最多，胞体较小，呈颗粒状，包括星形细胞（stellate cell）、水平细胞（horizontal cell）和篮状细胞（basket cell）等几种。以星形细胞最多，它们的轴突多数很短，终止于附近的锥体细胞或梭形细胞。有些星形细胞的轴突较长，上行达皮质与锥体细胞顶树突或水平细胞相联系。水平细胞的树突和轴突与皮质表面平行分布，与锥体细胞顶树突联系。所以，颗粒细胞是大脑皮质区的中间神经元，构成皮质内信息传递的复杂微环路。

3. **梭形细胞（fusiform cell）** 数量少，胞体梭形，分布在皮质深层。树突自胞体的上、下两端发出，上端树突多达皮质表面。轴突自下端树突的主干发出，进入髓质，组成投射纤维或联合纤维。

（二）大脑皮质的分层

大脑皮质的神经元分层排列，除个别区域外，一般可分为 6 层，从表面至深层的结构如下（图 6-2）：

1. **分子层（molecular layer）** 位于大脑皮质的最表面。神经元小而少，主要是水平细胞和星形细胞，水平细胞的树突和轴突与皮质表面平行分布；还有许多与皮质表面平行的神经纤维。

2. **外颗粒层（external granular layer）** 因颗粒细胞的胞体排列密切而得名。由许多星形细胞和少量小型锥体细胞构成。

3. **外锥体细胞层（external pyramidal layer）** 较厚，由许多中、小型锥体细胞和星形细胞组成，以中型锥体细胞占多数。它们的顶树突伸到分子层，轴突组成联合传出纤维。

4. **内颗粒层（interna lgranular layer）** 细胞密集，多数是星形细胞。

5. **内锥体细胞层（internal pyramidal layer）** 主要由中型和大型锥体细胞组成。在中央前回运动区，此层有巨大锥体细胞，胞体高 120μm，宽 80μm，称 Betz 细胞，其顶树突伸到分子层，轴突下行到脑干和脊髓组成投射纤维。

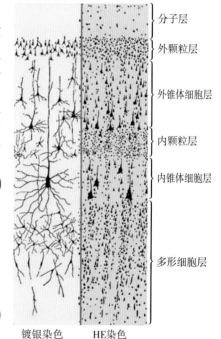

镀银染色　　HE染色

图 6-2　大脑皮质六层结构模式图

分子层
外颗粒层
外锥体细胞层
内颗粒层
内锥体细胞层
多形细胞层

6. **多形细胞层（polymorphic layer）** 以梭形细胞为主，还有锥体细胞和颗粒细胞。

（三）大脑皮质神经元之间的联系

大脑皮质的 6 层结构因不同脑区而有差异。例如中央前回的第 4 层不明显，第 5

层较发达，有巨大锥体细胞；视皮质则第4层特别发达，第5层的细胞较小。

大脑皮质的1~4层主要接受传入冲动。从丘脑来的特异传入纤维（各种感觉传入的上行纤维）主要进入第4层与星形细胞形成突触，星形细胞的轴突又与其他细胞建立广泛的联系，从而对传入皮质的各种信息进行分析，作出反应。起自大脑半球同侧或对侧的联合传入纤维则进入第2、3层，与锥体细胞形成突触。大脑皮质的传出纤维分投射纤维和联合纤维两种。投射纤维主要起自第5层的锥体细胞和第6层的大梭形细胞，下行至脑干及脊髓。联合纤维起自第3、5、6层的锥体细胞和梭形细胞，分布于皮质的同侧及对侧脑区。皮质的第2、3、4层细胞主要与各层细胞相互联系，构成复杂的神经微环路对信息进行分析、整合和贮存。在此过程中大脑产生高级神经活动，并经锥体细胞传出，产生相应的反应。

虽然大脑皮质的神经元是以分层方式排列的，但对大脑皮质结构与功能的研究发现，皮质细胞是呈纵向柱状排列的，称为垂直柱（vertical column）。大脑皮质垂直柱贯穿皮质全厚，大小不等，直径约350~450μm，它包括传入纤维，传出神经元和中间神经元。垂直柱是大脑皮质的结构和功能单位。

多年来科学家们探讨神经元再生的课题时发现，在成年人大脑海马区中的一种神经干细胞可以在一定条件下分化为神经元。神经干细胞的研究已成为神经生物学领域的热点，可为治疗神经系统的损伤及退行变性疾病提供细胞治疗策略。

二、小脑皮质

小脑表面有许多平行的横沟，把小脑分隔成许多小叶片。每片表面是一层灰质，即小脑皮质，皮质下为白质（髓质）。小脑的主要功能是调节肌张力，调整肌群的协调动作，以及维持身体平衡。

（一）小脑皮质的结构

小脑皮质从外到内明显地分3层（图6-3、4、5）。皮质内的神经元有星形细胞、篮状细胞、**蒲肯野细胞**（Purkinje cell）、颗粒细胞和**高尔基细胞**（Golgi cell）5种，其中蒲肯野细胞是唯一的传出神经元。

1. 分子层　此层较厚，神经元少而分散，一种是小而多突起的星形细胞，轴突较短，与蒲肯野细胞的树突形成突触；另一种是篮状细胞，胞体较大，分布于深层，轴突较长，向下层延伸，末端呈网状包裹蒲肯野细胞的胞体并与之形成突触（图6-3）。

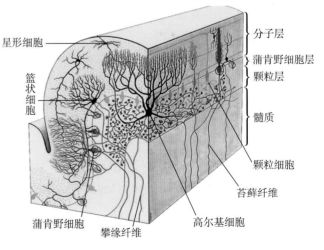

图6-3　小脑皮质结构示意图

2.蒲肯野细胞层　由一层蒲肯野细胞胞体组成，它们是小脑皮质中最大的神经元，胞体呈梨形，从顶端发出 2~3 条粗的主树突伸向分子层，树突的分支繁多，成扁薄的扇形展开，铺展在与小脑叶片长轴垂直的平面上（图 6-5、6）。细长的轴突自胞体底部发出，离开皮质进入髓质，终止于小脑内的神经核。

3.颗粒层　由密集的颗粒细胞和一些高尔基细胞组成。均为中间神经元。颗粒细胞是兴奋性神经元，高尔基细胞是抑制性神经元。

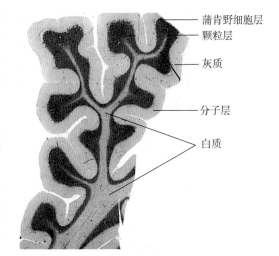

图 6-4　小脑切面

（1）颗粒细胞：胞体很小，呈卵圆形，有 4~5 个短树突，末端分支如爪状。轴突上行进入分子层后呈"T"形分支，与小脑叶片长轴平行，称**平行纤维**（parallel fiber）。大量平行纤维穿过一排排蒲肯野细胞的扇形树突，与其树突棘形成突触（图 6-6、7）。一个蒲肯野细胞的扇形树突有 20 万~30 万条平行纤维穿过，因此每个蒲肯野细胞都处于很多颗粒细胞的影响之下。

（2）高尔基细胞：胞体较大，树突分支较多，向各方伸展，大部分伸入分子层与平行纤维接触，轴突在颗粒层内分支，与颗粒细胞的树突形成突触。

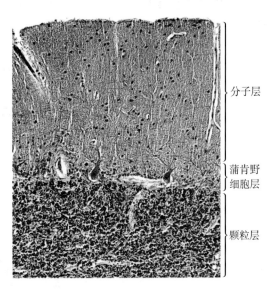

图 6-5　小脑（镀银染色　低倍）

（二）小脑皮质的传入纤维

小脑的传入纤维有三种：**攀缘纤维**（climbing fiber）、**苔藓纤维**（mossy fiber）和去甲肾上腺素能纤维。前两者是兴奋性纤维，后者是抑制性纤维。

1.攀缘纤维　主要起源于延髓的下橄榄核，纤维较细，它进入小脑皮质攀附在蒲肯野细胞的树突上与之形成突触（图 6-7）。能直接引起蒲肯野细胞兴奋，是兴奋性纤维。

2.苔藓纤维　起源于脊髓和脑干的神经核，纤维较粗，进入小脑皮质后纤维末端分支呈苔状。分支终末膨大，每一膨大的末端可与许多颗粒细胞的树突、高尔基细胞的轴突或近端树突形成复杂的突触群，形似小球，故称**小脑小球**（cerebellar glomerulus）（图 6-7）。一条苔藓纤维可兴奋许多个颗粒细胞。通过颗粒细胞的平行纤维又可间接

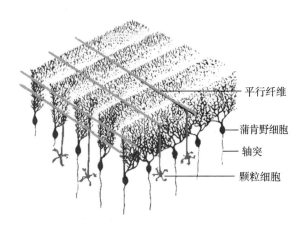

图 6-6　小脑平行纤维与蒲肯野细胞排列关系示意图

兴奋更多的蒲肯野细胞。

3. **去甲肾上腺素能纤维**　来自脑干的蓝斑核，纤维从髓质穿越皮质分散于皮质各层，途中与蒲肯野细胞胞体及树突形成突触，对蒲肯野细胞有抑制作用。

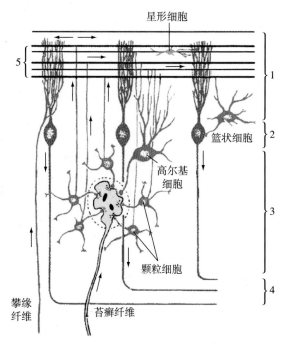

图 6-7　小脑皮质神经元与传入纤维关系示意图
1.分子层　2.蒲肯野细胞层　3.颗粒层　4.全小脑核　5.平行纤维
（虚线范围代表一个小脑小球）

三、脊髓

脊髓位于椎管内，呈扁圆柱形。横切面周边为白质，中央为灰质。其主要功能是传导上、下行神经冲动和进行反射活动。

（一）灰质

灰质居中央，在横切面上呈蝴蝶形，分前角、后角和侧角（侧角主要见于胸腰段脊髓）。神经元都是多极神经元。

1. 前角　大多是躯体运动神经元，胞体大小不等。大者称 α 神经元，其轴突较粗分布到骨骼肌（梭外肌）；小者称 γ 神经元，其轴突较细支配肌梭的梭内肌纤维。它们是乙酰胆碱能神经元。还有一种短轴突的小神经元称**闰绍细胞**（Ranshaw cell），其轴突与 α 神经元的胞体形成突触，可能通过释放甘氨酸，抑制 α 神经元的活动。

2. 侧角　神经元是交感神经系统的节前神经元（属内脏运动神经元），胞体中等大小，其轴突（节前纤维）终止于交感神经节，与节细胞建立突触，也是乙酰胆碱能神经元。

3. 后角　神经元的类型较复杂，细胞一般较小，它们主要接受后根纤维（感觉神经元的中枢突）传入的神经冲动，其轴突进入白质内形成各种上行纤维束到脑干、小脑和丘脑，所以这类神经元又称为**束细胞**（tract cell）。此外，脊髓灰质内还遍布许多中间神经元，它们的轴突长短不一，但都离不开脊髓，短轴突与同节段的束细胞和运动神经元联系，长轴突在白质上下穿行至相邻或较远的脊髓节段，终止于同侧或对侧的神经元。

（二）白质

白质主要是纵行的神经纤维束，粗细不等，多为有髓神经纤维。

四、脑脊膜和血脑屏障

（一）脑脊膜

脑脊膜是包在脑和脊髓外面的结缔组织膜，由外向内分硬膜（dura mater）、**蛛网膜**（arachnoid）和**软膜**（pia mater）三层（图 6-8），具有营养、保护和支持脑与脊髓的作用。

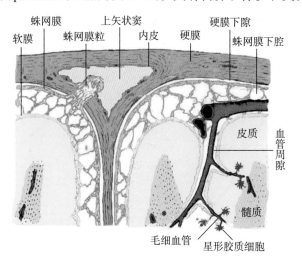

图 6-8　大脑冠状切面模式图，示脑膜与血管

1. 硬膜   较厚而坚韧的致密结缔组织，其内表面有一层间皮细胞覆盖。硬膜与蛛网膜之间有一狭窄的间隙，称**硬膜下隙**（subdural space），内含少量液体。

2. 蛛网膜   由薄层纤细的结缔组织构成，它与软膜之间有较宽大的腔隙称**蛛网膜下腔**（subarachnoid space），内含脑脊液。蛛网膜的结缔组织纤维形成许多小梁与软膜相连，小梁在蛛网膜下腔内分支形成蛛网状结构。

3. 软膜   紧贴在脊髓表面的薄层结缔组织。在软膜外表面和蛛网膜的外、内表面以及小梁的表面均被覆有单层扁平上皮，软膜有丰富的血管供给脑及脊髓。血管进入脑内时，软膜和蛛网膜也随之进入脑内，但软膜并不紧包血管，血管与软膜之间仍有空隙，称**血管周隙**（perivascular space），与蛛网膜下腔相通，内含脑脊液。当小血管进一步分支形成毛细血管时，软膜和血管周隙都消失，毛细血管则由星形胶质细胞突起所包裹（图6-8）。

（二）血脑屏障

脑的毛细血管能阻止多种物质进入脑。例如将染料台盼蓝（trypan blue）注入动物的血液后，很多器官被染为蓝色，而脑和脊髓组织不着色。因为血液与脑组织之间存在**血脑屏障**（blood-brain barrier），其由脑毛细血管内皮细胞、基膜和神经胶质膜构成（图6-9）。可限制某些物质进入脑组织。脑的毛细血管属连续型毛细血管，其内皮之间有紧密连接封闭，内皮外由基膜及神经胶质膜(星形胶质细胞突起的脚板）构成。实验证明，内皮细胞是构成血脑屏障的主要结构，它可阻止多种物质进入脑，但营养物质和代谢产物可顺利通过，以维持神经系统内环境的相对稳定。

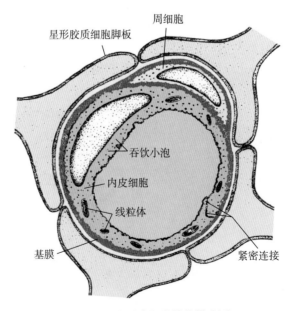

图 6-9   血脑屏障超微结构模式图

第二节 神 经 节

神经节可分脊神经节、脑神经节和自主神经节三大类。自主神经节包括交感神经节和副交感神经节。神经节一般为卵圆形，与周围神经相连，外包结缔组织被膜。节内的神经细胞称节细胞，胞体被一层扁平卫星细胞及一层基膜包裹。

一、脊神经节

脊神经节位于脊神经后根，属感觉神经节。节细胞是假单极神经元，胞体圆或卵圆形，大者直径达 $100\mu m$ 以上，小者仅 $15\mu m$。细胞核圆形位于胞体中央，核仁明显。胞质内的尼氏体细小分散。从胞体发出一个突起，在胞体附近盘曲，然后呈"T"形分支，一支走向中枢（中枢突），另一支（周围突）经脊神经分布到外周组织，其末梢形成感受器。卫星细胞包裹着节细胞胞体及其盘曲的突起，在"T"形分支处与施万细胞鞘相连续。节细胞的胞体大多集中在神经节的周缘，并被神经纤维束分隔成群。脊神经节内的神经纤维大部分是有髓神经纤维。

二、脑神经节

脑神经节位于某些脑神经干上，其结构与脊神经节相似。

三、自主神经节

交感神经节位于脊柱两旁及前方，副交感神经节则位于器官附近或器官内。节细胞是自主神经系统的节后神经元，是多极运动神经元，胞体一般较感觉神经节的细胞小，散在分布。细胞核常偏位于细胞的一侧，部分细胞有双极，胞质内尼氏体呈颗粒状，均匀分布。卫星细胞数量较少，不完全地包裹节细胞胞体（图 6-10）。节内的神经纤维有节前纤维和节后纤维，节细胞的轴突是无髓神经纤维（节后纤维）。节前纤维与节细胞的树突和胞体建立突触，节后纤维离开神经节，其末梢分布到内脏及心血管的平滑肌、心肌和腺上皮细胞，即内脏运动神经末梢，支配平滑肌、心肌和腺活动。交感神经节的节细胞大部分是肾上腺素能神经元，少数为胆碱能神经元。副交感神经节的节细胞一般是胆碱能神经元。

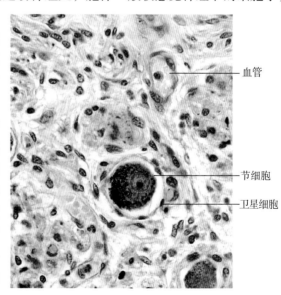

血管

节细胞

卫星细胞

图 6-10 交感神经节光镜像（高倍）

四、脉络丛和脑脊液

脉络丛（choroid plexus）是由第三、四脑室顶和部分侧脑室壁的软膜与室管膜直接相贴并突入脑室而成的皱襞状结构，室管膜则成为有分泌功能的脉络丛上皮（图6-11、12）。脉络丛上皮由一层立方形或矮柱形细胞组成，细胞表面有许多微绒毛，细胞核大而圆，胞质内线粒体很多。上皮下是基膜，基膜深部的结缔组织内含丰富血管和巨噬细胞。毛细血管属有孔型，内皮细胞上的小孔有薄隔膜封闭。

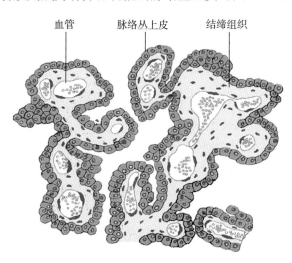

图6-11 脉络丛结构模式图

脉络丛上皮细胞不断分泌无色透明的液体，称**脑脊液**（cerebrospinal fluid），充满脑室、脊髓中央管、蛛网膜下腔和血管周隙。脑脊液通过蛛网膜粒（蛛网膜突入颅静脉窦内的绒毛状突起，图6-8）吸收入血，从而形成脑脊液循环。脑脊液有营养和保护脑与脊髓的作用。脉络丛上皮和脉络丛毛细血管内皮共同构成**血－脑脊液屏障**（blood-cerebrospinal fluid barrier,），使脑脊液保持稳定的成分。脑脊液的检查对中枢神经系统疾病诊断和预后有重要的意义。

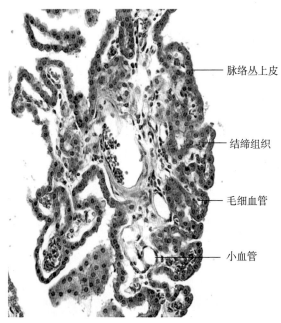

图6-12 脉络丛光镜像（高倍）

第七章 循环系统

　　循环系统是连续而封闭的管道系统，包括心血管系统和淋巴管系统。前者由心脏、动脉、毛细血管和静脉组成。后者由毛细淋巴管、淋巴管和淋巴导管组成。心脏搏出的血液经动脉到毛细血管，在此与周围组织进行物质交换后，由静脉回流到心脏。部分组织液进入毛细淋巴管形成淋巴后，经淋巴管导入大静脉。淋巴管系统是一个辅助的循环管道。

第一节　心　脏

　　心脏主要包括心腔、心壁和心的传导系统。心壁很厚，主要由心肌构成。心壁内有特殊心肌纤维组成的传导系统。心脏呈节律性舒缩，提供血液循环的动力。

一、心壁的结构

　　心壁从内向外依次为心内膜、心肌膜和心外膜三层（图 7 −1）。

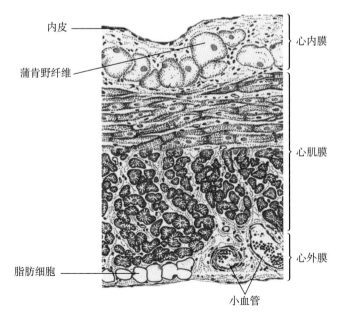

图 7-1　心壁结构模式图

1. 心内膜（endocardium）　由内皮、内皮下层和心内膜下层构成。①内皮为单层扁平上皮，与血管的内皮相连。内皮薄而光滑，利于血液流动。②**内皮下层**（subendothelial layer）为细密结缔组织，内有少许平滑肌。③**心内膜下层**（subendocardial layer）为疏松结缔组织，内含小血管和神经。心室的心内膜下层中有心脏传导系统的蒲肯野纤维（图7-1）。

2. 心肌膜（myocardium）　主要由心肌构成。心肌纤维多集合成束，肌束间有数量不等的结缔组织和丰富的毛细血管（图7-1）。心房肌较薄，肌纤维短而细，无分支。电镜下可见有些心房肌纤维含电子致密的分泌颗粒，称**心房特殊颗粒**（specific atrial granule）。内含**心房钠尿肽**（atrial natriuretic polypeptide，ANP），有很强的利尿、排钠、扩张血管和降血压作用。心室肌很厚，大致可分为内纵、中环和外斜三层。心室肌纤维粗长，有分支，肌纤维呈螺旋状排列。在心房肌和心室肌之间，致密结缔组织构成坚实的支架结构，称**心骨骼**（cardiac skeleton）。故心房和心室的心肌不连续。

3. 心外膜（epicardium）　是心包膜脏层。其表面的间皮下为疏松结缔组织，共同构成**浆膜**（serous membrane）。心外膜中含血管、神经，可有脂肪组织。心包炎可致心包膜脏、壁层黏连，影响心脏搏动。

4. 心瓣膜（cardiac value）　位于房室口和动脉口处，是心内膜突向心腔形成的薄片状结构。瓣膜表面被覆内皮，内部的致密结缔组织与心骨骼的纤维环连接，可防止血液逆流。患风湿性心脏病时，心瓣膜内胶原纤维增生，使瓣膜变硬、变短或变形，影响瓣膜的功能。

二、心脏的传导系统

心脏传导系统由特殊心肌纤维形成，包括窦房结、房室结、房室束及各级分支。其功能是发生冲动并传导到心脏各部，使心房肌和心室肌形成有节律的舒缩。窦房结位于右心房心外膜深部，是心脏的起搏点。传导系统的其余部分均分布在心内膜下层。组成心脏传导系统的心肌纤维有以下三型细胞。

1. 起搏细胞（pacemaker cell）　简称 P 细胞，位于窦房结和房室结的中心部位的结缔组织中。细胞较普通心肌纤维小，呈梭形或多边形；胞质内细胞器和肌原纤维均较少，但含糖原较多。起搏细胞是心肌兴奋的起搏点。

2. 移行细胞（transitional cell）　主要存在于窦房结和房室结的周边及房室束，移行细胞的结构介于起搏细胞和普通心肌纤维之间，比普通心肌纤维细而短，胞质内含肌原纤维较 P 细胞略多，肌浆网也较发达。移行细胞起传导冲动的作用。

3. 蒲肯野纤维（Purkinje fiber）　组成房室束及其分支，位于心室的心内膜下层。蒲肯野纤维短而粗，形状常不规则。胞质中有丰富的线粒体和糖原，肌原纤维较少，位于细胞周边。闰盘发达。蒲肯野纤维穿入心室肌层与普通心室肌纤维相连，能快速传导冲动。

第二节 血 管

一、血管壁的基本结构

除毛细血管外，血管壁由内向外一般依次分为内膜、中膜和外膜（图 7-2）。

1. 内膜（tunica intima） 是管壁的最内层，由内皮和内皮下层组成。①内皮：为衬贴于血管腔面的单层扁平上皮。内皮细胞长轴多与血流方一致，细胞核居中，核所在部分隆起，细胞基底面附着于基板上。电镜下，内皮细胞腔面可见稀疏不等的胞质突起，相邻细胞间有紧密连接和缝隙连接。胞质中有丰富的吞饮小泡，有向血管内外输送物质的作用。**W–P 小体**（Weibel–Palade body）是内皮细胞特有的细胞器，外包单位膜，呈杆状。一般认为它是合成和储存与凝血有关的第Ⅷ因子相关抗原的结构。②内皮下层：是位于内皮和内弹性膜之间的薄层结缔组织，内含少量胶原纤维、弹性纤维和平滑肌。在内皮下层的深面常有一层**内弹性膜**（internal elastic membrane），由弹性蛋白构成，膜上有许多窗孔。一般以内弹性膜作为动脉内膜与中膜的分界。

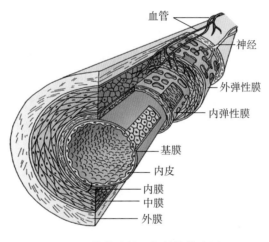

血管
神经
外弹性膜
内弹性膜
基膜
内皮
内膜
中膜
外膜

7–2 血管管壁的一般结构模式图

2. 中膜（tunica media） 位于内膜与外膜之间、其厚度及成分因血管种类而异。大动脉以弹性膜为主，间有少量平滑肌；中动脉主要由平滑肌组成。在中动脉发育中平滑肌可产生胶原纤维、弹性纤维和基质。弹性纤维可使扩张的血管回缩，胶原纤维起维持张力作用。

3. 外膜（tunica adventitia） 由疏松结缔组织组成，其中含有螺旋状或纵行的弹性纤维和胶原纤维。血管损伤时，成纤维细胞具有修复外膜的能力。有的动脉中膜与外膜交界处有密集的弹性纤维组成的**外弹性膜**（图 7–2）。血管壁内还有营养血管和神经分布。

二、动脉

动脉包括大动脉、中动脉、小动脉和微动脉四种。它们的管径由大到小，管壁各层也发生厚度、结构与组织成分的相应变化，其中以中膜的变化最大。

（一）大动脉

大动脉（large artery）包括主动脉、肺动脉、无名动脉、颈总动脉、锁骨下动脉和髂总动脉等。其管壁富含弹性膜，又称**弹性动脉**（elastic artery）（图 7 –3），它使心脏搏出的断续血流变连续。

1. **内膜**　内皮下层较中动脉厚，除含有胶原纤维和弹性纤维外，还有一些平滑肌细胞。由多层弹性膜组成的内弹性膜与中膜的弹性膜相连，故内膜与中膜的分界不清楚。

2. **中膜**　很厚，主要由 40～70 层弹性膜构成。弹性膜之间有弹性纤维、环形平滑肌和胶原纤维。血管平滑肌是成纤维细胞的亚型，可分泌多种蛋白质。在病理状况下，中膜的平滑肌纤维可迁入内膜增生，是动脉粥样硬化发生过程的重要环节。

3. **外膜**　较薄，由结缔组织构成，有营养血管、淋巴管和神经分布。外弹性膜与中膜的弹性膜相连，分界不清。外膜逐渐移行为周围的疏松结缔组织。

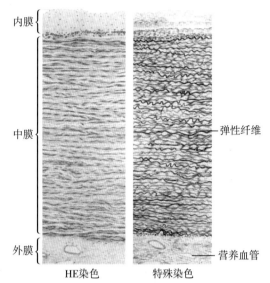

图 7–3　大动脉光镜像（低倍）

（二）中动脉

除大动脉外，凡在解剖学中有名称的动脉多为中动脉（medium sized artery）。中动脉管壁的平滑肌丰富，又名**肌性动脉**（muscular artery）（图 7–4），其结构较典型。它调节分配各器官的血流量。

1. **内膜**　内皮下层较薄，内弹性膜明显。

2. **中膜**　较厚，由 10～40 层环形排列的平滑肌组成，肌间有一些弹性纤维和胶原纤维。

3. **外膜**　厚度与中膜相等，多数中动脉的中膜和外膜交界处有明显的外弹性膜。

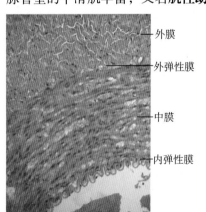

图 7-4　中动脉光镜像（低倍）

（三）小动脉

小动脉（small artery）指管径在 0.3～1mm 之间的动脉，也属肌性动脉。较大的小动脉，内膜有明显的内弹性膜，中膜有几层平滑肌，外膜厚度与中膜相近，一般没有外弹性膜。小动脉管壁的平滑肌舒缩除了能调节器官和组织的血流量外，对维持正常血压有重要作用，故又将小动脉称为外周阻力血管。

（四）微动脉

微动脉（arteriole）指管径在0.3mm以下的动脉。内膜无内弹性膜，中膜由1～2层平滑肌组成，外膜很薄（图7-5）。

（五）动脉管壁结构与功能的关系

心脏规律地舒缩，将血液断续地射入动脉，心脏收缩时大动脉管壁扩张，而心脏舒张时，大动脉管壁弹性回缩，起辅助泵的作用，故动脉血流是连续的。中动脉中膜平滑肌发达，平滑肌的收缩和舒张使血管管径缩小或扩大，从而调节分配到身体各部和各器官的血流量。小动脉和微动脉的舒缩，能显著地调节器官和组织的血流量，正常血压的维持在相当大程度上取决于外周阻力，而外周阻力的变化主要在于小动脉和微动脉平滑肌收缩的程度。

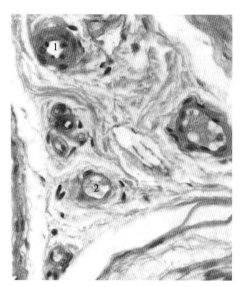

图7-5 微动脉和微静脉光镜像（高倍）
1. 微动脉 2. 微静脉

三、静脉

静脉由小至大逐级汇合，管径渐增粗，管壁也渐增厚。根据管径的大小分为大静脉、中静脉、小静脉和微静脉。中静脉及小静脉常与相应的动脉伴行。与伴行的动脉相比静脉有以下特点：①管径大，管壁薄，管腔形状不规则，常呈扁状或塌陷状。②管壁中结缔组织成分较多，平滑肌和弹性纤维不及动脉丰富。③内、中、外三层膜分界不明显。④管壁结构的变异大，甚至一条静脉的各段也常有较大的差别。⑤具有静脉瓣结构，以防止血液倒流。

1. **微静脉**（venule） 管径50～200μm，管腔不规则，内皮外的平滑肌或有或无，外膜薄（图7-5）。紧接毛细血管的微静脉称**毛细血管后微静脉**（postcapillary venule），其管径一般小于50μm。

2. **小静脉**（small vein） 管径200μm～2mm，内皮外渐有一层较完整的平滑肌。较大的小静脉中膜可有数层平滑肌。外膜也渐变厚。

3. **中静脉**（medium sized vein） 管径2～9mm，内膜薄，内弹性膜不明显。中膜比其相伴行的中动脉薄，环形平滑肌分布稀疏。外膜较厚，没有外弹性膜，可有纵行平滑肌束。

4. **大静脉**（large vein） 管径在10mm以上，内膜较薄，中膜很不发达，为几层排列疏松的环形平滑肌。外膜则较厚，结缔组织内常有较多的纵行平滑肌束（图7-6）。

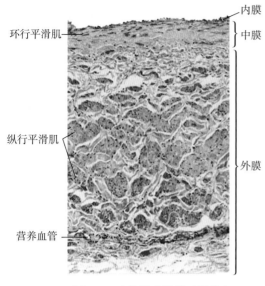

图 7-6 大静脉光镜像（低倍）

内膜
中膜
环行平滑肌
纵行平滑肌
外膜
营养血管

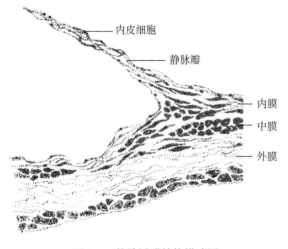

图 7-7 静脉瓣膜结构模式图

内皮细胞
静脉瓣
内膜
中膜
外膜

5. 静脉瓣 管径 2mm 以上的静脉常有瓣膜。瓣膜由内膜凸入管腔褶叠而成，中心为含弹性纤维的结缔组织，表面覆以内皮，其作用是防止血液逆流（图 7-7）。

四、毛细血管

毛细血管（capillary）是管径最细，分布最广的血管。其分支互相吻合成网。毛细血管管壁很薄，是血液与周围组织进行物质交换的主要部位。代谢旺盛的组织和器官如骨骼肌、心肌、肺、肾和许多腺体，毛细血管网很密；代谢较低的如骨、肌腱和韧带等，毛细血管网稀疏。

（一）毛细血管的结构

毛细血管管径一般为 $6\sim8\mu m$，血窦较大，直径可达 $40\mu m$。其管壁主要由一层内皮细胞和基膜组成。细的毛细血管横切面由一个内皮细胞围成，较粗的毛细血管由 $2\sim3$ 个内皮细胞围成。内皮细胞基膜外有少许结缔组织。在内皮细胞与基膜之间散在有一种扁而有突起的细胞，称为**周细胞**（pericyte）（图 7-8、9）。周细胞的主要功能是起机械性支持作用并有收缩功能。在毛细血管受到损伤时，周细胞可增殖，分化为内皮细胞和成纤维细胞，参与组织再生。

（二）毛细血管的分类

电镜下，根据内皮细胞等的结构特点不同，可将毛细血管分为三类。

1. 连续毛细血管（continuous capillary） 内皮细胞间有紧密连接，基膜完整，细胞质中有大量吞饮小泡。吞饮小泡在细胞游离面或基底面内凹形成后，可转运内容物到对侧细胞膜，以

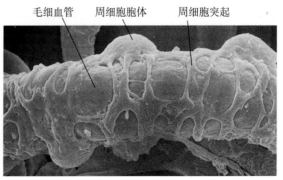

毛细血管　周细胞胞体　周细胞突起

图 7-8 毛细血管扫描电镜像

胞吐方式释放内容物进行物质交换。连续毛细血管分布于结缔组织、肌组织、肺和中枢神经系统等处（图7-9）。

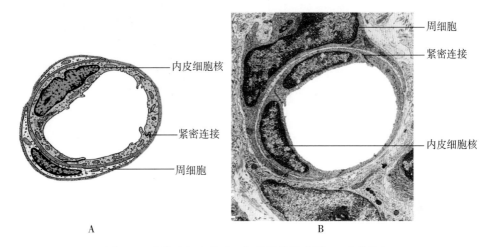

图7-9 连续毛细血管（A超微结构模式图 B电镜像）

2. 有孔毛细血管（fenestrated capillary） 其内皮细胞不含核的部分很薄，有许多贯穿胞质的内皮窗孔（直径为60～80nm），一般有厚4～6nm的隔膜封闭。内皮细胞内吞饮小泡少，基膜完整，周细胞少（图7-10）。内皮窗孔有利于血管内外中、小分子物质交换。此型血管主要存在于胃肠黏膜、某些内分泌腺和肾血管球等处。

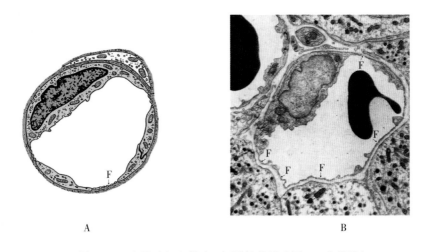

图7-10 有孔毛细血管（A超微结构模式图 B电镜像）
F：内皮窗孔

3. 血窦（sinusoid） 也称**窦状毛细血管**（sinusoid capillary），管腔较大，直径可达40μm，形状不规则。内皮细胞有窗孔，无隔膜，基膜不完整或缺如。内皮细胞之间常有较大的间隙（图7-11）。因此，血窦的物质交换是通过内皮细胞的窗孔和细胞间隙进行的。血窦主要分布于肝、脾、骨髓和一些内分泌腺，不同器官的血窦结构有较大差异。

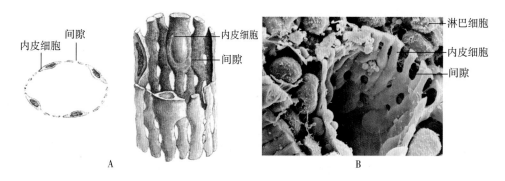

图 7-11　血窦（A 超微结构模式图　B 电镜像）

五、微循环

微循环（microcirculation）是指由微动脉到微静脉之间的血循环。它是血液循环的基本功能单位。不同组织中微循环血管的组成各有特点，但一般都由下述几部分组成（图7-12）。

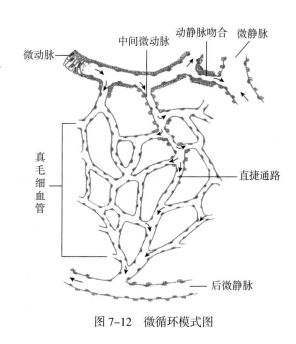

图 7-12　微循环模式图

1. **微动脉**　由于微动脉管壁平滑肌的收缩活动，使微动脉起控制微循环总闸门的作用。

2. **毛细血管前微动脉和中间微动脉**　微动脉的分支称**毛细血管前微动脉**（precapillary arteriole），后者继而分支为**中间微动脉**（metarteriole），其管壁平滑肌稀疏、分散。

3. **真毛细血管**　中间微动脉分支形成相互吻合的毛细血管网，称**真毛细血管**（true

capillary）。其血流甚慢，是进行物质交换的主要部位。在真毛细血管的起点，有少许环形平滑肌组成的**毛细血管前括约肌**（precapillary sphincter），是调节微循环的分闸门。

4. **直捷通路**（thoroughfare channel） 是中间微动脉与微静脉直接相通，为距离最短的毛细血管，结构与毛细血管相同，只是管径略粗。

5. **动静脉吻合**（arteriovenous anastomosis） 指微动脉发出的侧支直接与微静脉相通的血管。此段血管的管壁较厚，有发达的纵行平滑肌层和丰富的血管运动神经末梢。当其收缩时，血液由微动脉流入毛细血管；其松弛时，微动脉血液经此直接流入微静脉。动静脉吻合主要分布在指、趾、唇和鼻等处的皮肤及某些器官内，是调节局部组织血流量的重要结构。

6. **微静脉** 已如前述。

一般情况下，微循环的血流大部分由微动脉经中间微动脉和直捷通路快速进入微静脉，只有小部分血液流经真毛细血管。当组织处于功能活跃时，毛细血管前括约肌开放，血液流经真毛细血管网进行充分的物质交换。

第三节 淋巴管系统

淋巴管分布于除中枢神经系统、软骨、骨、骨髓、胸腺、牙等处外的的大多数组织和器官中。其功能主要是将组织液中的水、电解质和大分子物质等输送入血。

1. **毛细淋巴管**（lymphatic capillary） 以盲端起始于组织内，互相吻合成网，然后逐级汇合汇入淋巴管。毛细淋巴管的管腔大而不规则，管壁薄，仅由内皮和极薄的结缔组织构成，无周细胞。电镜下，毛细淋巴管内皮细胞间间隙大，无基膜，故通透性大，大分子物质易进入。

2. **淋巴管**（lymphatic vessel） 包括粗细不等的各级分支，结构与中、小静脉相似，也具备三层膜结构，但管径大而壁薄。管壁由内皮、少量平滑肌和结缔组织构成，瓣膜较多。较小的淋巴管管壁缺乏神经支配。

3. **淋巴导管**（lymphatic duct） 包括胸导管和右淋巴导管，结构与大静脉相似，但管壁薄，三层膜分界不明显。中膜平滑肌较发达，外膜中含有纵行平滑肌束和胶原纤维及营养血管。

第八章 免疫系统

免疫系统（immune system）是机体内重要的防御系统，由淋巴器官、淋巴组织、免疫细胞和免疫活性分子构成。免疫系统主要有三个方面功能：①免疫防御：识别和清除侵入机体的抗原，包括病原微生物、异体细胞和异体大分子物质；②免疫监视：识别和清除体内表面抗原发生变异的细胞，包括肿瘤细胞和病毒感染的细胞等；③免疫稳定：识别和清除体内衰老死亡的细胞，维持机体内环境的稳定。

免疫系统功能的两个重要的分子基础是：①**主要组织相容性复合物**（major histocompatibility complex，MHC），简称 MHC 分子。MHC 分子在不同动物之间以及同种动物不同个体（单卵孪生儿除外）之间均有所差异，而同一个体所有细胞的 MHC 分子均相同，即具有种属特异性和个体特异性。因此，MHC 分子已成为自身细胞的标志。MHC 分子分为两类，MHC-Ⅰ类分子广泛分布于个体所有细胞表面，MHC-Ⅱ类分子仅分布于免疫系统的某些细胞表面，有利于免疫细胞之间功能的相互协作，如抗原提呈等。②特异性的抗原受体：位于 T 细胞和 B 细胞表面，其种类可超过百万种，但每个淋巴细胞表面只有一种抗原受体，只参与针对一种抗原的免疫应答。

第一节 免疫细胞

免疫细胞包括淋巴细胞、浆细胞、中性粒细胞、肥大细胞、抗原提呈细胞、单核吞噬细胞系统等，可分布于淋巴组织、血液、淋巴及其他组织内。免疫细胞可产生免疫活性分子（如免疫球蛋白、补体、多种细胞因子等）。

一、淋巴细胞

（一）淋巴细胞的分类

淋巴细胞是构成免疫系统的主要细胞群体。根据细胞的发生来源、形态结构、表面标志和免疫功能等方面的不同，淋巴细胞可分为 T 细胞、B 细胞和 NK 细胞三类。

1.T 细胞 在胸腺内发育成熟，又称**胸腺依赖淋巴细胞**（thymus dependent lymphocyte），简称 T 细胞。在胸腺发育成熟的 T 细胞为**初始 T 细胞**（naive T cell），进入外周淋巴器官和淋巴组织后，保持静息状态。一旦接触了抗原提呈细胞提呈的、与其抗原受体相匹配的抗原肽，初始 T 细胞便转化为代谢活跃的大淋巴细胞，并发生增殖、分化，大部分转化为具有免疫功能的**效应 T 细胞**（effector T cell），小部分转化为静息状态的**记忆性 T 细胞**（memory T cell）。效应 T 细胞迅速清除抗原，其寿命仅一周左右；而记忆性 T 细胞寿命可长达数年，甚至终生，当它们再次遇到相同抗原时，能迅速转化、增殖，形成大量效应 T 细胞，启动强度更大的免疫应答，并使机体较长期保持对该抗原的免疫力。

按照功能不同，T 细胞可分成三个亚群：①**细胞毒性 T 细胞**（cytotoxic T cell），简称 Tc 细胞，约占 T 细胞总数的 65%。能直接攻击带有变异抗原的肿瘤细胞、病毒感染细胞和进入体内的异体细胞等。通过释放穿孔素或分泌颗粒酶，导致靶细胞溶解死亡或诱发靶细胞凋亡。②**辅助性 T 细胞**（helper T cell），简称 Th 细胞，约占 20%～30%。能识别抗原，并分泌多种细胞因子，辅助 Tc 细胞和 B 细胞进行免疫应答。艾滋病病毒能特异性破坏 Th 细胞，导致患者免疫系统瘫痪。③**调节性 T 细胞**（regulatory T cell），简称 Tr 细胞，约占 10%。通过接触方式或通过分泌抑制性细胞因子，调节其他 T 细胞或 B 细胞功能，减弱或抑制免疫应答。

由于效应 T 细胞可直接杀灭靶细胞，故 T 细胞介导的免疫称**细胞免疫**（cellular immunity）。

2. B 细胞 在骨髓中发育成熟，又称**骨髓依赖淋巴细胞**（bone marrow dependent lymphocyte），简称 B 细胞。在骨髓发育成熟的初始 B 细胞（naive B cell）离开骨髓，迁移到外周淋巴器官和淋巴组织。遇到与其抗原受体匹配的抗原后，无需抗原提呈细胞的中介，便在外周淋巴器官和淋巴组织转化为大淋巴细胞，增殖分化，其大部分子细胞转化为**效应 B 细胞**（effector B cell），即浆细胞，合成和分泌抗体，抗体与相应的抗原结合后，既降低了该抗原（如病毒）的致病作用，又加速了巨噬细胞对该抗原的吞噬和清除；小部分子细胞转化为**记忆性 B 细胞**（memory B cell），其作用和记忆性 T 细胞相同。

由于 B 细胞可以分泌抗体，这一可溶性蛋白分子可进入体液执行免疫功能，故 B 细胞介导的免疫称**体液免疫**（humoral immunity）。

3. NK 细胞 **自然杀伤细胞**（natural killer cell）简称 NK 细胞，成熟 NK 细胞主要分布在外周血和脾，它无需抗原提呈细胞的介导即可活化，活化的 NK 细胞可合成和分泌多种细胞因子，发挥调节免疫及直接杀伤某些病毒感染细胞和肿瘤细胞的作用。由于 NK 细胞的杀伤活性无 MHC 限制，不依赖抗体，因此称为自然杀伤活性。

（二）淋巴细胞的功能特性

1. **特异性** 淋巴细胞表面具有抗原受体，可以识别并结合抗原，不同淋巴细胞的抗原受体是不同的，每一受体只能与相匹配的抗原结合，即特异性。抗原受体类型约有 100 万种。

2. **转化性** 体内大多数淋巴细胞均处于静息状态，只有当某种淋巴细胞受到与其受体相匹配的抗原刺激后才被活化，其形态发生明显变化，代谢增强，这个过程称为转化性。

3. **记忆性** 淋巴细胞经抗原激活转化后，增殖分化形成的细胞中有一少部分再度转化为静息状态的淋巴细胞，称为记忆性 T 细胞或 B 细胞。

（三）淋巴细胞再循环

外周淋巴器官或淋巴组织中的淋巴细胞经淋巴管进入血液循环后，再通过弥散淋巴组织内的毛细血管后微静脉返回到外周淋巴器官或淋巴组织中，如此周而复始，此过程称为**淋巴细胞再循环**（recirulation of lymphocyte）（图 8-1）。淋巴细胞再循环有利于识别抗原和迅速传递信息，使分散于全身各处的功能相关的淋巴细胞成为一个相互协调的功能整体，共同进行免疫应答。

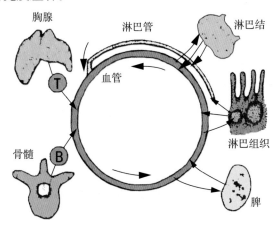

图 8-1　淋巴细胞再循环示意图

二、单核吞噬细胞系统

单核细胞及其分化而来的巨噬细胞均来源于骨髓多能干细胞，具有很强的吞噬能力，故命名为**单核吞噬细胞系统**（mononuclear phagocyte system，MPS）。主要包括：血液的单核细胞、结缔组织及淋巴组织的巨噬细胞、骨组织的破骨细胞、神经组织的小胶质细胞、肝巨噬细胞、肺巨噬细胞、皮肤的朗格汉斯细胞等，细胞形态功能各具特点。单核吞噬细胞系统是体内具有强大吞噬及防御机能的细胞系统，并具有活跃的分泌功能。

三、抗原提呈细胞

抗原提呈细胞（antigen presenting cell，APC）是指能捕获和处理抗原，形成抗原肽 -MHC 分子复合物，将抗原肽提呈给 T 细胞，并激发 T 细胞增殖、活化的一类免疫细胞。APC 可分为专职与非专职两类。前者包括单核吞噬细胞系统、树突状细胞、B 细胞等，巨噬细胞是主要的专职性抗原提呈细胞之一，在特异性免疫应答的介导与调节中发挥重要作用。后者包括内皮及其他上皮细胞。

树突状细胞（dendritic cell，DC）来源于骨髓多能干细胞，数量很少但分布广，具有大量树枝状突起，高表达 MHC- Ⅱ类分子。包括血液中 DC，表皮和消化管上皮的朗格汉斯细胞，心、肝、肺、肾、消化道等处的间质 DC，淋巴器官和淋巴组织中的**交错突细胞**（interdigitating cell），淋巴内的面纱细胞等，它们是同一种细胞在不同阶段的表现形式。DC 的抗原提呈能力远强于其他抗原提呈细胞，但吞噬能力较巨噬细胞弱。

第二节 淋巴组织

淋巴组织（lymphoid tissue）又称免疫组织，是以网状组织为支架，网眼中充满大量淋巴细胞及其他免疫细胞的组织，是免疫应答的场所。它广泛分布于消化管和呼吸道等非淋巴器官内。根据其形态、细胞成分和功能特点，一般将淋巴组织分为两种类型。

一、弥散淋巴组织

弥散淋巴组织（diffuse lymphoid tissue）呈弥散分布，与周围其他组织无明显界限，含有 T 细胞及少量 B 细胞。组织中除有一般的毛细血管和毛细淋巴管外，还有毛细血管后微静脉，因其内皮细胞呈立方或低柱状，又称**高内皮微静脉**（high endothelial venule）。毛细血管后微静脉是淋巴细胞从血液进入淋巴组织的重要通道。当受到抗原刺激时，弥散淋巴组织密集、扩大，并出现淋巴小结。

二、淋巴小结

淋巴小结（lymphoid nodule）又称**淋巴滤泡**（lymphoid follicle），为直径为 1～2mm 的圆形或椭圆形小体，常位于弥散淋巴组织中，与周围组织界限清楚。淋巴小结内含有大量 B 细胞及一定量的 Th 细胞、滤泡树突状细胞、巨噬细胞等。淋巴小结受抗原刺激后体积增大，在小结的中央部出现一个浅染区，称**生发中心**（germinal center），形成次级淋巴小结。无生发中心的淋巴小结，称初级淋巴小结。

生发中心分为暗区、明区和小结帽。暗区较小，位于生发中心的深部，由许多较大而幼稚的 B 细胞和部分 Th 细胞密集而成，细胞嗜碱性较强，故着色深；明区较大，位于淋巴小结的中央，着色浅，由中等大小的 B 细胞和部分 Th 细胞组成，还有较多的

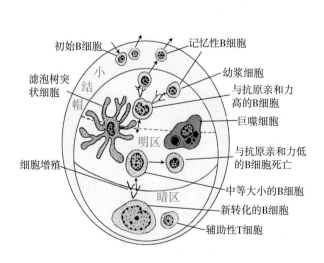

图 8-2 淋巴小结的细胞组成及相互关系模式图

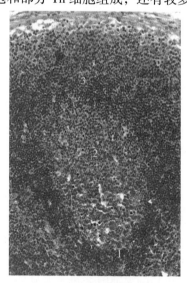

图 8-3 淋巴小结光镜像（高倍）
1. 暗区 2. 明区 3. 小结帽

网状细胞、滤泡树突状细胞和巨噬细胞等，细胞分布松散，着色较淡。在生发中心的周围尤其顶部有密集的小淋巴细胞，多为幼浆细胞、初始 B 细胞和记忆 B 细胞，称为小结帽，着色较深（图 8-2、3）。

淋巴小结出现的数量和形态结构随免疫功能状态的不同而处于动态变化之中。在抗原刺激下，淋巴细胞大量转化和增殖，淋巴小结随之增大、增多，当抗原被清除后又可萎缩或消失。因此、淋巴小结是反映体液免疫应答的重要形态学标志。

第三节　淋巴器官

淋巴器官是以淋巴组织为主构成的器官。按发生、结构和功能的差异分为两大类。

中枢淋巴器官（central lymphoid organ）包括胸腺和骨髓，是培育淋巴细胞的场所。淋巴性造血干细胞在胸腺形成初始 T 细胞，在骨髓形成初始 B 细胞，这些细胞在出生前数周即迁送到外周淋巴器官和淋巴组织，其发生和功能不受抗原刺激的影响。

外周淋巴器官（peripheral lymphoid organ）包括淋巴结、脾和扁桃体等。外周淋巴器官发生较中枢淋巴器官晚，出生数月后才发育完善。迁来的初始淋巴细胞在此遭遇抗原或接受抗原提呈，增殖分化为效应 T 细胞或浆细胞，进行免疫应答。无抗原刺激时这些淋巴器官较小，受抗原刺激后则迅速增大，免疫应答过后又逐渐复原。

一、胸腺

胸腺是培育 T 细胞的重要场所。在胚胎期至两岁内发育最快，至青春期仍继续增大，青春期以后逐渐退化萎缩，到老年时期大部分被脂肪组织代替。

（一）胸腺的结构

胸腺分为左右两叶，表面包有薄层结缔组织被膜，被膜结缔组织呈片状伸入胸腺实质形成小叶间隔，将胸腺实质分隔成许多不完全分隔的**胸腺小叶**（thymic lobule）。每个胸腺小叶都有皮质和髓质两部分构成。由于小叶间隔不完整，所以髓质相互通连（图8-4）。胸腺为 T 细胞的发育提供了特定的微环境，构成这一微环境的细胞主要是胸腺上皮细胞，还有树突状细胞、巨噬细胞、嗜酸性粒细胞、肥大细胞、成纤维细胞等，统称为**胸腺基质细胞**（thymic stromal cell）。

1. 皮质（cortex） 位于小叶周边部，染色较深。皮质以胸腺上皮细胞为支架，内含大量的胸腺细胞和少量的胸腺基质细胞（图 8-5）。

胸腺上皮细胞（thymic epithelial cell）又称上皮性网状细胞。皮质内的胸腺上皮细胞分布于被膜下和胸腺细胞之间，多呈星形，有突起，相邻细胞的突起之间以桥粒相连，形成网状结构，

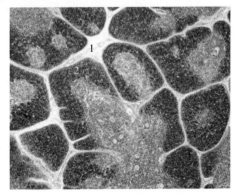

图 8-4　胸腺光镜像（低倍）
1. 小叶间隔　2. 皮质　3. 髓质

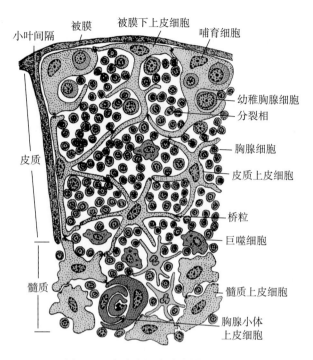

图 8-5　胸腺内细胞分布模式图

细胞表面表达大量 MHC 分子，在胸腺细胞的分化发育及选择中起重要作用。某些被膜下上皮细胞胞质丰富，可包绕数个胸腺细胞，称为**哺育细胞**（nurse cell）。胸腺上皮细胞分泌**胸腺素**（thymosin）和**胸腺生成素**（thymopoietin），为胸腺细胞发育所必需。

胸腺细胞（thymocyte）由骨髓中的淋巴细胞前体经血流进入胸腺后分裂分化而来，即 T 细胞的前身。数量多而密集，约占皮质细胞总数的 85%～90%。近被膜下及皮质浅层的胸腺细胞大而幼稚，常见分裂相；皮质深层的胸腺细胞小而成熟。在皮质内增殖分化的胸腺细胞，凡能与机体自身抗原发生反应的（约 95%）将发生细胞凋亡被淘汰，由巨噬细胞吞噬；否则离开胸腺，可引发自身免疫性疾病。只有约 5% 的胸腺细胞发育为初始 T 细胞，具有正常的免疫应答潜能。

2. **髓质**　位于小叶中央部，染色较浅，内含大量胸腺上皮细胞、少量较成熟的胸腺细胞和巨噬细胞等。胸腺上皮细胞呈多边形（图 8-5），胞体较大，细胞间以桥粒相连，可分泌胸腺激素。

胸腺小体（thymus corpuscle）由数层扁平的胸腺上皮细胞呈同心圆状排列而成，直径约 30～150 μm，是胸腺髓质的特征性结构（图 8-6）。胸腺小体外周的胸腺上皮细胞较幼稚，细胞核清

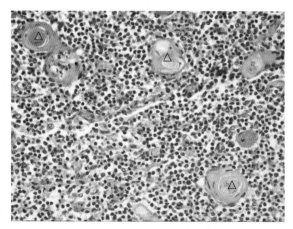

图 8-6　胸腺髓质光镜像（低倍）
△胸腺小体

晰，胞质嗜酸性，细胞可见分裂相；而小体中心的细胞较成熟，胞核渐退化、消失，胞质内含有较多的角蛋白，已完全角质化，呈均质透明状。胸腺小体内常见巨噬细胞、嗜酸性粒细胞和淋巴细胞。胸腺小体上皮细胞功能尚不明确，但缺乏胸腺小体的胸腺不能培育出 T 细胞。

3. 胸腺的血液供应及血 – 胸腺屏障　小动脉穿越胸腺被膜沿小叶间隔至皮质与髓质交界处形成微动脉，然后发出分支进入皮质和髓质。皮质的毛细血管在皮、髓质交界处汇合为毛细血管后微静脉，是初始 T 细胞进入血流离开胸腺的通道。髓质的毛细血管常为有孔型。

胸腺皮质的毛细血管及其周围结构具有屏障作用，称为**血 – 胸腺屏障**（blood–thymus barrier）。它由下列结构组成：①连续毛细血管的内皮细胞，其间有完整的紧密连接。②内皮周围连续的基膜。③含有巨噬细胞的血管周隙。④完整的胸腺上皮细胞基膜。⑤连续的胸腺上皮细胞及其突起（图 8-7）。血液内一般抗原物质和某些药物不易透过此屏障，这对维持胸腺内环境的稳定及保证胸腺细胞的正常发育起着极其重要的作用。

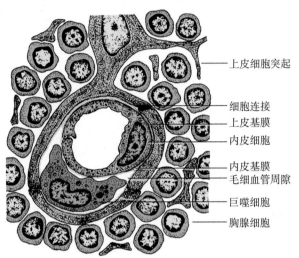

图 8-7　血 – 胸腺屏障模式图

（二）胸腺的功能

胸腺是培育和选择 T 细胞的重要器官，骨髓来源的前胸腺细胞进入胸腺后成为胸腺细胞，在胸腺基质细胞分泌的胸腺激素等构成的微环境下，胸腺细胞从皮质逐渐移向髓质的过程中，经历了发育分化和选择淘汰，最后成为能识别自身 MHC 分子和异己抗原的成熟 T 细胞。胸腺作为细胞免疫的中枢，培育出的各种初始 T 细胞经血流输送至外周淋巴器官和淋巴组织。

二、淋巴结

淋巴结是哺乳类特有的外周淋巴器官，呈豆形，有数百个，位于淋巴回流的通路上，是机体滤过淋巴和产生免疫应答的重要器官，其大小和结构与机体的免疫功能状态密切相关。

（一）淋巴结的结构

淋巴结表面被覆薄层致密结缔组织被膜，数条**输入淋巴管**（afferent lymphatic vessel）穿过被膜通入被膜下淋巴窦。淋巴结的一侧凹陷称为门部，有血管、神经和**输**

出淋巴管（efferent lymphatic vessel）。被膜和门部的结缔组织伸入淋巴结实质形成相互连接的小梁，构成淋巴结的粗支架，网状组织充填于粗支架之间，构成淋巴结的微细支架。淋巴结实质分为皮质和髓质两部分（图8-8）。

1. **皮质**　位于被膜下方，由浅层皮质、副皮质区及皮质淋巴窦构成。

（1）**浅层皮质**（superfacial cortex）包括淋巴小结及淋巴小结间的弥散淋巴组织，以B细胞为主构成。

（2）**副皮质区**（paracortex zone）位于皮质的深层，为较大片的弥散淋巴组织，主要由T细胞聚集而成。新生动物切除胸腺后，此区即不发育，故又

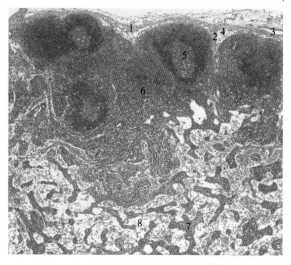

图8-8　淋巴结光镜像（低倍）
1. 被膜　2. 小梁　3. 输入淋巴管　4. 被膜下淋巴窦
5. 淋巴小结　6. 副皮质区　7. 髓索　8. 髓窦

称**胸腺依赖区**（thymus zone）。副皮质区还有很多交错突细胞、巨噬细胞和少量B细胞等，在细胞免疫应答时，此区细胞的分裂相增多，区域迅速扩大。血液流经此区的毛细血管后微静脉时，约有10%的淋巴细胞穿越内皮细胞进入副皮质区，再迁移到淋巴结其他部位。

（3）**皮质淋巴窦**（cortical sinus）包括被膜下窦和小梁周窦。被膜下窦指被膜下方包围整个淋巴结实质的扁囊，与髓窦相通，其被膜侧有数条输入淋巴管通入。小梁周窦为分布于小梁周围的囊腔，其末端常为盲端，仅部分与髓窦相通。淋巴窦壁由扁平的内皮细胞衬里，其外有薄层基质、少量网状纤维及一层扁平的网状细胞。窦内有呈星状的内皮细胞支撑窦腔，其上有许多巨噬细胞附着。淋巴在窦内缓慢流动，有利于巨噬细胞清除细菌、异物及捕获抗原。

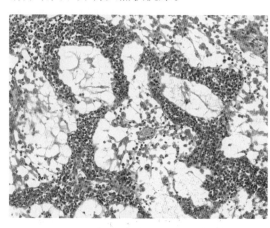

图8-9　淋巴结髓质光镜像（高倍）
1. 髓窦　2. 髓索

2. **髓质**　由髓索及其间的髓窦构成。**髓索**（medullary cord）是相互连接成网状的索条状淋巴组织，也可见毛细血管后微静脉。髓索内主要含有B细胞、浆细胞、肥大细胞和巨噬细胞等。**髓窦**（medullary sinus）即髓质内的淋巴窦，与皮质淋巴窦的结构相同，但腔较宽大而不规则，腔内的巨噬细胞较多，故有较强的滤过作用（图8-9）。

（二）淋巴结内的淋巴通路

淋巴循环至淋巴结由输入淋巴管进入

被膜下窦和小梁周窦，部分渗入皮质淋巴组织，然后流入髓窦，部分经小梁周窦直接流入髓窦，继而汇入输出淋巴管。

淋巴流经一个淋巴结一般约需数小时，含抗原愈多则流速愈慢。淋巴经淋巴结滤过后，其中细菌等抗原即被清除，而输出的淋巴中则含有较多的淋巴细胞和抗体。

（三）淋巴结的功能

1. 滤过淋巴 进入淋巴结的淋巴常带有各种抗原物质，如细菌、病毒和其他微生物，当淋巴在淋巴结内缓慢流动时，巨噬细胞能有效地清除抗原物质。淋巴结对细菌的清除率可达99%，但对病毒及癌细胞的清除率很低。

2. 免疫应答 抗原物质进入淋巴结后，巨噬细胞、交错突细胞和滤泡树突状细胞可捕获和处理抗原，并提呈给 Th 细胞，辅助效应 T 细胞进行免疫应答。B 细胞在接触抗原刺激后，在 Th 细胞的辅助下于浅层皮质增殖分化，淋巴小结增多增大，髓索中浆细胞增多，输出淋巴管内含的抗体量增多，引发体液免疫。淋巴结内细胞免疫应答和体液免疫应答常同时发生。

三、脾

脾是最大的淋巴器官，位于血液循环通路上，是滤过血液和产生免疫应答的重要器官。

（一）脾的结构

脾由被膜和实质组成。脾实质由大量淋巴组织构成，分为白髓、红髓和边缘区（图8-10）。脾内无淋巴窦，但富含血管和血窦。

1. 被膜与小梁 被膜较厚，由富含弹性纤维和平滑肌的致密结缔组织构成，表面覆有间皮。被膜与脾门部的结缔组织伸入脾实质内形成许多小梁，构成脾的粗支架，小梁之间的网状组织构成脾的微细支架。被膜和小梁内含有平滑肌细胞，其收缩可调节脾内的血量。脾动脉进入脾门后，其分支随小梁走行，称小梁动脉。

2. 白髓（white pulp） 由动脉周围淋巴鞘和淋巴小结构成（图8-11），相当于淋巴结的皮质。

（1）动脉周围淋巴鞘（periarterial lymphatic sheath）：是围绕在中央动脉（小梁动脉的分支）周围较厚的弥散淋巴组织，由大量 T 细胞、少量巨噬细胞及交错突细胞等构成，相当于淋巴结的副皮质区，但无毛细血管后微静脉。当发生细胞免疫应答时，动脉周围淋巴鞘

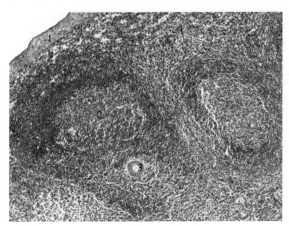

图8-10 脾光镜像（低倍）
1.被膜 2.淋巴小结 3.中央动脉 4.红髓

内的 T 细胞分裂增殖，鞘增厚。中央动脉旁有一条伴行的小淋巴管，它是鞘内 T 细胞经淋巴迁出脾的主要通道。

（2）**淋巴小结**（lymphoid nodule）：又称**脾小体**（splenic corpuscle），位于动脉周围淋巴鞘的一侧，结构与淋巴结内的淋巴小结相同，由大量 B 细胞构成。其形态结构依免疫状况而变化，健康人脾内淋巴小结很少；当抗原进入脾内引起体液免疫应答时，淋巴小结增多、增大，发育较大的淋巴小结也呈现生发中心，小结帽朝向红髓。

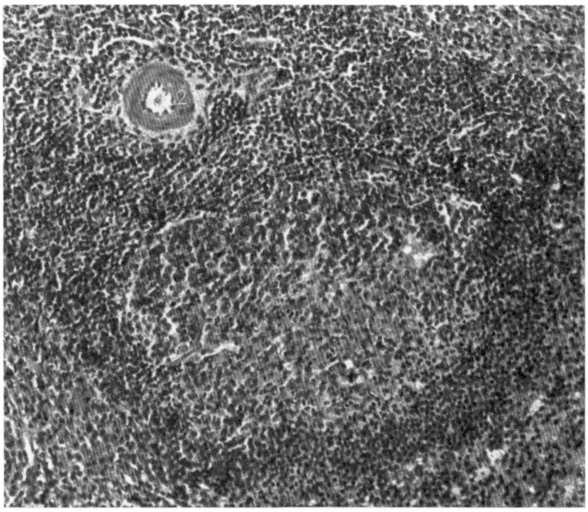

3. **边缘区**（marginal zone）是白

图 8-11 脾光镜像（高倍）

1. 淋巴小结　2. 中央动脉

髓与红髓之间的区域，宽约 100 μm。该区含有 T 细胞、B 细胞及较多的巨噬细胞，以 B 细胞为主。中央动脉侧支的末端在边缘区内膨大形成**边缘窦**（marginal sinus），它是血液内抗原以及淋巴细胞进入白髓的通道。边缘区是脾内捕获、识别抗原和诱发免疫应答的重要部位，具有较强的滤血作用。

4. **红髓**（red pulp）分布于被膜下、小梁周围和边缘区外侧的区域，由脾索和脾血窦组成（图 8-12）。

（1）**脾索**（splenic cord）：由富含血细胞的淋巴组织构成，呈不规则条索状，并相连成网。中央动脉主干穿出白髓进入脾索后形成**笔毛微动脉**（penicillar arteriole），除少数直接通入脾血窦，多数末端扩大成喇叭状开口于脾索。脾索内含有较多的 B 细胞、浆细胞、巨噬细胞和树突状细胞，可吞噬清除异物和衰老的红细胞与血小板；捕获和处理抗原，激发免疫应答。

（2）**脾血窦**（splenic sinus）：又称脾窦，位于相邻脾索之间，宽约 12～40 μm，形态不规则，相连成网。窦壁由一层平行排列的长杆状内皮细胞和不完整的基膜及环行网状纤维构成，形成多孔隙的栅栏状结构，网状纤维对血窦起支撑作用。横切面上，杆状

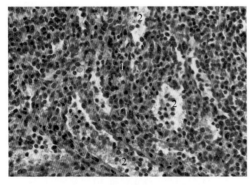

图 8-12 脾红髓光镜像（高倍）

1. 脾索　2. 脾血窦

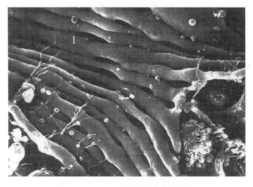

图 8-13 脾血窦扫描电镜像

1. 内皮细胞　2. 巨噬细胞

内皮细胞沿血窦壁呈点状排列，细胞核突入管腔，细胞间有 $0.2 \sim 0.5 \mu m$ 宽的间隙，脾索内的血细胞可经此穿越入血窦。血窦外侧的巨噬细胞突起可通过内皮间隙伸向窦腔（图 8-13）。

（二）脾的血液通路

脾动脉入脾后分支形成小梁动脉；小梁动脉分支进入动脉周围淋巴鞘内形成中央动脉。中央动脉分支进入并终止在边缘区，末端形成边缘窦；中央动脉主干在穿出白髓进入脾索时分支形成笔毛微动脉，其毛细血管末端大部分开放于脾索后汇入血窦，小部分则直接连通于脾血窦。脾血窦汇入髓微静脉，再汇入小梁静脉，最后在门部汇成脾静脉出脾（图 8-14）。

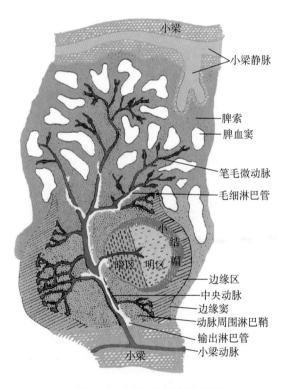

图 8-14　脾血液通路模式图

（三）脾的功能

1. 免疫应答　脾富含各类免疫细胞，是对血源性抗原物质产生免疫应答的主要部位。侵入血液内的病原体可引起脾内发生免疫应答，使脾的体积和内部结构发生变化。细胞免疫应答时，动脉周围淋巴鞘（T 细胞为主）显著增厚；而体液免疫应答时，淋巴小结（B 细胞为主）增多增大，脾索内浆细胞增多。

2. 滤血　滤血的主要部位是脾索和边缘区，其内含大量巨噬细胞和树突状细胞，可吞噬清除血液中的病原体和可塑性降低的衰老血细胞（主要是红细胞）。当脾肿大或机能亢进时，红细胞破坏过多，可引起贫血。脾切除后，血内的异形衰老红细胞大量增多。

3. 造血 胚胎早期脾有造血功能，但自骨髓开始造血后，脾渐变为免疫器官。成年后脾仍有少量造血干细胞，具有造血潜能。在机体严重缺血等情况下，脾可恢复造血功能。

4. 储血 脾可贮血约40ml，脾能将血细胞及血小板浓集于脾血窦及脾索中。当机体需要时，被膜及小梁内平滑肌收缩，可将所贮存的血液输入血循环。

四、扁桃体

扁桃体包括腭扁桃体、咽扁桃体和舌扁桃体。扁桃体与咽黏膜内聚集的淋巴组织共同构成咽淋巴环，在局部构成重要的免疫防线。

腭扁桃体呈扁卵圆形，其黏膜表面覆盖复层扁平上皮。上皮向固有层内凹陷，形成数十个隐窝。隐窝周围的固有层内有大量弥散淋巴组织及淋巴小结（图8-15）。隐窝的形成增加了表面积，便于抗原与免疫细胞的接触。隐窝深部的上皮内含有许多淋巴细胞、浆细胞及少量巨噬细胞和朗格汉斯细胞等，称为上皮浸润部。

咽扁桃体和舌扁桃体较小，结构与腭扁桃体相似。咽扁桃体无隐窝，舌扁桃体有一较浅的隐窝，故较少引起炎症。成人的咽扁桃体和舌扁桃体多萎缩退化。

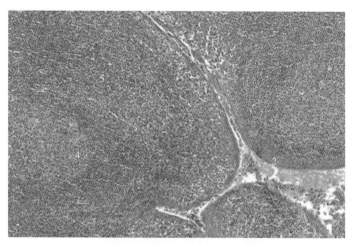

图8-15 腭扁桃体光镜像（低倍）
1.隐窝 2.上皮 3.固有层 4.淋巴小结 5.弥散淋巴组织

第九章　消化系统

消化系统（digestive system）由消化管和消化腺组成，通过对摄入的食物进行物理性和化学性消化，将大分子物质分解为氨基酸、单糖、甘油酯等小分子，吸收后供机体生长和代谢的需要。

第一节　消　化　管

消化管（digestive tract）是从口腔至肛门的连续管道，其管壁结构即具有共同的分层规律，又各自具有与其功能相适应的结构特点。其主要功能是消化食物、吸收营养和排泄粪便。此外，消化管壁内富含淋巴组织，对细菌、抗原具有重要的防御作用。

一、消化管壁的一般结构

消化管（除口腔与咽外）自内向外均分为黏膜、黏膜下层、肌层与外膜四层（图9-1）。

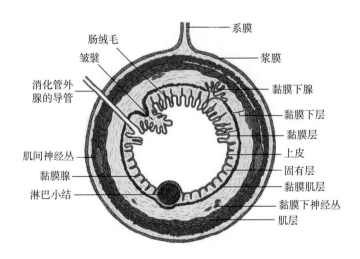

图 9-1　消化管壁一般结构

（一）黏膜

黏膜（tunica mucosa）由上皮、固有层和黏膜肌组成。是各段结构差异最大、功能最重要的部分。

1. **上皮** 上皮的类型依部位不同而异。消化管的两端即口腔、咽、食管及肛门为复层扁平上皮，以保护功能为主；胃、肠为单层柱状上皮，以分泌、消化和吸收功能为主。上皮与管壁内的小消化腺相连。

2. **固有层**（lamina propria） 为疏松结缔组织，内含丰富的血管、淋巴管及淋巴组织。胃、肠固有层内还富含小消化腺。

3. **黏膜肌层**（muscularis mucosa） 为薄层平滑肌，其收缩可使黏膜运动，利于物质吸收、血液运行和腺体分泌。

（二）黏膜下层

黏膜下层（tela submucosa）为疏松结缔组织，内含较大的血管与淋巴管和黏膜下神经丛。其副交感神经可调节黏膜肌的收缩和腺体的分泌。在食管及十二指肠的黏膜下层内分别有食管腺与十二指肠腺。在食管、胃和小肠等部位的黏膜与黏膜下层共同向管腔内突起，形成**皱襞**（plica）。

（三）肌层

肌层（tunica muscularis）除口腔、咽、食管上段与肛门处为骨骼肌外，其余大部均为平滑肌。肌层一般分为内环行、外纵行两层，其间有肌间神经丛，结构与黏膜下神经丛相似，可调节肌层的运动。

（四）外膜

外膜（tunica adventitia）可分为**纤维膜**（fibrosa）和浆膜。纤维膜由薄层结缔组织构成，主要分布于咽、食管和直肠，与周围组织无明显界限。浆膜由薄层结缔组织与间皮共同构成，见于胃、小肠大部分与大肠，浆膜表面光滑，利于胃肠活动。

二、口腔

（一）口腔黏膜的一般结构

口腔黏膜只有上皮和固有层两层。上皮为复层扁平上皮，仅在硬腭处有角化。固有层结缔组织突向上皮形成乳头，内含丰富的毛细血管，故新鲜状态下口腔黏膜呈红色。固有层内有小唾液腺，润滑口腔。舌乳头及上皮内均有丰富的神经末梢。

（二）舌

舌（tongue）由表面的黏膜和深部的舌肌组成。黏膜包括复层扁平上皮和固有层；

舌肌为骨骼肌，肌纤维呈纵、横和垂直三种不同方向交织走行。舌底黏膜薄而光滑；舌背黏膜较厚而粗糙，向表面形成许多乳头状突起，称**舌乳头**（lingual papillae）。

　　1. 舌乳头　　人的舌乳头根据形态与结构不同可分为下列三种：

　　（1）**丝状乳头**（filiform papillae）：为数最多，呈圆锥形，遍布于舌背。其尖端的上皮有轻度角化，新鲜状态下呈白色小点，是构成舌苔的主要成分，它的变化也是引起舌苔变化的主要因素（图9-2）。

　　（2）**菌状乳头**（fungiform papillae）：较少，呈蘑菇状，散布于丝状乳头之间（图9-2）。表面上皮不角化，内有味蕾；固有层富含毛细血管，新鲜状态下呈红色。

　　（3）**轮廓乳头**（circumvallate papillae）：仅有10余个，位于舌根部界沟的前方。形体较大，顶部平坦，形似莲蓬。轮廓乳头周围的黏膜凹陷形成环沟，沟两侧的上皮内有较多的味蕾；固有层内的浆液性味腺导管开口于沟底。味腺分泌的稀薄液体能不断冲洗味蕾表面的食物碎渣，有利于味蕾更好地感受刺激。

　　2. **味蕾**（taste bud）　　成人约有3000个左右。主要分布于轮廓乳头和菌状乳头的上皮内，少数散在于软腭、会厌及咽的上皮内。在HE染色切片中，味蕾为卵圆形小体，其顶部有味孔通于

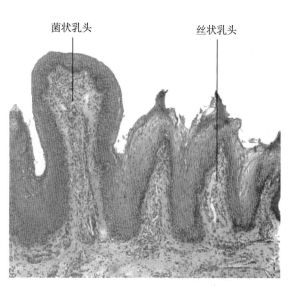

图9-2　舌乳头光镜像（低倍）

口腔。味蕾由暗细胞、明细胞和基细胞三种细胞构成。暗细胞和明细胞（根据染色深浅而得名）是味觉细胞，为长梭形，电镜下游离面都有微绒毛（味毛）伸入味蕾顶部的味孔，基底部胞质可含突触小泡样颗粒，基底面与味觉神经末梢形成突触。基细胞为锥形位于味蕾的深部，为未分化细胞，可分化为味觉细胞。味蕾能感受酸、甜、苦、咸等，舌尖部的对甜与咸敏感，舌侧缘的对酸敏感，而舌背和软腭部的对苦敏感。

　　3. 舌质与舌苔　　舌含有丰富的血管和神经，在疾病过程中变化迅速而明显，能较早地反映疾病的性质、轻重及变化趋势。舌是观察机体尤其是消化器官变化的体征之一，舌诊属于中医望诊的重要内容。中医认为舌与脏腑经络等有密切的关系，"辨舌质可知五脏之虚实，验舌苔可为病邪之深浅"，因此常以舌质和舌苔的变化作为辨证施治的依据之一。

　　（1）**舌质**：舌质是指舌体的色泽、形态和水分的敷布等情况。正常舌质淡红而润泽。这是由于舌黏膜和舌肌的血管丰富，血色透过白色半透明的舌黏膜，构成淡红的舌质。当患病时，血管的改变，血液成分或浓度的变化，或舌黏膜上皮增生肥厚及萎缩变薄，均可引起舌质的改变。

　　（2）**舌苔**：舌苔是指舌面上的苔垢。中医学认为舌苔的形成乃由胃气所生，在正

常情况下为薄白苔，且干湿适中，不滑不燥。现代医学认为舌苔主要由丝状乳头表面角化上皮、脱落上皮、食物残渣、唾液、细菌及渗出的白细胞等成分混合而成。舌苔的变化，主要为丝状乳头的改变。

（三）牙

牙分为三个部分，暴露在外面的称牙冠，埋在牙槽骨内的为牙根，两者交界部为牙颈。牙的中央为牙髓腔，内含牙髓，开口于牙根底部的牙根孔。牙根周围的牙周膜、牙槽骨骨膜及牙龈则统称为牙周组织。牙由牙本质、釉质、牙骨质和牙髓组成（图9-3）。

1. **牙本质（dentin）** 绕牙髓腔构成牙的主体，主要由牙本质小管和间质构成。牙本质小管自牙髓腔向周围呈放射状走行，逐渐变细且分枝吻合。间质位于牙本质小管之间，由胶原原纤维与钙化的基质构成，其化学成分与骨质相似，但其无机成分约占80%，较骨质更坚硬。牙本质周边有一些钙化不全的部分，在牙磨片中呈现为不规则的球间隙（牙冠部），或斑点状的颗粒层（牙根部）。牙本质的内表面有一层排列整齐的**成牙本质细胞**（odontoblast），产生有机成分。牙本质对冷、酸和机械刺激极其敏感，在釉质受到破坏、牙本质暴露（如龋齿）的情况下（称牙齿敏感症）常引起酸、痛。鉴于牙本质中神经纤维与神经末梢极少，故推测这种感觉是通过牙本质纤维来感受的。

2. **釉质（enamel）** 体内最坚硬的组织，包在牙冠的牙本质表面，其中无机物约占97%，有机物极少。釉质由釉柱和极少量的间质构成，

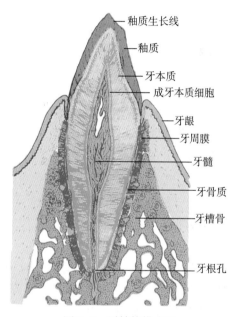

牙釉质生长线
釉质
牙本质
成牙本质细胞
牙龈
牙周膜
牙髓
牙骨质
牙槽骨
牙根孔

图 9-3 牙结构模式图

呈棱柱状，从牙本质交界处向牙冠表面呈放射状紧密排列，主要成分为羟基磷灰石结晶。在牙磨片上可见以牙尖为中心呈褐色的弧线，称釉质生长线，是釉柱在生长过程中间歇性钙盐沉积而形成的。

3. **牙骨质（cementum）** 包绕在牙根部牙本质的外围，其结构及组成与骨组织相似。近牙颈部的牙骨质较薄，内无骨细胞。

4. **牙髓（dental pulp）** 为疏松结缔组织，内含自牙根孔进入的血管、淋巴管和神经纤维，对牙本质和釉质具有营养作用。感觉神经末梢包绕成牙本质细胞，并有极少量进入牙本质小管。

5. **牙周膜（peridental membrane）** 为致密结缔组织，位于牙根与牙槽骨之间，含较粗的胶原纤维束。胶原纤维束的一端埋入牙骨质，另一端伸入牙槽骨，将两者牢固地连接在一起。

6. **牙龈（gingiva）** 为黏膜，由复层扁平上皮及固有层组成，包绕着牙颈。

三、咽

咽分口咽、鼻咽和喉咽，其结构如下：

1. 黏膜 由上皮和固有层组成。口咽与喉咽表面覆以未角化的复层扁平上皮，鼻咽主要为假复层纤毛柱状上皮；固有层的结缔组织内有丰富的淋巴组织及黏液性腺或混合性腺，深部有一层弹性纤维。

2. 肌层 由内纵行与外斜或环行的骨骼肌组成，其间可有黏液性腺。

3. 外膜 为富有血管及神经纤维的结缔组织（纤维膜）。

四、食管

食管（esophagus）是食物入胃的通道，其腔面有纵行的皱襞（图 9-4）。

1. 黏膜 上皮为未角化的复层扁平上皮，下端与胃贲门部的单层柱状上皮骤然相接，固有层为细密的结缔组织，黏膜肌层仅有纵行的平滑肌层。

2. 黏膜下层 结缔组织中含黏液性食管腺，其导管穿过黏膜开口于食管腔。

3. 肌层 内环、外纵两层，上 1/3 段为骨骼肌，中 1/3 段由骨骼肌和平滑肌混合而成，下 1/3 段为平滑肌。

4. 外膜 为纤维膜。

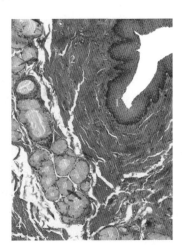

图 9-4　食管光镜像（低倍）
1. 上皮　2. 黏膜肌层　3. 食管腺
4. 肌层

五、胃

食物进入胃（stomach）后，与胃液混合为食糜，可初步消化蛋白质，吸收部分水、无机盐和醇类，并贮存食物。胃壁的组织结构亦分为四层，在胃黏膜表面有许多皱襞，当胃腔充盈时皱襞减少或消失。

（一）黏膜

由上皮、固有层和黏膜肌层构成。黏膜表面有许多浅沟，将黏膜分成许多直径为 2~6mm 的胃小区（gastric area）。黏膜表面还遍布约 350 万个不规则的小孔，称胃小凹（gastric pit）。每个胃小凹底部与 3~5 条胃腺通连（图 9-5、6）。

1. 上皮 为单层柱状上皮，除极少量内分泌细胞外主要由**表面黏液细胞**（surface mucous cell）组成，椭圆形核

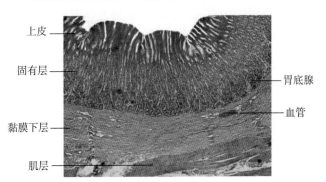

图 9-5　胃壁光镜像（低倍）

（图中标注）上皮　固有层　黏膜下层　肌层　胃底腺　血管

位于细胞基部，顶部胞质内充满黏原颗粒。HE 染色，黏原颗粒不易保存而使细胞顶端着色浅淡以至透明。此细胞分泌的黏液覆盖上皮，有重要的保护作用。表面黏液细胞不断脱落，约 3 天更新一次，由胃小凹底部的细胞增殖补充。

2. 固有层　含大量紧密排列的胃腺，根据其所在部位与结构的不同，分为胃底腺、贲门腺和幽门腺。胃腺及胃小凹之间仅有少量结缔组织，以网状纤维为主，除成纤维细胞外，还有较多淋巴细胞及一些浆细胞、肥大细胞与嗜酸性粒细胞等。此外，尚有丰富的毛细血管以及散在的平滑肌纤维。

（1）**胃底腺**（fundic gland）：是分布于胃底和胃体部的胃腺，数量最多、功能最重要。腺体呈分枝管状，分为颈、体与底部。颈部短而细，与胃小凹衔接；体部较长；底部略膨大。胃底腺由主细胞、壁细胞、颈黏液细胞、未分化细胞和内分泌细胞组成（图 9-6）。

主细胞（chief cell）：又称**胃酶细胞**（zymogenic cell）。数量最多，主要分布于腺的体、底部。主细胞呈柱状，具有典型的蛋白质分泌细胞的结构特点，核圆形位于基部。HE 染色胞质基部呈强嗜碱性，顶部呈泡沫状为酶原颗粒溶解所致。电镜下，核周有大量粗面内质网与发达的高尔基体，顶部有许多圆形酶原颗粒。主细胞分泌胃蛋白酶原（pepsinogen）。

壁细胞（parietal cell）：又称**泌酸细胞**（oxyntic cell）。在腺的颈、体部较多。细胞较大，呈圆锥形，胞质呈强嗜酸性，核圆而深染，居中，可有双核。电镜下，壁细胞胞质中有迂曲分支的**细胞内分泌小管**（intra cellular secretory canaliculus），管壁与细胞顶面的胞膜相连，并都有微绒毛。分泌小管周围有表面光滑的小管和小泡，称**微管泡系统**（tubulovesicular system），其膜结构与细胞顶面及分泌小管相同。壁细胞的这种特异性结构在细胞不同的分泌时相有显著的差异（图 9-7）。在静止时相，分泌小管多不与胃底腺腔相通，微绒毛短而稀疏，微管泡系统却极发达；在分泌时相，分泌小管开放，腔内充满了长的微绒毛，使细胞游离面扩大约 5 倍，而微管泡系统的管泡数量则剧减。这表明微管泡系统实为分泌小管的膜之贮备形式。壁细胞还有大量线粒体，其他细胞器则较少。

壁细胞能分泌盐酸，其过程：细胞从血液摄取或由自身代谢产生的 CO_2，在碳酸酐酶作用下与 H_2O 结合形成 H_2CO_3，并解离为 H^+ 和 HCO_3^-。H^+ 被主动运输至分泌小管，而 HCO_3^- 与血液中的 Cl^- 交换；Cl^- 也被运输入分泌小管，与 H^+ 结合成盐酸。盐酸能激活胃蛋白酶原为胃蛋白酶，对蛋白质进行初步分解；盐酸还有杀菌作用。人的壁细胞还分泌**内因子**（intrinsic factor），能与食物中的维生素 B_{12} 结合成复合物，使维生素 B_{12} 在

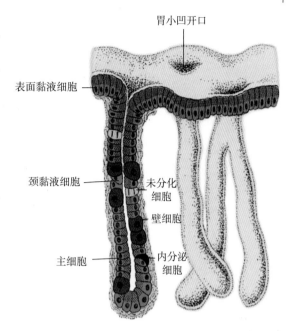

图 9-6　胃底腺模式图

（图中标注：胃小凹开口、表面黏液细胞、颈黏液细胞、未分化细胞、壁细胞、主细胞、内分泌细胞）

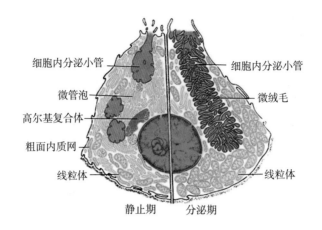

图 9-7　壁细胞超微结构模式图（左：静止时相　右：分泌时相）

肠管内不被酶分解，并能促进回肠吸收维生素 B_{12} 入血，供红细胞生成所需。如内因子缺乏，维生素 B_{12} 吸收障碍，可导致恶性贫血。

颈黏液细胞（neck mucous cell）：数量很少，位于腺颈部，多呈楔形夹于其他细胞间。核多呈扁平形，位于细胞基底。核上方有很多黏原颗粒，HE 染色浅，其分泌物为含酸性黏多糖的可溶性黏液。

未分化细胞（undifferentiated cell）：位于腺颈部的胃小凹底部，普通标本上不易辨认。胞体较小，柱状，核糖体丰富，核仁明显，处于活跃的增殖状态，可不断分裂。分裂产生的子细胞向表面迁移分化为胃黏膜柱状上皮，向下迁移分化为胃腺的各种细胞（主细胞和壁细胞的寿命约为 200 天）。

内分泌细胞：见后述。

（2）**贲门腺**（cardiac gland）：分布于近贲门处宽 1～3cm 的狭窄区域，为分支管状的黏液性腺，可有少量壁细胞。

（3）**幽门腺**（pyloric gland）：分布于幽门部宽 4～5cm 的区域，此区胃小凹较深。幽门腺为分支较多而弯曲的管状黏液性腺，内有较多内分泌细胞。

3.**黏膜肌层**　分为内环、外纵两层。部分环行肌纤维伸入固有层腺体之间，其收缩有助于腺分泌物的排出。

胃黏膜的自我保护机制：胃液中盐酸的浓度很高，使胃液的 pH 值达 2 左右，腐蚀力极强。胃蛋白酶在酸性环境中则能分解蛋白质和消化胃黏膜组织，但正常情况下却不会发生，主要是胃黏膜表面有**黏液碳酸氢盐屏障**（mucous HCO_3^- barrier）的存在。胃上皮表面覆盖的黏液层厚 0.25～0.5mm，主要由不可溶性黏液凝胶组成，并含大量 HCO_3^-。HCO_3^- 部分由表面黏液细胞产生，部分来自壁细胞。凝胶层将上皮与胃蛋白酶相隔离，并减缓了 H^+ 向黏膜方向的弥散；HCO_3^- 可中和 H^+，形成 H_2CO_3。H_2CO_3 被胃上皮细胞的碳酸酐酶迅速分解为 H_2O 和 CO_2。此外，胃上皮细胞的迅速更新能力也使胃黏膜能及时修复损伤。

（二）黏膜下层

为疏松结缔组织，可见成群的脂肪细胞，内含较大的血管。

（三）肌层

肌层较厚，由内斜、中环及外纵三层平滑肌构成。贲门和幽门部的环行肌增厚，分别形成贲门和幽门括约肌。

（四）外膜

外膜为浆膜。

六、小肠

小肠（small intestine）分为十二指肠、空肠和回肠，是对食物进行消化、吸收的主要部位，为消化管最长的一段，成人全长 5～7m。小肠腔面有许多环行皱襞（图 9-8）。环行皱襞从距幽门约 5cm 处开始出现，在十二指肠末段和空肠头段极其发达，向下逐渐减少、变矮，至回肠中段以下基本消失。小肠各段的组织结构大致相似。

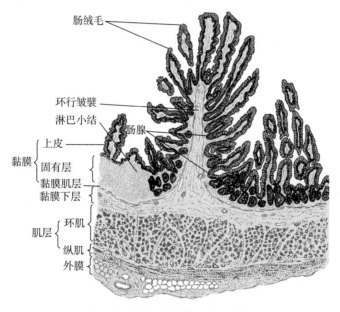

图 9-8　小肠环行皱襞、绒毛结构模式图

（一）黏膜

小肠黏膜表面有许多细小的**肠绒毛**（intestinal villus）（图 9-8、9），由上皮和固有层向肠腔突起而成，与环行皱襞一起使小肠内表面积扩大了 20～30 倍。肠绒毛根部的上皮和固有层中的小肠腺上皮相连续。**小肠腺**（small intestinal gland）呈单管状，直接开口于肠腔（图 9-8、10）。

1. 肠绒毛　为小肠特有结构，长 0.5～1.5mm，形状不一，以十二指肠和空肠头段最发达。具有扩大小肠表面积，有利于物质的消化、吸收与运送的作用。在十二指肠为宽大的叶状，于空肠如长指状，而在回肠则呈短的锥形。肠绒毛的表面为上皮，中轴为固有层结缔组织。

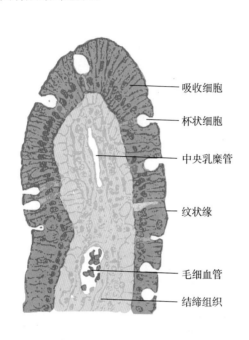

图 9-9　小肠绒毛结构模式图

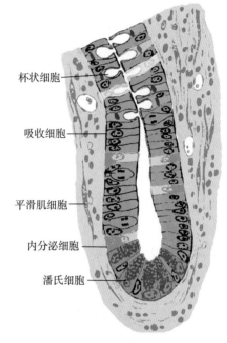

图 9-10　小肠腺结构模式图

（1）**上皮**：为单层柱状上皮，主要有吸收细胞和杯状细胞，另有少量内分泌细胞。上皮细胞的更新周期为 3～6 天。

吸收细胞（absorptive cell）：呈高柱状，核椭圆形，位于基底部。电镜下，细胞游离面有大量密集而规则排列的微绒毛，构成光镜下可见的纹状缘。每个吸收细胞可有 2000～3000 根微绒毛，使细胞游离面的面积扩大约 30 倍。微绒毛表面有一层厚 0.1～0.5μm 的细胞衣，其中有参与消化碳水化合物和蛋白质的双糖酶和肽酶，以及吸附的胰蛋白酶、胰淀粉酶等。细胞衣是消化吸收的重要部位。吸收细胞的胞质内有丰富的滑面内质网，内含多种酶类，可将细胞吸收的甘油一酯与脂肪酸合成甘油三酯，后者与胆固醇、磷脂及载脂蛋白结合后，在高尔基复合体内形成乳糜微粒，由细胞侧面释出，这是对脂肪吸收和转运的方式（图 9-11）。相邻吸收细胞的顶部有完善的紧密连接，可阻止肠腔内物质由细胞间隙进入组织，保证了选择性吸收的正常进行。

吸收细胞也参与 sIgA 的释放过程。另外，十二指肠和空肠上段的吸收细胞还向肠腔分泌肠激酶（enterokinase），可以激活胰蛋白酶原为胰蛋白酶。

杯状细胞：散布于吸收细胞之间，分泌黏液以起润滑和保护作用。从十二指肠至回肠末段，杯状细胞逐渐增多。

内分泌细胞：见后述。

（2）**肠绒毛中轴**：为细密的结缔组织，中央有 1～2 条较粗的纵行毛细淋巴管，称

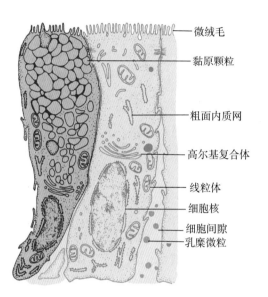
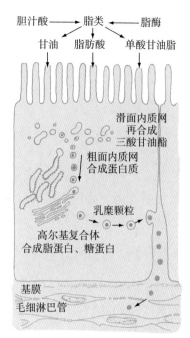

图9-11 小肠吸收细胞功能示意图

中央乳糜管（central lacteal）（图9-9），以盲端起始于肠绒毛的顶端，向下穿过黏膜肌进入黏膜下层汇成淋巴管。中央乳糜管的腔大，内皮间隙宽，无基膜，通透性好，运送乳糜微粒。中央乳糜管的周围有丰富的有孔毛细血管，运送氨基酸、单糖等水溶性物质。在中轴结缔组织内还有少量散在的平滑肌纤维，其收缩使肠绒毛运动，有利于淋巴和血液的运行。

2. **小肠腺** 位于固有层内，除上述细胞外，还有潘氏细胞和未分化细胞。固有层结缔组织内还有丰富的淋巴细胞、浆细胞、巨噬细胞、嗜酸性粒细胞和肥大细胞。此外，尚有淋巴小结。在十二指肠和空肠多为孤立淋巴小结，在回肠（尤其是下段）多为由若干淋巴小结聚集而成的集合淋巴小结，有时可穿过黏膜肌层抵达黏膜下层。

潘氏细胞（Paneth cell）：位于小肠腺的基部，是其特征性细胞，常三五成群。细胞较大，呈锥形，顶部胞质内充满了粗大的嗜酸性分泌颗粒（图9-10），具有蛋白质分泌细胞的结构特点。潘氏细胞分泌防御素（defensin）、溶菌酶，对肠道微生物起杀灭作用。

未分化细胞：位于小肠腺的下半部，细胞较小呈柱状。该细胞能不断增殖、分化并向上迁移，补充小肠上皮细胞和小肠腺细胞。

3. **黏膜肌层** 为内环、外纵行两薄层平滑肌构成。

（二）黏膜下层

为疏松结缔组织，内含较多血管和淋巴管，并有黏膜下神经丛。在十二指肠的黏膜下层内有大量复管泡状黏液性腺，即**十二指肠腺**（duodenal gland），其导管穿过黏膜肌层开口于小肠腺的底部（图9-12），分泌碱性黏液（pH8.2～9.3），以保护十二指肠免受胃酸和胰液的侵蚀和消化。

（三）肌层

肌层由内环形和外纵行两层平滑肌构成。

（四）外膜

外膜除十二指肠后壁为纤维膜外，其他均为浆膜。

七、大肠

大肠包括盲肠、阑尾、结肠、直肠和肛管，其主要作用是吸收水分和电解质，并将食物残渣形成粪便排出体外。

（一）盲肠、结肠和直肠

这三部分大肠壁的组织结构具备消化管的四层结构（图9-13）。

1. 黏膜 表面光滑，无肠绒毛结构，有环行的皱襞。其上皮为单层柱状上皮，由吸收细胞与杯状细胞组成。杯状细胞很多，分泌黏液起润滑作用。固有层内有大量的单

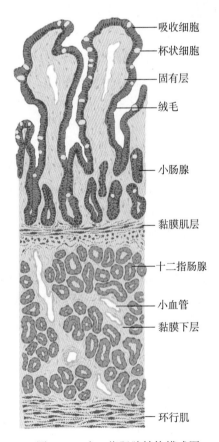

图9-12 十二指肠腺结构模式图

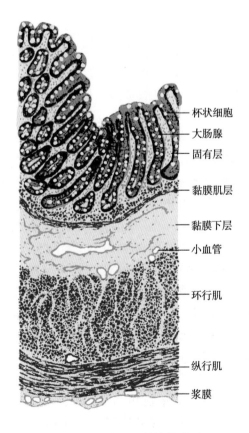

图9-13 大肠壁结构模式图

管状腺，即大肠腺，除吸收细胞和大量杯状细胞外还有少量未分化细胞和内分泌细胞，但无潘氏细胞。固有层内可见有孤立淋巴小结。黏膜肌层与小肠相同。

2. 黏膜下层　为疏松结缔组织，内有成群的脂肪细胞，还有小动脉、小静脉和淋巴管。

3. 肌层　肌层的环行肌呈节段性增厚形成结肠袋；纵行肌也呈局部增厚形成三条纵行结肠带，带间的纵行肌薄，甚至缺如。

4. 外膜　除升结肠与降结肠的后壁、直肠下 1/3 段、中 1/3 段的后壁和上 1/3 段的小部分为纤维膜外，其他均为浆膜。此外，外膜的结缔组织中常有脂肪细胞聚集而形成肠脂垂。

（二）阑尾

结构与肠管相似，其管腔小而不规则，肠腺短而少。其显著的特点是固有层内有极其丰富的淋巴组织，形成许多淋巴小结，并突入黏膜下层，致使黏膜肌层不完整，肌层很薄，外覆浆膜（图 9-14）。

（三）肛管

肛管的黏膜结构在齿状线以上与直肠相似，在肛管上段出现了纵行皱襞（即肛柱）。上皮在齿状线处由单层柱状上皮骤然变为轻度角化的复层扁平上皮，肠腺和黏膜

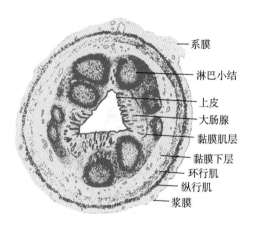

图 9-14　阑尾结构模式图

（图中标注）系膜／淋巴小结／上皮／大肠腺／黏膜肌层／黏膜下层／环行肌／纵行肌／浆膜

肌消失。在白线以下为与皮肤相同的角化复层扁平上皮，含有许多黑色素，此处的固有层内有环肛腺（大汗腺）和丰富的皮脂腺。肛管黏膜下层内有密集的静脉丛，易发生淤血曲张而形成痔。肌层的内环行平滑肌增厚形成肛门内括约肌。近肛门处，外纵行肌的周围还有环行骨骼肌形成肛门外括约肌。

八、消化管黏膜的淋巴组织及其免疫功能

消化管黏膜面经常受到各种细菌、病毒、寄生虫（卵）及其他大分子有害物质的侵袭，其中大多能被胃酸、消化酶以及潘氏细胞分泌的防御素和溶菌酶所破坏，其余的则以原形排出体外或受到消化管的淋巴组织的抵御。消化管黏膜内有丰富的淋巴小结（尤其是咽、回肠和阑尾）和弥散分布的淋巴细胞、浆细胞、巨噬细胞、间质树突状细胞，以及上皮内的淋巴细胞和朗格汉斯细胞等。它们与上皮共同形成了机体的第一道防线，主要通过产生和向消化管腔分泌免疫球蛋白作为应答，防御有害物质的侵害。

在肠集合淋巴小结处，局部黏膜向肠腔隆起呈圆顶状，无肠绒毛和小肠腺，其上皮内有散在的**微皱褶细胞**（microfold cell，M 细胞）（图 9-15）。M 细胞在光镜下难以分辨，电镜下细胞游离面有一些微皱褶与短小的微绒毛，胞质内有丰富的囊泡，细

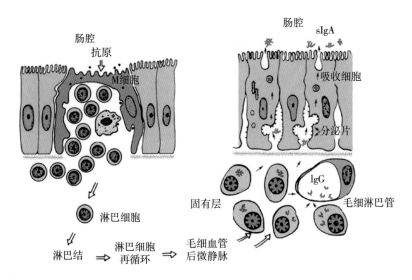

图 9-15　微皱褶细胞模式图与 sIgA 释放过程示意图

胞基底面的胞膜内陷形成一较大的窟窿状凹腔，可包含多个淋巴细胞。M 细胞能摄取肠腔内的抗原物质，以囊泡的形式转运并传递给其包含的淋巴细胞，后者进入黏膜的淋巴小结和肠系膜淋巴结内增殖分化为幼浆细胞，后经淋巴细胞再循环返回消化管黏膜，并转化为浆细胞，主要产生免疫球蛋白 A（IgA）。两分子 IgA 通过上皮时与吸收细胞产生的**分泌片**（secretory piece）的糖蛋白相结合，形成**分泌型 IgA**（secretory IgA，sIgA）。sIgA 被吸收细胞吞入胞质，经迁移释放入肠腔（图 9-15）。sIgA 不易被消化酶所破坏，附着于上皮细胞表面，可特异性地与抗原结合，从而抑制或杀灭细菌、中和病毒、降低抗原与上皮细胞的黏着和入侵。部分增殖的幼浆细胞还可经血液进入唾液腺、呼吸道黏膜、女性生殖道黏膜和乳腺等处，发挥类似的免疫应答作用，使消化免疫成为全身免疫的一部分。

九、胃肠内分泌细胞

在胃肠的上皮及腺体中散布着 40 余种内分泌细胞（表 9-1），这些细胞的总量估计为 3×10^9 个，超过所有其他内分泌腺腺细胞的总和。所分泌的激素主要调节胃肠道的消化、吸收与分泌功能，也参与调节其他器官的生理活动。胃肠的内分泌细胞 HE 染色不易辨认，目前主要采用免疫组织化学方法来显示。

（一）胃肠内分泌细胞的结构特点

内分泌细胞多单个夹于其他上皮细胞之间，呈不规则的锥形或高圆形，基底部附于基膜，可有基底侧突与邻近细胞相接触。电镜下细胞底部有大量分泌颗粒为其最显著的特征。根据细胞游离面是否达到腔面，可分为开放型与封闭型两类（图 9-16）。

1. 开放型细胞　大多为此型，细胞呈锥形，游离面有微绒毛，感受管腔内食物和pH 等化学信息，从而释放某种激素或递质引起其他内分泌活动的变化。

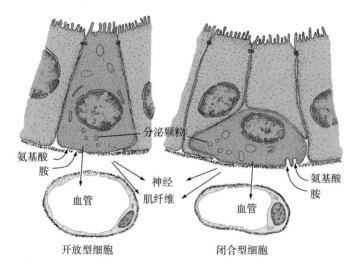

图 9-16　胃肠内分泌细胞结构模式图

2. 封闭型细胞　以 D 细胞为主，细胞呈圆形或扁圆形，顶部被相邻细胞覆盖。主要受机械刺激或其他激素的调节而改变其内分泌状态。

（二）胃肠内分泌细胞激素的作用方式

胃肠内分泌细胞的分泌物多由细胞基底面释放，为含肽和/或胺类激素，通过三种方式发挥作用。

1. 内分泌作用　激素释放后经血液循环运送并作用于靶细胞。

2. 神经递质作用　分泌物作为神经递质来传递信息。

3. 旁分泌作用　少数激素释放后直接作用于邻近的细胞或组织。

表 9-1　胃肠的内分泌细胞

细胞名称	分布部位		分泌物	主要作用
	胃	肠		
D	胃底、幽门	空肠、回肠、结肠	生长抑素	抑制壁细胞和其他细胞分泌
EC	胃底、幽门	空肠、回肠、结肠	5- 羟色胺 P 物质	促进胃肠运动、扩张血管 促进胃肠运动、胃液分泌
ECL	胃底		组胺	促进胃酸分泌
G	幽门	十二指肠	胃泌素	促进胃酸分泌、黏膜细胞增殖
I		十二指肠、空肠	胆囊收缩素 - 促胰酶素	促胰酶分泌、胆囊收缩
K		空肠、回肠	抑胃多肽	促进胰岛 B 细胞分泌
L		空肠、回肠、结肠	肠高血糖素	促进胰岛 A 细胞分泌
M0		空肠、回肠	胃动素	参与抑制胃肠的收缩节律
N		回肠	神经降压素	抑制胃酸分泌和胃运动
PP	胃底、幽门	结肠	胰多肽	抑制胰酶分泌、松弛胆囊
S		十二指肠、空肠	促胰液素	促进胰导管分泌 H_2O 和 HCO_3^-

第二节　消　化　腺

消化腺（digestive gland）包括小消化腺和大消化腺。小消化腺是指较小的、分布于消化管壁内的小唾液腺、食管腺、胃腺、肠腺等。大消化腺是指位于消化管壁以外的大唾液腺、胰腺和肝脏，它们均由分泌部和导管构成。消化腺的分泌物经导管排入消化管，对食物进行化学性消化；有的消化腺还兼有内分泌或其他重要功能。

一、大唾液腺

大唾液腺包括腮腺、下颌下腺和舌下腺各一对，分泌唾液，均经导管排入口腔。正常成人每天分泌唾液 1000~1500ml，其中 70% 来自下颌下腺，25% 来自腮腺，5%来自舌下腺。唾液的主要成分为水（占 99%）和少量酶、黏液及免疫球蛋白（sIgA）；其主要功能是湿润口腔与食物、初步分解淀粉，并参与免疫应答。

（一）大唾液腺的一般结构

大唾液腺均为复管泡状腺，外包以薄层结缔组织被膜。被膜伸入腺实质将其分隔为许多小叶，血管、淋巴管和神经随行其间。腺实质由反复分支的导管及末端的腺泡组成。

1. **腺泡**　又称末房，呈泡状或管状，依据腺细胞的结构和分泌物性质的不同，腺泡分浆液性、黏液性和混合性三类（图 2-18）。在腺细胞和部分导管细胞与基膜之间有肌上皮细胞，其收缩有助于腺泡分泌物的排出。

2. **导管**　为分支的上皮性管道，通常包括以下各段（图 2-18）。

（1）**闰管**（intercalated duct）：为导管的起始段，与腺泡直接相连，较短，管径最细，管壁为单层扁平上皮或矮的单层立方上皮。

（2）**纹状管**（striated duct）：又称分泌管（secretory duct），与闰管相接，管径较粗，由单层高柱状上皮构成；光镜下胞质嗜酸性，核大、圆形、居细胞上部，细胞基部有明显的纵纹；电镜下纵纹为丰富的质膜内褶和纵行排列的线粒体，扩大了细胞基底面的面积，有利于细胞与组织液之间进行水和电解质的转运。纹状管细胞能从分泌物中主动吸收 Na^+ 入血，而将 K^+ 排入管腔，并可通过重吸收或排出水来调节唾液中的电解质含量和唾液量。

（3）小叶间导管和总导管：纹状管汇合成小叶间导管，管壁由起初的单层柱状上皮移行为之后的假复层柱状上皮。小叶间导管逐级汇合增粗形成一条或几条总导管，开口于口腔。在近口腔开口处，总导管的上皮渐变为复层扁平上皮与口腔黏膜上皮相延续。

（二）三对大唾液腺的结构特点

详见表9-2，图9-17～19。

表9-2 三对大唾液腺的结构特点

腺体	腺泡	导管	分泌物
腮腺	纯浆液性	闰管较长，纹状管较短，间质中常见脂肪细胞	占唾液的25%，含唾液淀粉酶较多
下颌下腺	混合性，浆液性腺泡多于混合性及黏液性腺泡	闰管短，纹状管较长	占唾液的70%，含唾液淀粉酶较少，黏液较多
舌下腺	混合性，主要为黏液性和混合性腺泡，半月较多	无闰管，纹状管较短	占唾液的5%，以黏液为主

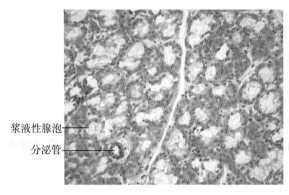

浆液性腺泡
分泌管

图9-17 腮腺光镜像（低倍）

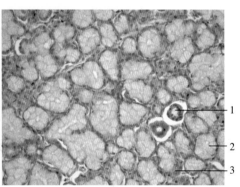

1
2
3

图9-18 舌下腺光镜像（低倍）
1. 分泌管　2. 黏液性腺泡　3. 浆半月

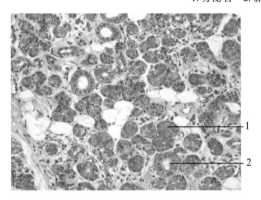

1
2

图9-19 下颌下腺光镜像（低倍）
1. 浆液性腺泡　2. 分泌管

（三）下颌下腺分泌的生物活性物质

近年来，从人和其他哺乳动物的下颌下腺中发现并分离、提纯出近30余种生物活性多肽，它们或直接入血，或随唾液进入消化管再由胃肠吸收入血，对多种组织和细胞的生理活动起着重要的调节作用。

二、胰腺

胰腺（pancreas）表面被覆薄层结缔组织被膜；被膜伸入腺内将实质分隔为许多界限不明显的小叶。胰腺实质分外分泌部和内分泌部（图 9-20）。

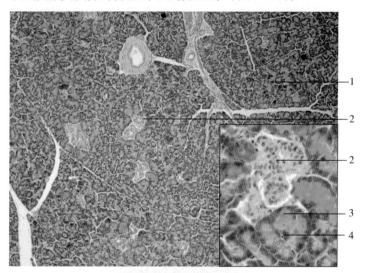

图 9-20　胰腺光镜像（低倍，右下角示高倍）
1. 外分泌部　2. 胰岛　3. 腺泡　4. 泡心细胞

（一）外分泌部

为浆液性复管泡状腺，由腺泡和导管构成。

1. **腺泡**　每个腺泡由 40～50 个锥体形的腺泡细胞单层围成，外有基膜，但无肌上皮细胞。腺细胞具有典型的浆液性腺细胞的形态结构特点（图 9-20），能分泌胰蛋白酶原、胰糜蛋白酶原、胰淀粉酶、胰脂肪酶、DNA 酶、RNA 酶等多种消化酶。胰蛋白酶原和胰糜蛋白酶原进入小肠后，被肠激酶激活为有活性的胰蛋白酶和胰糜蛋白酶。腺泡细胞还分泌一种胰蛋白酶抑制因子，能有效防止上述两种蛋白酶原在胰腺内被激活；否则，可导致胰腺组织的自我消化，引发急性胰腺炎。腺泡细胞的分泌活动受胆囊收缩素促胰酶素的调节。

腺泡腔面可见数个较小的扁平或立方形细胞，称**泡心细胞**（centroacinar cell），是胰腺腺泡的特征性结构。泡心细胞的胞质染色淡，核卵圆或圆形，是由闰管起始段的上皮细胞伸入腺泡腔内所致（图 9-21）。

2. **导管**　闰管较长，管径细，分支多，管壁为单层扁平或立方上皮。导

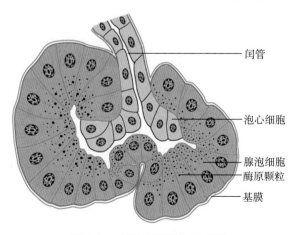

图 9-21　胰腺腺泡结构模式图

闰管
泡心细胞
腺泡细胞
酶原颗粒
基膜

管由闰管逐渐汇合形成小叶内导管、小叶间导管，最终汇合成一条贯穿胰腺全长的主导管，并在胰头部与胆总管汇合，开口于十二指肠乳头。从小叶内导管到主导管，随着管腔逐渐增大，其上皮由单层立方逐渐变为单层柱状，主导管为单层高柱状上皮，并可见有杯状细胞。导管上皮细胞可分泌水和电解质，后者以碳酸氢盐为主，其分泌活动受促胰液素的调节。

3. 胰液 正常成人每天分泌 1500~3000ml，pH7.8~8.4，为碱性水样液体，是最重要的消化液，内含多种消化酶和丰富的电解质。后者主要为碳酸氢钠，能中和进入十二指肠的胃酸。

（二）内分泌部

HE 染色为着色浅淡的内分泌细胞团，呈岛屿状散布于胰腺腺泡之间，故又称**胰岛**（pancreas islet）（图 9-20）。胰岛大小不一，直径为 75~500μm，由十到数百个细胞构成，团索状的细胞间有丰富的有孔毛细血管。人胰岛细胞主要有 A、B、D、PP 四种细胞（图 9-22），HE 染色不易区分，用 Mallory-Azan 等特殊染色方法可显示，还可用免疫组织化学法显示。

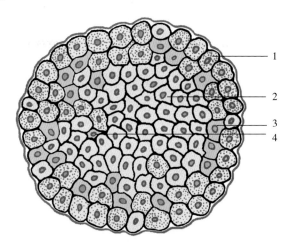

图 9-22 胰岛细胞分布模式图
1.A 细胞　2.B 细胞　3.D 细胞　4.PP 细胞

1. A 细胞 约占胰岛细胞总数的 20%，多分布于胰岛的周边。细胞较大，呈多边形，核圆形，胞质内含有很多粗大的鲜红色分泌颗粒。电镜下，分泌颗粒呈圆形或卵圆形，外包有单位膜，内含一偏位致密核芯，芯与膜之间有电子密度低的晕。A 细胞分泌**胰高血糖素**（glucagon），能促进肝细胞将糖原分解为葡萄糖，并抑制糖原合成，使血糖升高。

2. B 细胞 约占胰岛细胞总数的 75%，多位于胰岛的中央。细胞较小，分界不清，核小、圆形，胞质内有细小的橘黄色分泌颗粒。电镜下，分泌颗粒外包有单位膜，大小不一，分布不均，其内有一个至多个杆状或不规则的致密核芯。B 细胞分泌**胰岛素**（insulin），其作用与胰高血糖素相反，主要促进组织、细胞对葡萄糖的摄取和利用，促进葡萄糖合成为糖原或转化为脂肪贮存起来，从而使血糖降低。胰岛素和高血糖素的协同作用使血糖水平保持动态平衡。若B细胞分泌胰岛素不足，可致血糖升高而从尿中排出，即为糖尿病。若B细胞发生肿瘤或细胞功能亢进，胰岛素分泌过多，可导致低血糖症。

3. D细胞　约占胰岛细胞总数的5%，散布在A、B细胞之间，并与A、B细胞紧密相贴。细胞核卵圆形，胞质内含大量蓝色分泌颗粒。电镜下，D细胞与A、B细胞之间有缝隙连接；分泌颗粒较大，内含物呈细颗粒状，均匀分布。D细胞分泌生长抑素，以旁分泌方式直接作用于邻近的A细胞、B细胞或PP细胞，抑制这些细胞的分泌活动。

4. PP细胞　数量极少，主要分布于胰岛的周边，也见于外分泌部的导管上皮、腺泡细胞之间。胞质内有分泌颗粒，**分泌胰多肽**（pancreatic polypeptide，PP），具有抑制胃肠运动、胰液分泌及胆囊收缩的作用。

除上述细胞外，人胰岛的周边还可见少量的D1细胞，分泌血管活性肠肽，能促进胰腺腺泡和A、B细胞的分泌，分泌胃泌素刺激胃酸分泌等。有些动物如豚鼠，尚可见一些无分泌颗粒的C细胞，可能是一种未分化的细胞，可分化为A、B、D等细胞。

三、肝

肝（liver）是人体最大的腺体，成人肝约占体重的2%。肝细胞分泌胆汁经胆管入十二指肠，参与脂类和脂溶性物质的消化；具有极其复杂的生化功能，可合成多种蛋白质及其他物质，直接分泌入血；还参与糖、蛋白质、脂类、激素、药物等的代谢，并具有防御、造血的功能。

肝表面覆以致密结缔组织被膜，大部分为浆膜。肝门部的结缔组织随门静脉、肝动脉和肝管的分支伸入肝实质，将实质分隔成许多肝小叶（图9-23）。肝小叶之间各种管道密集的部位为门管区。

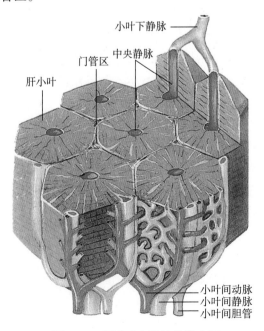

图9-23　肝小叶立体结构模式图

（一）肝小叶

肝小叶（hepatic lobule）是肝脏结构和功能的基本单位，呈多角棱柱体，长约2mm，宽约1mm，成人肝有50~100万个肝小叶。人肝小叶周围的结缔组织很少，因而人肝小叶常连成一片，分界不清（图9-24）。肝小叶中央有一条贯通其长轴的静脉，即**中央静脉**（central vein），肝细胞以其为中心、呈放射状排列成凹凸不平的板状结构，称**肝板**（hepatic plate），其断面呈条索状称**肝索**（hepati ccord）（图9-25）；相邻肝板分支吻合形成迷路状。肝板之间的不规则腔隙为**肝血窦**，经肝板上的孔相互间沟通连接成网状。相邻肝细胞邻接面的胞膜局部凹陷，围成**胆小管**，穿行于肝板内并相互连接成网。肝板、肝血窦和胆小管在肝小叶内形成各自独立而又密切相关的复杂网络（图9-23、25）。

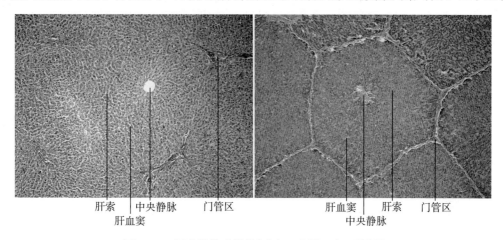

图9-24 肝光镜像（低倍）（左：人肝 右：猪肝）

1.**肝细胞**（nepatocyte） 约占肝内细胞总数的90%，呈多面体，直径15~30μm，有血窦面、胆小管面和肝细胞邻接面三种不同的功能面（图9-26）。每个肝细胞有2~3个血窦面。血窦面和胆小管面有发达的微绒毛，使其表面积扩大。相邻肝细胞之间的邻接面有紧密连接、桥粒和缝隙连接等结构。有的肝细胞之间还有贯通的细胞间通道。肝细胞通过这三种不同的功能面实现多种生理功能。

肝细胞的胞质呈嗜酸性（HE染色），含有弥散分布的嗜碱性团块，胞质中的糖原和脂滴大多消失而留下小空隙状。电镜下，胞质内细胞器丰富（图9-26），为体内细胞之最。肝的生化功能都是由肝细胞来执行的。

肝细胞核大而圆，居中，双核较多（约占25%），核内常染色质丰富，染色

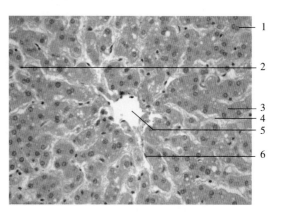

图9-25 肝小叶光镜像（高倍）
1.双核肝细胞 2.肝巨噬细胞 3.肝索
4.肝血窦 5.中央静脉 6.肝血窦内皮

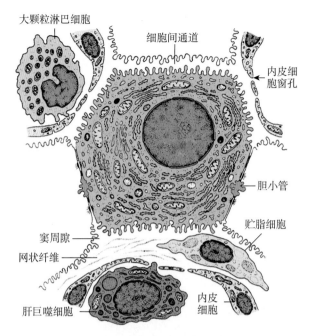

图 9-26　肝细胞与肝血窦超微结构模式图

浅，有一至数个清楚的核仁，说明肝细胞功能尤其是蛋白质合成功能活跃。多倍体细胞多是肝细胞的特点之一，正常成人肝的四倍体细胞占 60% 以上，这可能与肝细胞长期保持活跃的功能活动及旺盛的物质更新有关，与肝潜在的强大再生能力密切相关。

（1）粗面内质网：成群分布于核周围、线粒体和肝血窦附近，形成胞质中嗜碱性的团块；能合成多种重要的血浆蛋白，如白蛋白、纤维蛋白原、凝血酶原、脂蛋白、补体等。

（2）滑面内质网：为许多散在的小管和小泡，膜上有多种酶系规律地分布，如氧化还原酶、水解酶、合成酶和转移酶等。这些酶对细胞摄取的有机物进行连续的合成、分解、结合、转化等反应，因此具有多种功能，如胆汁的合成、脂类代谢、糖代谢、激素代谢以及对吸收的药物、腐败产物等大量化合物的生物转化、解毒等。

（3）高尔基复合体：每个肝细胞约有 50 个左右，主要分布于胆小管和核的周围。参与肝细胞的胆汁分泌以及蛋白质的加工、贮存和溶酶体的形成。

（4）线粒体：遍布胞质内，每个肝细胞内约有 2000 个。为肝细胞的功能活动提供能量。

（5）溶酶体：数量和种类均较多，大小不等，多见于胆小管、高尔基体附近。参与肝细胞的代谢和细胞器的更新过程，也参与胆红素的转运及铁的贮存。

（6）微体：又称过氧化物酶体，为大小不等的圆形小体，呈均质状。主要含过氧化氢酶和过氧化物酶，能将细胞代谢中产生的过氧化氢还原为水，从而消除其对细胞的毒性作用。

（7）包含物：肝细胞中有丰富的糖原、脂滴和色素等包含物。糖原是血糖的贮备形式，受胰岛素和胰高血糖素的调节，进食后增多，饥饿时减少。正常时脂滴少，某些肝病时可以增多。色素有胆色素、含铁血黄素和脂褐素，脂褐素随着年龄增长而增多。

2. **肝血窦**（hepatic sinusoid） 位于肝板之间，腔大而不规则，相互吻合成网；血窦壁由内皮细胞围成，窦腔内有肝巨噬细胞和大颗粒淋巴细胞。其通透性很高，除血细胞和乳糜微粒外，血浆的各种成分均可自由出入。从胃肠吸收大量物质的门静脉血和含氧的肝动脉血，经小叶间静、动脉注入肝血窦，而后汇入中央静脉，故而肝血窦内为混合血。

（1）内皮细胞：细胞扁而薄，含核的部分略厚凸向窦腔。电镜下，内皮细胞间常有 0.1～0.5μm 的细胞间隙，有的可达 1μm；不含核的部分有大量大小不等的窗孔（直径 0.1～2μm，无隔膜）；内皮外无基膜，仅有少量的网状纤维，故而肝血窦的通透性很高。

（2）肝巨噬细胞：又称**库普弗细胞**（Kupffer cell）（图 9-26、27），其形态不规则，表面有大量皱褶、微绒毛，以许多板状和丝状伪足附着在内皮上，或穿过内皮窗孔和细胞间隙伸入窦周隙。胞质内有发达的溶酶体，并常见有吞噬体、吞饮泡和残余体；细胞核较大。肝巨噬细胞由血液的单核细胞分化而来，是体内最大的巨噬细胞群体。具有变形运动

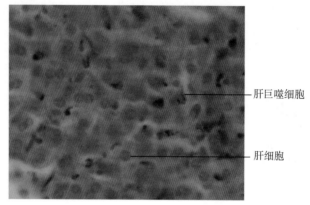

图 9-27 肝巨噬细胞（台盼蓝注射，高倍）

和活跃的吞噬能力，在清除从肝门静脉入肝的病原微生物、异物、清除衰老的血细胞、监视肿瘤、调节机体免疫应答等方面发挥着重要的作用。

（3）**大颗粒淋巴细胞**（large granular lymphocyte）：是肝特有的 NK 细胞，附着在内皮或肝巨噬细胞上。细胞近圆形，表面有伪足样突起，突起可穿过内皮的窗孔或间隙进入窦周隙，与肝细胞表面的微绒毛相接触。胞核呈肾形，常偏于一侧。胞质内有较多的溶酶体。在抵御病毒感染、防止肝内肿瘤及其他肿瘤的肝转移等方面有重要作用。

3. **窦周隙**（perisinusoidal space） 又称 Disse 间隙，为肝血窦壁与肝板之间的狭小间隙，宽约 0.4μm（图 9-26）。由于肝血窦壁通透性大，窦周隙内充满了血浆，肝细胞血窦面的大量微绒毛浸泡在血浆中，可进行充分而高效的物质交换。窦周隙内有一种形态不规则的**贮脂细胞**（fat-storing cell），它们有许多突起附于内皮细胞的基底面和肝细胞的表面，或伸入肝细胞之间；胞核形态不规则；主要特征是胞质内含有许多脂滴。HE 染色不易鉴别，用氯化金或硝酸银浸染法或免疫组织化学法可清楚显示。其功能之一是贮存人体 70%～85% 的维生素 A，当机体需要时释放入血；另一功能是合成胶原和基质（正常时受抑制），与肝的纤维增生性病变有关。

4. **胆小管**（bile canaliculi） 是相邻肝细胞的胆小管面的质膜局部凹陷围成的微细管道，在肝板内相互连接成网。其管径粗细较均匀，直径为 0.5～1.0μm。HE 染色不易

看到，用银染法、ATP 酶组化法等特殊染色可清楚显示（图 9-28）。电镜下，肝细胞在胆小管面形成许多微绒毛，突入胆小管腔（图 9-26、29）；胆小管周围的肝细胞膜间有紧密连接、桥粒等构成连接复合体，封闭胆小管，防止胆汁外溢入血。当肝细胞发生变性、坏死或胆道堵塞、内压增高时，胆汁经窦周隙溢入血液，导致黄疸。

胆小管近中央静脉处以盲端起始，其内的胆汁从肝小叶中央流向周边，汇入小叶边缘的肝闰管（又称 Hering 管），肝闰管在门管区汇入小叶间胆管。肝闰管由单层立方上皮组成。有人认为，其上皮细胞具有干细胞的性质，在肝再生过程中能增殖分化为肝细胞。

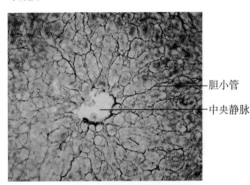

图 9-28　胆小管光镜像
（铁苏木精 - 苦味酸法，高倍）

胆小管
中央静脉

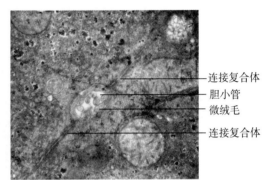

连接复合体
胆小管
微绒毛
连接复合体

图 9-29　胆小管电镜像

（二）门管区

门管区（portal area）是相邻肝小叶之间呈三角形、椭圆形或不规则形的结缔组织小区，又称汇管区，每个肝小叶周围有 3~4 个门管区。其中有三种伴行的管道，即小叶间动脉、小叶间静脉和小叶间胆管（图 9-23、24、30）。小叶间动脉是肝动脉的分支，其管壁较厚、腔小而规则；小叶间静脉是肝门静脉的分支，其管壁薄、腔大而不规则；小叶间胆管是肝管的分支，其管壁由单层立方上皮构成，管腔狭小。

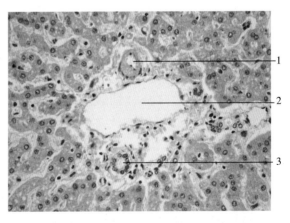

1
2
3

图 9-30　肝门管区光镜像（高倍）
1. 小叶间动脉　2. 小叶间静脉　3. 小叶间胆管

此外，在非门管区的小叶间结缔组织内还有单独走行的小叶下静脉，由中央静脉汇集而成，小叶下静脉汇集形成肝静脉，出肝后连于下腔静脉。

四、胆囊

胆囊（gall bladder）壁由黏膜、肌层和外膜三层结构组成（图 9-31）。

黏膜由上皮和固有层构成，形成许多高而分支的皱襞。上皮为单层柱状上皮，细胞游离面有大量微绒毛，核位于基底部，核上区胞质内线粒体、高尔基复合体、粗面内质网较丰富，顶部胞质有少量的黏原颗粒。上皮细胞的主要功能为吸收，也有一定的分泌作用。固有层较薄，富含血管和淋巴管，但无腺体。肌层为平滑肌，胆囊底部的肌层较厚，颈部次之，体部则最薄。肌纤维呈纵行或螺旋状排列，肌束间有较多弹性纤维。外膜较厚，大多为浆膜。

胆囊有贮存和浓缩胆汁的功能，其容量约为 40~70ml。

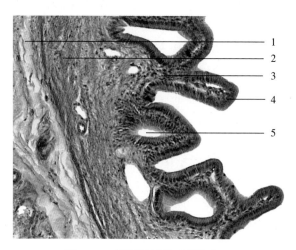

图 9-31　胆囊光镜像（低倍）
1.外膜　2.肌层　3.黏膜　4.上皮　5.黏膜窦

胰岛移植治疗糖尿病

自 1977 年美国明尼苏达大学报道了首例胰岛移植治疗 1 型糖尿病患者以来，尤其在 1986 年 Ricordi 发明了"半自动化胰岛分离的方法"以后，胰岛移植的临床应用日渐增多。随着临床移植技术的提高和胰岛分离纯化技术的改进，胰岛移植已经成为当今治疗糖尿病比较理想的方法和手段。

胰岛细胞移植与胰腺移植相比较有诸多优点：①胰岛移植操作简单安全，如果胰岛被排斥不需再次手术去除移植物。②可反复多次移植。③移植物能够在体外进行修饰。④胰岛细胞抗原性较低。不足是：胰腺供体的匮乏，需要长期使用免疫抑制剂，远期疗效尚不稳定等。作为糖尿病的一种治疗手段，胰岛移植拥有美好的未来。

第十章 呼吸系统

呼吸系统（respiratory system）由鼻、咽、喉、气管、支气管和肺组成。从鼻腔到肺内的终末细支气管为导气部，是气体进出的通道；从肺内的呼吸性细支气管至肺泡为呼吸部，是气体交换的部位。呼吸系统的主要功能是进行气体交换，此外鼻腔黏膜是嗅觉器官，鼻和喉还与发音有关。

第一节 鼻 腔

鼻腔的内表面为黏膜，由上皮和固有层构成。黏膜深部与软骨、骨或骨骼肌相连。鼻黏膜分为前庭部、呼吸部和嗅部。

一、前庭部

前庭部（vestibular region）为邻近外鼻孔的部分。前部被覆角化的复层扁平上皮，近鼻孔处与皮肤相移行，后部被覆未角化的复层扁平上皮，固有层为致密结缔组织，其深部与软骨膜相连，内有皮脂腺和汗腺，并富有鼻毛，可阻挡空气中的尘埃等异物。

二、呼吸部

呼吸部（respiratory region）占鼻黏膜的大部分，包括下鼻甲、中鼻甲、鼻道及鼻中隔中下部的黏膜，因富有血管而呈粉红色。被覆假复层纤毛柱状上皮，杯状细胞较多。固有层含有大量腺体和丰富的静脉丛及淋巴组织。腺分泌物与杯状细胞分泌物共同形成一层黏液覆盖于纤毛上。呼吸部黏膜具有温暖、湿化空气的作用，同时纤毛向咽部摆动，将黏附有尘埃等异物的黏液推向咽部而咳出。

三、嗅部

嗅部（olfactory region）位于上鼻甲和与其相对的鼻中隔部分及鼻腔顶部。活体时黏膜呈棕黄色，由嗅上皮和固有层组成。

（一）嗅上皮

为假复层柱状上皮，由嗅细胞、支持细胞和基细胞组成（图 10-1）。

1. **嗅细胞**（olfactory cell） 为双极神经元。呈长梭形，细胞核位于细胞中部，着色较浅；树突细长，伸至上皮表面，其末端膨大呈球状，为嗅泡，从嗅泡呈放射状发出10~30根嗅毛，平铺在上皮表面的浆液层内，嗅毛为嗅觉感受器，其细胞膜内有多种受体，分别感受不同化学物质的刺激；轴突细长，穿过基膜，在固有层内形成无髓神经纤维束，被嗅鞘细胞包裹，组成嗅神经。嗅细胞可接受化学刺激，传导神经冲动，传入中枢，产生嗅觉。

2. **支持细胞**（supporting cell） 数量最多。呈高柱状，细胞核位于细胞上部，胞质内含黄色色素颗粒。细胞顶部宽大，基部较细，游离面有微绒毛，侧面与相邻的嗅细胞之间有连接复合体。支持细胞具有支持、保护和分隔嗅细胞的功能，相当于神经胶质细胞。

3. **基细胞**（basal cell） 呈锥形，细胞较小，位于上皮深部。可增殖分化为嗅细胞和支持细胞。

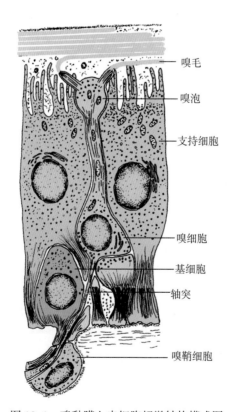

图 10-1 嗅黏膜上皮细胞超微结构模式图

（二）固有层

富含血管、淋巴管和神经，并有许多浆液性嗅腺，分泌的浆液可溶解空气中的化学物质，刺激嗅毛，引起嗅冲动；还可清洗上皮表面，保持嗅细胞感受刺激的敏感性。

第二节　喉

喉上接咽腔下连气管，既是气体通道，也是发音器官。喉以软骨为支架，各软骨之间以韧带和肌肉或关节相连。喉腔的内表面被覆黏膜，喉黏膜由上皮和固有层组成，在会厌、喉前庭和声襞等处为复层扁平上皮，其余部分为假复层纤毛柱状上皮，有杯状细胞。固有层为结缔组织，声襞的固有层分为三层：浅层是疏松结缔组织，炎症时易发生水肿；中层以弹性组织为主；深层以胶原纤维为主。中层和深层共同构成声韧带，为致密的板层结构。固有层深部的骨骼肌为声带肌。喉黏膜的深部依次为黏膜下层和外膜，均为疏松结缔组织。

第三节　气管和主支气管

气管与主支气管以气管杈为界，气管杈以上为气管，以下至肺门为左、右主支气管。

一、气管

管壁由内向外依次分为黏膜、黏膜下层和外膜三层（图 10-2、3）。

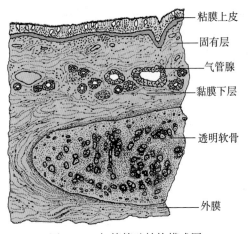

图 10-2　气管管壁结构模式图

（粘膜上皮、固有层、气管腺、黏膜下层、透明软骨、外膜）

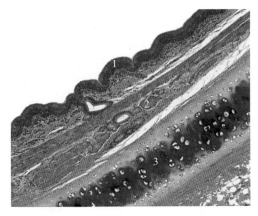

图 10-3　气管光镜像（低倍）
1. 上皮　2. 混合腺　3. 透明软骨

（一）黏膜

由上皮和固有层组成，上皮与固有层之间有明显基膜。

1. 上皮　为假复层纤毛柱状上皮，由纤毛细胞、杯状细胞、刷细胞、基细胞和小颗粒细胞等组成（图 10-4）。

（1）**纤毛细胞**（ciliated cell）：数量最多。呈柱状，游离面有纤毛，纤毛向咽部快速摆动，将黏液及附着其上的尘埃、细菌等推向咽部被咳出，可净化吸入的空气。长期吸烟或者患慢性支气管炎、吸入有害气体时，可使纤毛减少、变形、膨胀，甚至消失。

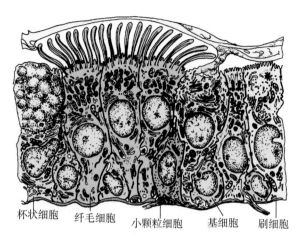

杯状细胞　　纤毛细胞　　小颗粒细胞　　基细胞　　刷细胞

图 10-4　气管黏膜上皮超微结构模式图

（2）**杯状细胞**（goblet cell）：呈高脚杯状，基底部狭窄，顶部膨大。其分泌的黏蛋白与混合腺的分泌物在上皮表面构成黏液性屏障，可黏附空气中的异物颗粒，溶解吸入的二氧化硫等有毒气体。

（3）**基细胞**（basal cell）：呈锥体形，位于上皮基底部，为干细胞，可增殖分化为上皮中其他各类细胞。

（4）**刷细胞**（brush cell）：呈柱状，游离面有排列整齐的微绒毛，形如刷状。其可能为一种化学感受器，具有感受刺激的作用。

（5）**小颗粒细胞**（small granule cell）：属于弥散性神经内分泌细胞，数量少，呈锥体形，单个或成团分布于上皮深部，胞质内有致密核芯颗粒，颗粒内有 5- 羟色胺等物质，可调节呼吸道平滑肌的收缩和腺体的分泌。

2. 固有层　为结缔组织，内有弹性纤维、淋巴组织、浆细胞和肥大细胞等。浆细胞与上皮细胞联合分泌 sIgA，具有局部免疫防御功能。

（二）黏膜下层

为疏松结缔组织，与固有层之间无明显界限。内含较多的混合腺、神经、血管和淋巴管等。

（三）外膜

主要由 16~20 个"C"型透明软骨环构成。前壁由软骨环和膜状韧带共同构成管壁的支架；后壁为膜壁，封闭软骨环的缺口处，内含弹性纤维、平滑肌束。咳嗽反射时平滑肌收缩，使气管腔缩小，利于清除痰液。

二、主支气管

主支气管壁的结构与气管相似，但随着管腔变小，管壁略有变化，其软骨环逐渐变为不规则软骨碎片，而平滑肌逐渐增多并呈螺旋形排列。

第四节　肺

　　肺的表面覆盖胸膜脏层，为间皮和结缔组织构成的浆膜。肺组织可分实质和间质两部分。肺实质指肺内支气管的反复分支及其终末端的大量肺泡（图 10-5、6）；肺间质指肺内的结缔组织，内含血管、淋巴管和神经等，还有较多的弹性纤维和巨噬细胞。

　　主支气管入肺门后反复分支，形如树枝状，故名**支气管树**（bronchial tree）。其中，自叶支气管到终末细支气管称肺导气部；因呼吸性细支气管以下各段均出现了肺泡，称肺呼吸部。每一细支气管连同它的各级分支和肺泡，共同构成锥体形的**肺小叶**（pulmonary lobule）。每叶肺大约有 50~80 个肺小叶（图 10-7），肺小叶是肺的基本结构单位。

一、肺导气部

　　主要包括叶支气管、段支气管、小支气管、细支气管和终末细支气管。肺导气部的各段管道仍由黏膜、黏膜下层和外膜组成。但随着管道不断分支，管径逐渐变小，管壁逐渐变薄，结构渐趋简单（表 10-1）。

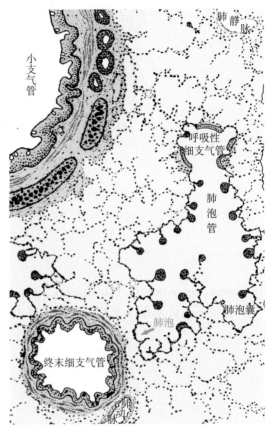

图 10-5　肺结构模式图

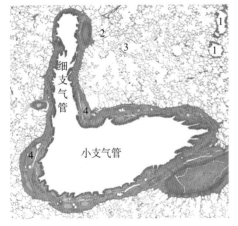

图 10-6　肺光镜像（低倍）
1.呼吸性细支气管　2.肺泡管　3.肺泡囊
4.软骨片

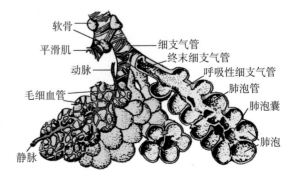

图 10-7　肺小叶模式图

导气部无气体交换功能。

表 10-1 肺导气部各段结构特征比较

段名	叶支气管、段支气管	小支气管	细支气管	终末细支气管
上皮细胞	假复层纤毛柱状	假复层纤毛柱状	单层纤毛柱状	单层柱状
杯状细胞	多	渐少	极少	无
腺体	较少	渐消失	基本消失	无
软骨组织	不规则碎片	片状、渐少	基本消失	无
平滑肌	分散	渐多	明显增多	呈环形

1.**叶支气管至小支气管** 管壁与主支气管相似，分为黏膜、黏膜下层和外膜三层。但随着管径渐细，管壁三层结构分界渐不明显。上皮仍为假复层纤毛柱状上皮，杯状细胞、腺体和软骨片都逐渐减少，平滑肌逐渐增多，成为不成层的环形平滑肌束（图10-5、6）。

2.**细支气管（bronchiole）** 管径约为 1mm。上皮渐变为单层纤毛柱状上皮，杯状细胞、腺体和软骨片很少甚至消失。环形平滑肌更加明显，因此黏膜常形成皱襞（图10-6）。

3.**终末细支气管（terminal bronchiole）** 管径约为 0.5mm。上皮为单层柱状上皮，杯状细胞、腺体和软骨片完全消失，因出现完整的环形平滑肌层，黏膜皱襞更明显。

电镜下，终末细支气管的上皮主要由纤毛细胞和无纤毛的分泌细胞组成。分泌细胞又称**克拉拉细胞**（Clara cell），其数量多，呈高柱状，胞核卵圆形，位于细胞中部，顶部胞质中因含有分泌颗粒，使细胞顶部凸向管腔（图 10-8）。其分泌物中含有蛋白水解酶、黏液溶解酶，可分解管腔内的细胞碎片、降低黏液黏稠度，保持气道通畅。Clara 细胞含氧化酶系，可对吸入的毒物及某些药物进行生物转化和解毒，并有分裂增殖潜能。

细支气管和终末细支气管管壁中的环形平滑肌均可在自主神经的支配下收缩和舒张，调节进入肺泡的气流量。哮喘发作时，此处的平滑肌持续性收缩痉挛，导致气道变小而致呼吸困难。

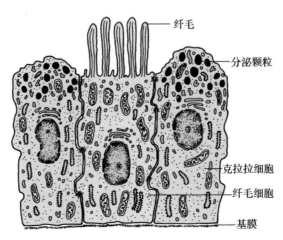

图 10-8 终末细支气管上皮细胞超微结构模式图

二、肺呼吸部

包括呼吸性细支气管、肺泡管、肺泡囊和肺泡。因为出现肺泡，因此呼吸部具有呼吸功能，肺泡是进行气体交换的场所。

（一）呼吸性细支气管

呼吸性细支气管（respiratory bronchiole）是终末细支气管的分支。其管壁不完整，出现少量肺泡开口。上皮为单层立方上皮，主要为克拉拉细胞和少量纤毛细胞，上皮外有少量环形平滑肌。在肺泡开口处，单层立方上皮移行为单层扁平上皮（图10-5、6、9）。

（二）肺泡管

肺泡管（alveolar duct）是两个相邻的肺泡之间的部分，因管壁上有很多肺泡的开口，所以其自身管壁结构很少，仅在切片上呈现一系列相邻肺泡开口之间的结节状膨大，膨大表面被覆单层立方上皮或扁平上皮，内为结缔组织和平滑肌组织（图10-5、6）。

（三）肺泡囊

每个肺泡管可分支形成2~3个**肺泡囊**（alveolar sac）。囊壁是肺泡，相邻肺泡之间无平滑肌，只有少量结缔组织，故切片中无结节状膨大（图10-5、6、9）。

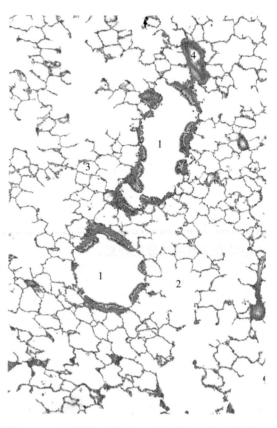

图10-9 呼吸性细支气管、肺泡囊的光镜像（低倍）
1.呼吸性细支气管 2.肺泡囊 3.肺泡 4.肺内血管

（四）肺泡

肺泡（pulmonary alveoli）是支气管树的终末部分，为半球形的囊泡，直径约0.2mm，开口于肺泡囊、肺泡管或呼吸性细支气管，是肺进行气体交换的部位。成人肺约有3亿~4亿个肺泡，总表面积可达140m²。肺泡壁很薄，由单层肺泡上皮和基膜组成。相邻肺泡之间有少量结缔组织，富含毛细血管和弹性纤维，称肺泡隔（图10-10）。

1.肺泡上皮　由Ⅰ型肺泡细胞和Ⅱ型肺泡细胞组成。

（1）Ⅰ型肺泡细胞（type Ⅰ alveolar cell）：覆盖肺泡约95%的表面积。细胞扁平状，含核的部分较厚突向肺泡腔，无核部分胞质很薄，约0.2μm厚，参与构成气血屏

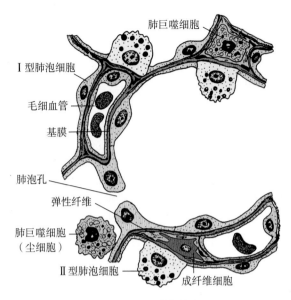

图 10-10 肺泡结构模式图

障，有利于进行气体交换（图 10-10）。电镜下，胞质内可见较多的吞饮小泡，小泡内有微小粉尘和表面活性物质，细胞可将它们转运到间质内清除。Ⅰ型肺泡细胞损伤后由Ⅱ型肺泡细胞增殖分化补充。

（2）**Ⅱ型肺泡细胞**（type Ⅱ alveolar cell）：位于Ⅰ型肺泡细胞之间，数量较Ⅰ型肺泡细胞多，但仅覆盖肺泡约 5% 的表面积。细胞呈立方形或圆形，胞核圆形，胞质着色浅，呈泡沫状（图 10-10）。电镜下，细胞游离面有短小的微绒毛，胞质可见较多呈球形的板层小体（lamellar body），直径 0.2～1 μm，内有同心圆或平行排列的板层结构，含磷脂、蛋白质和糖胺多糖等（图 10-11）。板层小体内分泌物释入肺泡腔内，在肺泡上皮表面铺展成一层薄膜，称**表面活性物质**（surfactant），可降低肺泡表面张力，起到稳定肺泡大小的作用。

呼气时肺泡缩小，表面活性物质密度增加，降低了肺泡表面张力，肺泡回缩力减低，防止肺泡的塌陷；而吸气时肺泡扩大，表面活性物质密度减小，肺泡回缩力增大，可防止肺泡的过度膨大。某些新生儿因Ⅱ型肺泡细胞发育不全，缺乏肺泡表面活性物质，肺泡的回缩力极大，肺泡难以扩张，导致呼吸困难，发生新生儿呼吸窘迫综合征。

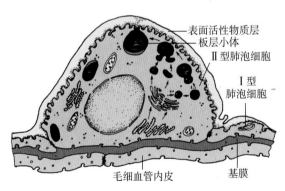

图 10-11 Ⅱ型肺泡细胞超微结构模式图

2. **肺泡隔**（alveolar aeptum） 相邻肺泡间的结缔组织称为肺泡隔，属肺间质的一部分，内有成纤维细胞、肺巨噬细胞、浆细胞、肥大细胞、淋巴管、神经纤维及密集的连续性毛细血管和丰富的弹性纤维。其中的毛细血管网与肺泡壁Ⅰ型肺泡细胞相贴，共同构成气血屏障，有利于气体交换。弹性纤维则起到回缩肺泡的作用，若因弹性纤维退化性变或者被破坏，使肺泡不能回缩，可导致肺气肿，影响肺的换气功能。

肺巨噬细胞（pulmonary macrophage）来源于血液中的单核细胞，广泛分布于肺间质内，但以细支气管以下的管道周围及肺泡隔内较多，有的可游走进入肺泡腔内。肺巨噬细胞具有活跃的吞噬功能，能吞噬清除进入肺泡和肺间质的尘埃和细菌等异物。吞噬尘埃颗粒后的巨噬细胞称为**尘细胞**（dustcell）。

3. **肺泡孔**（alveolar pore） 是相邻肺泡间气体流通的小孔，直径 $10 \sim 15 \mu m$，一个肺泡壁上可有一个或数个，可均衡肺泡间气体含量，当某个终末细支气管或呼吸性细支气管阻塞时，肺泡孔起侧支通气作用。但在肺部感染时，肺泡孔也成为炎症扩散的通道。

4. **气 – 血屏障**（blood–air barrier） 是肺泡内气体与血液内气体进行交换所经过的结构，主要由肺泡表面活性物质层、Ⅰ型肺泡细胞与基膜、毛细血管基膜与内皮构成，厚约 $0.2 \sim 0.5 \mu m$，有利于气体的交换（图 10–10）。

三、肺的血管

肺有两套血管，一套是完成气体交换功能的肺动脉和肺静脉；另一套是营养肺和支气管的支气管动脉和支气管静脉。①肺动脉和肺静脉：是肺的功能血管。肺动脉入肺后不断分支并与各级支气管伴行直至肺泡周围，在肺泡隔内形成密集的毛细血管网，气体交换就在毛细血管网和肺泡间进行，然后毛细血管逐渐汇集成肺静脉出肺门。②支气管动脉和支气管静脉：是肺的营养血管。支气管动脉的分支随支气管的分支入肺，沿支气管树分支形成毛细血管，营养支气管和肺，其中毛细血管的血液一部分回流入支气管静脉，一部分与肺动脉的毛细血管网吻合，血液汇入肺静脉。

PM2.5 对人类健康的影响

PM2.5 是指大气中直径小于或等于 $2.5 \mu m$ 的颗粒物，也称为可入肺颗粒物。人体的生理结构决定了对 PM2.5 没有任何过滤、阻拦能力；所以，细颗粒物造成的灰霾天气对人体健康的危害甚至要比沙尘暴更大。因为粒径 $>10 \mu m$ 的颗粒物，会被挡在人的鼻外；粒径在 $2.5 \sim 10 \mu m$ 之间的颗粒物，入上呼吸道后，部分可随痰液等排出体外，另外也会被鼻毛阻挡；但粒径 $<2.5 \mu m$ 以下的细颗粒物，直径相当于人类头发的 1/10 大小，其粒径小，富含大量有毒有害物质，还可成为病毒和细菌的载体，且在大气中的停留时间长、输送距离远，被吸入人体后会影响肺的气体交换，引发或加重呼吸系统疾病，甚至引起充血性心力衰竭和冠心病等，对人体危害很大。研究表明，PM2.5 和 PM10 浓度越高，儿童及其双亲呼吸系统病症的发生率也越高，而 PM2.5 的影响尤为显著。

谁是肺癌发生的罪魁祸首？

随着人类生活环境及生活方式的不断变化，肺癌的发病率和死亡率在全世界范围内都存在着上升的趋势。在 20 世纪 70 年代，我国肺癌在肿瘤死亡分类构成中，占肿瘤死亡的 7.35%，居第 5 位；20 世纪 90 年代，肺癌上升到肿瘤死因的第 3 位，并成为城市肿瘤死亡的首位，到了 21 世纪初，肺癌已经跃居肿瘤死亡原因的第 1 位。

肺癌的发生主要与环境因素相关，包括吸烟、空气污染、饮水及食品污染、饮食习惯的改变等。①吸烟是肺癌的主要诱因，85% 的男性肺癌患者有吸烟史。事实上，如果人们不吸烟，大部分肺癌是可以预防的。患肺癌的风险与吸烟时间、每天吸烟的量、吸入的深度及焦油含量成正相关，与开始吸烟的年龄及戒烟的年限成负相关；吸烟者患肺癌的风险是非吸烟者的 10~25 倍。②空气污染也是肺癌发生的一个诱因。除室外的汽车废气、工业废气、煤烟和建筑粉尘污染外，室内空气污染更为严重，室内空气污染主要来自生火、烹饪和吸烟；特别是被动吸烟也同样承受着患癌风险。近年上海地区的非吸烟妇女中肺癌发生率增加即是被动吸烟影响所致。③工业废弃物对饮水及食品的污染也引起相关地区肺癌日益增多。在一些水源污染严重的地区，近年来村民大量非正常性死亡，最多一年因癌症死亡 30 多人，其中肺癌占 17%。④饮食习惯的改变也是促进肺癌发生的一个诱因。过多摄入动物脂肪大大增加女性患肺癌的风险；胆固醇的摄入量与发生肺癌的风险成正比。许多研究均表明摄入脂肪与肺癌发生相关。

吸烟虽是肺癌发生的重要诱因，但仅有 10% 的吸烟者患肺癌。从组织学的角度，肺癌大致可以分为小细胞肺癌和非小细胞肺癌，其中后者又分为腺癌、鳞癌和大细胞癌。目前，腺癌是肺癌的各种亚型中最为常见的，在每年全球确诊的新增病例中约占 40%。研究发现，90% 以上的小细胞肺癌患者来源于吸烟人群，而 75% 左右的鳞癌患者来源于吸烟人群；但只有 50% 的肺腺癌患者是吸烟者。肺腺癌在我国的高发，来源于非吸烟人群的肺腺癌患者已经不在少数，而且非吸烟的肺腺癌患者中，女性占绝大多数。由此可见，遗传因素对于肺癌的发生也很重要，研究表明，部分肺癌患者存在着致癌基因的突变和融合现象，还有部分基因的多态性与肺癌的易感性相关。因此，肺癌的发生是环境因素和遗传因素都有关，改善环境以及寻找肺癌易感人群对于降低肺癌发生率具有非常重要的意义。

【参考读物】陈汉春等.环境因素对肺癌发生的影响.生命科学研究，2006，10（2）：112–114.

第十一章　泌尿系统

泌尿系统（urinary system）包括肾、输尿管、膀胱和尿道。肾是人体主要的排泄器官，以形成尿的方式来排除体内的代谢产物、多余的水分、无机盐、药物及有害物质等，调节水盐代谢和电解质平衡。此外，肾还能产生多种激素和生物活性物质。

一、肾

肾似蚕豆形，表面有致密结缔组织构成的被膜，又称纤维膜。肾实质分为皮质和髓质（图 11–1）。髓质位于肾的深部，由 10～18 个**肾锥体**（renal pyramid）组成。肾锥体尖端钝圆，突入肾小盏内，称肾乳头，每个肾乳头上有 10～25 个乳头孔。皮质位于肾的外围，肾皮质伸入肾锥体之间的部分称为**肾柱**（renal column）。肾锥体的底与皮质相接，其辐射状的条纹伸到皮质称**髓放线**（medullary ray）。髓放线之间的肾皮质称**皮质迷路**(cortical labyrinth)。每一个髓放线及其周围相邻接的皮质迷路组成一个**肾小叶**(renal lobule)。每个肾锥体与相连的皮质组成一个**肾叶**（renal lobe）。

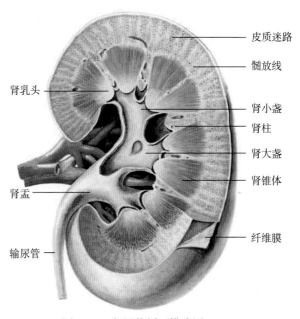

图 11–1　肾冠状剖面模式图

　　肾实质主要由大量肾单位和集合管组成，其间有少量结缔组织、血管和神经等，称肾间质。**泌尿小管**（uriniferous tubule）是由单层上皮构成的管道，包括肾小管和集合管两部分（图 11-2）。肾小管起始部膨大凹陷而成的双层盲囊（肾小囊），与血管球共同构成肾小体。每个肾小体和与之相连的肾小管共同构成肾单位。

（一）肾单位

　　肾单位（nephron）是尿液形成的结构和功能单位，由肾小体和肾小管构成。每个肾约有 100 万～200 万个肾单位，肾单位平均长约 50～70mm（表 11-1）。根据肾小体在皮质的位置不同，肾单位可分为浅表肾单位与髓旁肾单位两种（图 11-2）：肾小体分布在皮质浅层的称浅表肾单位，占总数的 85%；肾小体分布在皮质深层的称髓旁肾单位，约占总数的 15%。

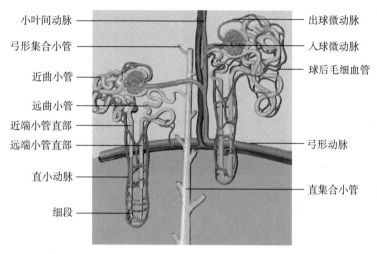

图 11-2　肾单位模式图

表 11-1　肾单位的组成

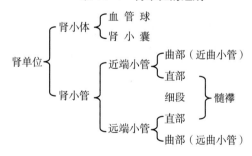

　　1. 肾小体　**肾小体**（renal corpuscle）又称肾小球，圆球形，直径约 150～250μm，是肾单位的起始部。肾小体由血管球和肾小囊组成。肾小体有两个相对称的极，微动脉出入的一端称血管极，另一端与近端小管相连为尿极（图 11-3、4）。

　　（1）**血管球**（glomerulus）：为肾小囊内一团盘曲的毛细血管，入球微动脉从血管极进入肾小囊后，先分成 4~5 个分支，然后每支再分出许多小支，形成襻状毛细血管网，最后汇集成一条出球微动脉，从血管极离开肾小囊（图 11-3、5）。因此，血管球的毛细血管是一种独特的动脉毛细血管。通常入球微动脉的管径比出球微动脉粗，使得血管球内毛细血管的血压较高。血管球的毛细血管为有孔型，孔径为 50~100nm，无隔膜封闭。在内皮的表面覆有一层带负电荷的细胞衣，富含唾液酸，对血液中的物质有选择性通透作用。

血管系膜（mesangium）又称**球内系膜**（intraglomerular mesangium），位于血管球毛细血管之间，主要由球内系膜细胞和系膜基质组成。球内系膜细胞是一种形状不规则的多突起细胞，核小，染色较深。球内系膜细胞具有一定的收缩功能，可调节毛细血管的管径，还可分泌肾素和多种酶等，参与血管球内血流量的调节。球内系膜细胞还参与基膜的更新和清除沉淀在基膜上的沉积物，维持基膜的通透性。系膜基质主要由球内系膜细胞产生，富含 IV 型胶原蛋白及蛋白多糖。IV 型胶原蛋白在基质内形成疏松的网状结构，对血管球毛细血管提供支持作用，并有利于液体及大分子物质的通透。

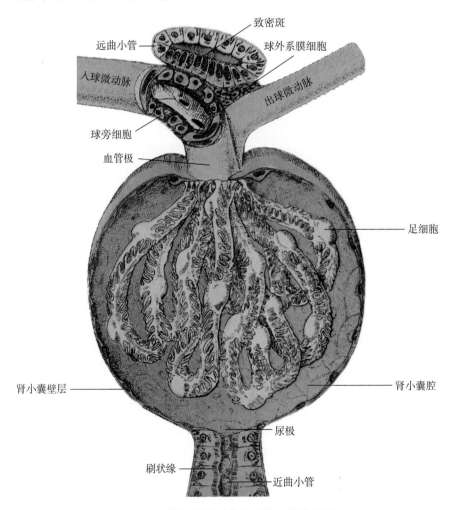

图 11-3　肾小体及球旁复合体立体模式图

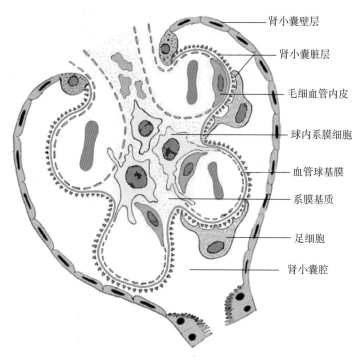

图 11-4 肾小体剖面模式图

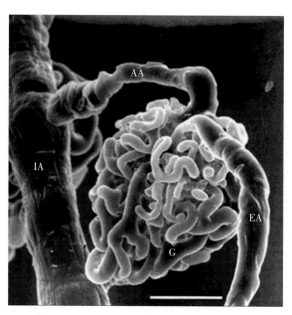

图 11-5 肾皮质血管铸型扫描电镜像

AA. 入球微动脉　EA. 出球微动脉　IA. 小叶间动脉　G. 血管球

（2）**肾小囊**（renal capsule）：又称 Bowman 囊，是肾小管起始部膨大凹陷而成的双层盲囊，内有血管球。肾小囊两层间的腔隙称肾小囊腔，与肾小管管腔相通。肾小囊壁由内、外两层组成，外层是单层扁平上皮，又称肾小囊壁层，在肾小体尿极处与肾小管上皮相连续，在血管极向内转折为肾小囊内层，又称肾小囊脏层。脏层细胞有许多大小不等的突起，称**足细胞**（podocyte）（图 11-6）。扫描电镜下可见足细胞从细胞体伸出几个粗大的初级突起，每个初级突起又发出许多指状的次级突起，有的次级突起还可发出少量的三级突起（图 11-7）。相邻足细胞的次级突起呈抱指状相互嵌合，形成栅栏状，紧贴在血管球基膜外表。相邻突起之间留有宽约 25nm 的间隙，称为**裂孔**（slit pore），裂孔上覆有 4~6nm 厚的**裂孔膜**（slit diaphragm）。突起内有许多微丝，微丝收缩可改变裂孔的大小，影响滤液的通透性。

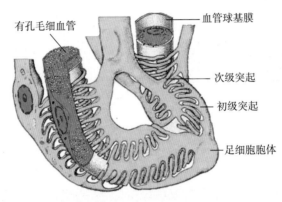

图 11-6　肾小体足细胞与毛细血管立体模式图

（3）**血管球基膜**（glomerulas basement membrane）：是位于血管球毛细血管内皮与足细胞突起及裂孔膜之间的均质状膜，在血管系膜侧基膜缺如，内皮直接与系膜相邻接（图 11-3、4）。电镜下血管球基膜分为内疏层、致密层和外疏层三层（图 11-8）。血管球基膜主要由 IV 型胶原蛋白、蛋白多糖和层粘连蛋白等组成。成人基膜厚约为 330nm，婴幼儿较薄约 110nm。

（4）**滤过膜**（filtration membrane）：是肾小体的滤过结构，当血液流经血管球毛细血管时，由于血管球毛细血管内血压较高，血浆中的部分成分经有孔内皮、毛细血管基膜、足细胞裂孔膜而滤入肾小囊腔内，血浆所经过的这三层结构称为滤过膜，或**滤过屏障**（filtration barrier）（图 11-8）。进入肾小囊腔内的滤过液称原尿，原尿内除不含大分子蛋白质外，其余成分与血浆基本相似。滤过膜对水和电解质及小分子物质有高度通透性，而对血浆蛋白质及一些大分子物质通透性极低。一般情况下，相对分子质量在 70KD 以下、直径 4nm 以下的物质通过滤过膜，如葡萄糖、多肽、尿素、电解质、水等。血管球基膜中的糖胺多糖以带负电荷的硫酸肝素为主，毛细血管内皮腔面及足细胞表面也都带有负电荷，这些成分使血浆中带负电荷的物质比带正荷的难以通过，这对防止蛋白质滤过具有重要意义。成人一昼夜可形成原尿约 180L。

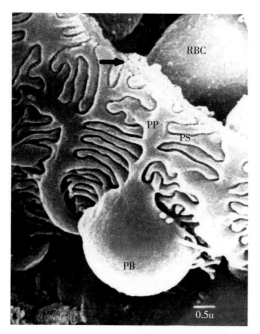

图 11-7 足细胞冷冻割断扫描电镜像

PB. 足细胞胞体　PP. 初级突起　PS. 次级突起

RBC. 红细胞　↑基膜

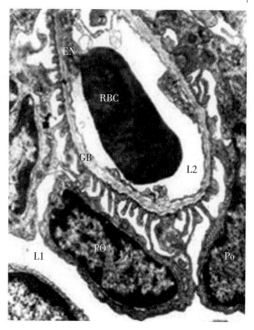

图 11-8 肾小体电镜像

EN. 毛细血管　GB. 血管球基膜　L1. 肾小囊腔　L2. 毛细血管腔　PO. 足细胞　RBC. 红细胞　↑基膜

2. 肾小管　肾小管（renal tubule）由单层上皮细胞及其基膜共同组成。肾小管全长约 31mm，依其结构和功能及分布的差异，可分为近端小管、细段和远端小管三部分，近端小管和远端小管又可分别分为曲部和直部两部分。近端小管直部、细段和远端小管直部形成一个"U"形襻，称髓襻，髓襻的下行支和上行支分别称降支和升支。近端小管曲部和肾小囊相续，远端小管曲部连接集合小管（图 11-9）。肾小管具有重吸收、分泌或排泄等作用。

（1）**近端小管**（proximal tubule）：是肾小管中最粗、最长的一段，管径 50～60μm，长约 14mm，约占肾小管总长的一半。

近端小管曲部（近曲小管）在肾小囊的尿极与肾小囊壁层上皮相续，管腔相对小而不规则，上皮细胞为锥形或立方形，胞体较大，细胞界限不清，胞核圆形靠近基底部，胞质嗜酸性强，游离面有刷状缘，细胞基部有纵纹（图 11-9～11）。电镜下刷状缘由密集排列的微绒毛组成，可扩大管腔表面积约 36 倍，有利于重吸收。细胞基底面有发达的质膜内褶，内褶间的胞质内有许多纵行排列的杆状线粒体。细胞的侧面有许多侧突，相邻细胞的侧突相互嵌合。细胞基部质膜上还有丰富的 Na^+-K^+ATP 酶（钠泵），可将细胞内 Na^+ 泵至小管外肾间质中，完成 Na^+、K^+ 的主动运输。

近端小管直部的结构与曲部相类似，但细胞略矮，微绒毛稍短，侧突和质膜内褶都不如曲部发达。

近端小管的结构特点使其具有极强的重吸收功能，原尿中几乎全部氨基酸、葡萄糖、多肽和小分子蛋白质、维生素和 85% 的水分及无机盐离子等，均在此段内进行重

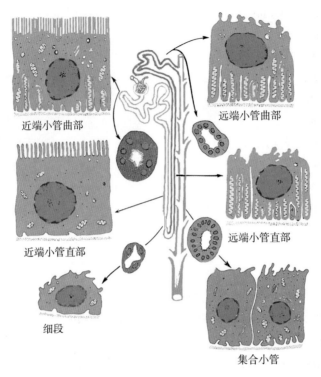

图 11-9　泌尿小管各段上皮细胞的光镜与超微结构模式图

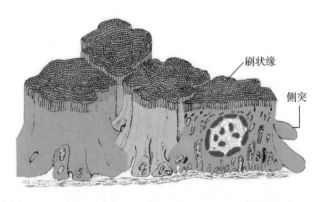

图 11-10　近曲小管上皮细胞超微结构立体模式图

吸收。此外，近端小管曲部细胞还能将氢离子、氨、肌酐、马尿酸等代谢产物分泌排入管腔内；还能转运和排出血液中的一些外来物质，如酚红、青霉素等。临床上利用酚红排泄试验来检测近端小管的功能状态。

（2）**细段**（thin segment）：管径最细，约为 $12\mu m$，位于髓放线及肾锥体内。浅表肾单位的细段较短，参与组成髓襻降支，髓旁肾单位的细段较长，由降支再反折上行，参与构成升支。细段管壁为单层扁平上皮，细胞含核部分突向管腔，胞质染色浅，细胞游离面仅有少量短小的微绒毛。由于细段的管壁薄，有利于水和离子通透。

（3）**远端小管**（distal tubule）：远端小管的管径比近端小管细，管径约 $30\sim45\mu m$，管腔相对大而规则。管壁上皮细胞呈立方形，细胞界限清楚，胞质呈弱酸性，着色较浅，核位于近管腔面，细胞基部纵纹明显，无刷状缘（图 11-9、11）。

远端小管直部上皮细胞的基部质膜内褶很发达，褶深可达细胞顶部，褶间胞质内有纵行排列的大而长的线粒体（图 11-9）。基部质膜上有丰富的 Na^+-K^+ATP 酶，能主动将 Na^+ 泵入小管外间质内，使间质呈高渗，在浓缩尿液的过程中，起重要作用。

远端小管曲部（远曲小管）的超微结构与直部相似，微绒毛数量增加，但质膜内褶和线粒体不如直部发达。远曲小管细胞能重吸收 H_2O、Na^+，排出 K^+、H^+、NH_3 等，对维持体液的电解质及酸碱平衡起重要作用。它的功能活动受醛固酮和抗利尿激素的调节。醛固酮能促进此段吸 Na^+ 排 K^+；抗利尿激素能促进此段对水的重吸收，使尿液浓缩，尿量减少。

（二）集合管

集合管（collecting tubule）全长 $20\sim38mm$，可分为弓形集合管（arched collecting tubule）、直集合管（straight collecting tubule）和乳头管（papillary duct）三段。弓形集合管呈弓形，一端与远曲小管相连，另一端连接直集合管。直集合管在髓放线和肾锥体内下行，至肾乳头改称乳头管，开口于肾小盏。集合管下行时沿途有许多远曲小管汇入，集合管管径由细（直径约 $40\mu m$）逐渐变粗（直径 $200\sim300\mu m$），管壁由单层立方上皮逐渐移行为单层柱状上皮，至乳头管为高柱状上皮。集合管管壁细胞界限清楚，胞质色淡，核圆，居细胞中央。集合管具有重吸收 H_2O、Na^+，排 K^+ 的功能，使原尿进一步浓缩，受醛固酮和抗利尿激素的调节；还可受心钠素的作用，减少对水的重吸收而增多尿量（图 11-12）。

肾小体形成的原尿，经肾小管各段及集合管后，原尿中约 99% 的水、绝大部分营养物质和无机盐被管壁上皮重吸收，经球后毛细血管网进入血液，部分离子也在此进行交换；肾小管上皮细胞还主动分泌和排出机体的部分代谢产物。最后形成的浓缩液体称终尿，经乳头孔排入肾小盏。成人终尿每天的量为 $1\sim2L$，仅占原尿的 1% 左右。肾在

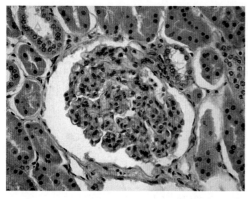

图 11-11　致密斑、肾小管曲部光镜像（低倍）
△远端小管曲部　☆近端小管曲部　↑致密斑

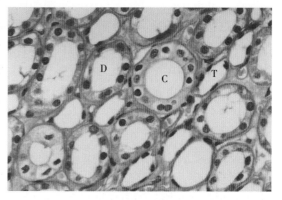

图 11-12　集合管光镜像（低倍）
C.集合管　D.远端小管直部　T.细段

泌尿过程中不仅排出机体的代谢产物、重吸收机体所需的营养物质，而且对维持机体水盐平衡和内环境的稳定起重要作用。

（三）球旁复合体

球旁复合体（juxtaglomerular complex）又称**肾小球旁器**（juxtaglomerular apparatus），位于肾小体血管极所形成的三角区，由球旁细胞、致密斑和球外系膜细胞组成。致密斑为三角区的底，入球微动脉和出球微动脉为三角区两边，球外系膜细胞位于三角区中心。球旁复合体是机体调节血压、水分及电解质平衡的装置（图11-3、13）。

1. 球旁细胞（juxtaglomerular cell）　主要由入球微动脉行至血管极处，其管壁中

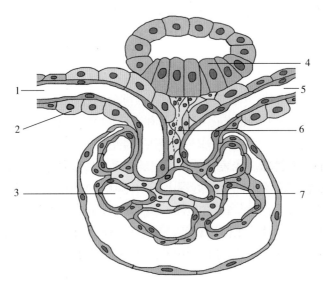

图 11-13　球旁复合体模式图
1. 入球微动脉　2. 球旁细胞　3. 毛细血管　4. 致密斑
5. 出球微动脉　6. 球外系膜细胞　7. 球内系膜细胞

的平滑肌细胞转变为上皮样细胞而成。细胞体积大，呈立方形或多边形，核大，胞质弱嗜碱性。电镜观察，胞质内粗面内质网和核糖体丰富，高尔基复合体发达，肌丝少，有大量均质状分泌颗粒，内含肾素，可以通过胞吐方式释放到周围间质中。肾素（renin）是一种蛋白水解酶，能使血浆中的血管紧张素原变成血管紧张素 I，后者在血管内皮细胞分泌的转换酶作用下转变为血管紧张素 II，两者均可使血管平滑肌收缩而升高血压，增强滤过作用。血管紧张素还可促使肾上腺皮质分泌醛固酮，促进肾远曲小管和集合管吸收 H_2O、Na^+ 同时排出 K^+，致使血容量增加，血压升高。

2. 致密斑（macula densa）　是指远端小管曲部在近血管极一侧的细胞，呈高柱状，排列紧密，形成一直径 $40\sim70\mu m$ 的椭圆形隆起，由 $20\sim30$ 个细胞组成。致密斑处的基膜常不完整，细胞基部有细小的突起，与邻近细胞关系密切。致密斑是一种离子感受器，可感受远端小管内滤液中 Na^+ 浓度的变化。当滤液内 Na^+ 浓度下降时，致密斑将信息传递给球旁细胞，后者可分泌肾素，继而增强远端小管和集合小管对 Na^+ 的重

吸收作用。

3. 球外系膜细胞（extraglomerular mesangial cell） 又称**极垫细胞**（polar cushion cell），是充填于肾小体血管极三角区内的一些细胞，与球内系膜细胞的形态相类似，并与球内系膜细胞相延续。球外系膜细胞与球旁细胞、球内系膜细胞之间有缝隙连接，与致密斑紧密相贴，但未见缝隙连接。球外系膜细胞可能在球旁复合体的活动中起着信息传递的作用。

（四）肾间质

肾间质为肾内的少量结缔组织，内含血管、神经等，从皮质到乳头间质成分渐增多。其内有一种特殊的间质细胞，呈星形，有许多长突起，细胞内有特征性的嗜锇性脂滴颗粒。间质细胞具有分泌前列腺素和参与形成间质内纤维和基质等功能。

（五）肾的血液循环

肾血液循环与肾功能密切相关。肾动脉入肾门后分成几支叶间动脉，行走于肾锥体之间。叶间动脉在肾锥体底处分支为弓形动脉，位于皮质和髓质之间（图 11-2）。弓形动脉发出若干小叶间动脉，呈放射状行走于皮质迷路内。小叶间动脉分支发出入球微动脉进入肾小体，形成血管球。浅表肾单位的出球微动脉离开肾小体后又分支形成球后毛细血管网，分布在肾近端小管曲部和远端小管曲部周围。毛细血管网依次汇合成小叶间静脉、弓形静脉和叶间静脉，与相应动脉伴行，最后形成肾静脉经肾门出肾。髓旁肾单位的出球微动脉不仅形成球后毛细血管网，还发出分支形成直小动脉直行于髓质，又返折为直小静脉，形成"U"形血管襻与髓襻伴行，直小静脉汇入弓形静脉。肾的血液循环途径见表 11-2。

肾血液循环有如下特点：①肾动脉直接来自腹主动脉，血压较高，血流量大，肾脏每分钟血流量约 1200ml，相当于心输出量的 1/4～1/3 左右，每 4～5 分钟人体内血液全部流经肾内被滤过一遍，其中 90% 进入肾皮质。②肾小体入球微动脉的管径大于出球微动脉，血管球的血压较高，有利于滤过。③形成两次毛细血管网，血管球为动脉毛细血管网，起滤过作用，球后毛细血管网缠绕在泌尿小管周围，起营养及回收重吸收物质的作用。④直小血管在髓质内形成许多"U"形血管襻，并与髓襻伴行，有利于肾小管和集合小管的重吸收和尿液的进一步浓缩。

（六）肾的淋巴管和神经

肾有肾实质内淋巴丛和被膜淋巴丛。肾实质内的毛细淋巴管分布于肾单位周围，沿血管逐级汇成小叶间淋巴管、弓形淋巴管和叶间淋巴管，经肾门淋巴管出肾。被膜内的毛细淋巴管汇合成被膜下淋巴管，还可与肾内淋巴丛吻合，或汇入邻近器官的淋巴管。

肾的神经来自于肾丛，包括交感神经和副交感神经，主要为交感神经，神经纤维从肾门入肾，分布于肾血管、肾间质、皮质迷路和球旁复合体。

表 11-2 肾的血液循环

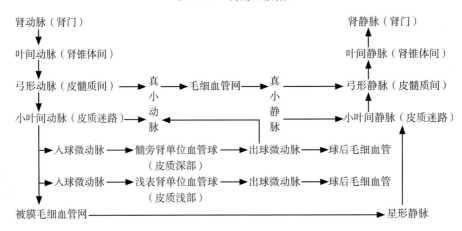

（七）肾的非泌尿功能

肾能产生多种激素或生理活性物质，主要有前列腺素、肾素－血管紧张素系统、激肽释放酶－激肽系统、红细胞生成素、肾髓质血管降压脂等，这些激素在调节肾脏功能活动及机体的其他生理功能中有重要意义。肾小管上皮还具有维生素 D_3 的第二次羟化功能，进而促进小肠对钙的重吸收和磷的转运，同时促进肾小管对钙、磷的重吸收和促进骨组织的重建。

二、排尿管道

进入肾小盏的终尿经肾大盏、肾盂、输尿管输送到膀胱，再经尿道排出体外。排尿管道各段的结构大致相同，均由黏膜、肌层和外膜构成。从肾盏到膀胱，管壁的三层结构逐渐变厚。

1. 黏膜表面为变移上皮细胞，从肾盏到膀胱，变移上皮由 2～3 层增厚为 8～10 层；固有层为细密的结缔组织。

2. 肌层肾盏部位为少量环行平滑肌，输尿管上段由内纵、外环两层平滑肌，至输尿管下段及膀胱分内纵、中环和外纵三层平滑肌。

3. 外膜为结缔组织，仅膀胱顶部为浆膜。

第十二章 皮 肤

皮肤（skin）被覆于身体表面，是人体最大的器官，约占成人体重的 16%，面积随身高体重而异，总面积 1.2～2.2m²，厚度约 1.5～4mm，并随发育、年龄和局部特化而异。皮肤由表皮和真皮构成，借皮下组织与深部组织相连（图 12-1）。皮肤内还有毛、皮脂腺、汗腺和指（趾）甲等由表皮衍生的皮肤附属器。皮肤与外界直接接触，对人体有重要的屏障保护作用。皮肤及其附属器还具有分泌、排泄、吸收、调节体温和参与免疫应答等功能。此外，皮肤内有丰富的神经末梢，具有痛、温、触和压觉的感知功能。

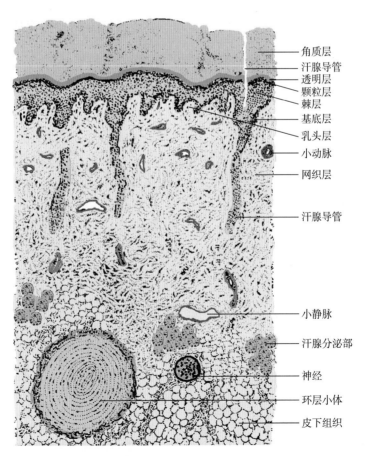

图 12-1　手掌皮肤结构模式图

第一节 表 皮

表皮（epidermis）是皮肤的浅层，由角化的复层扁平上皮构成。表皮平均 0.1mm 厚，手掌和足底最厚可达 1.5mm，眼睑处最薄约 0.04mm。表皮细胞可分为角质形成细胞和非角质形成细胞两类。前者占表皮细胞的大多数，构成表皮的主体；后者数量少，分散在角质形成细胞之间。

一、表皮的分层和角化

表皮由深层至浅层可分为五层：基底层、棘层、颗粒层、透明层和角质层（图 12-2、3）。分布在手掌和足底的表皮较厚，五层结构最典型；在颜面和腋窝等处的表皮较薄，只有基底层、棘层和角质层。

1. **基底层（stratum basale）** 附着于基膜上，由一层低柱状或立方形的基底细胞（basal cell）组成（图 12-2、3）。胞核较大，圆形。胞质内含丰富的游离核糖体，HE 染色呈强嗜碱性，并且有分散或成束的角蛋白丝。基底细胞的相邻面有桥粒相连，细胞的基底面有半桥粒与基膜相连。基底细胞是表皮的干细胞，具有活跃的分裂增殖能力，不断产生新的细胞并向表层迁移，以补充表层衰老脱落的细胞。

2. **棘层（stratum spinosum）** 由 4～10 层多边形细胞组成。胞体较大，胞核圆形。胞体向四周伸出许多细小的棘状突起，故称棘细胞层。相邻细胞的突起由桥粒相连，形成细胞间桥（图 12-4）。电镜下，胞质丰富，含有许多游离核糖体，并含大量角蛋白丝，常成束分布，并附于桥粒上，光镜下称张力原纤维，电镜下，胞质中有多个有界膜包被的卵圆形颗粒，内有明暗相间的平行板层，**称板层颗粒**（lamellar granule）。主要含糖脂和固醇。

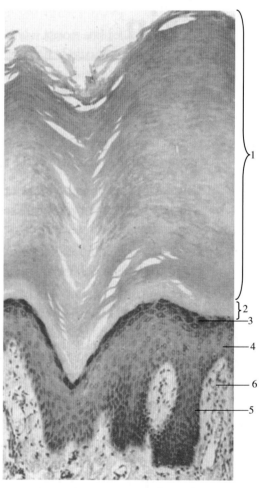

图 12-2 足底皮肤光镜像（低倍）
1. 角质层 2. 透明层 3. 颗粒层 4. 棘层
5. 基底层 6. 真皮乳头

3. **颗粒层**（stratum granulosum）　由 3～5 层梭形细胞组成。核着色浅，颗粒层细胞由棘细胞转化而成，核和细胞器渐趋退化，胞质出现许多大小不等的**透明角质颗粒**（keratohyalin granule），HE 染色呈强嗜碱性（图 12-2、4）。电镜下，颗粒没有膜包裹，呈致密均质状，角蛋白丝常穿入透明角质颗粒中。胞质中板层颗粒增多，并以胞吐方式将磷脂类物质排入细胞间隙中，有助于上皮细胞间的互相黏合，增强表皮的牢固性，又是阻止水溶性物质外流的主要屏障。

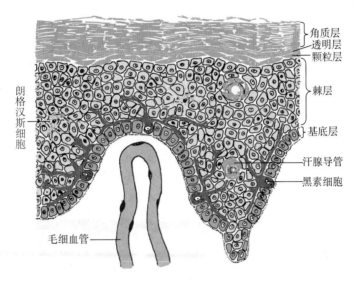

图 12-3　表皮结构模式图

4. **透明层**（stratum lucidum）　在无毛的厚表皮中易见。此层由 3～4 层扁平细胞组成，HE 染色，胞质均质透明（图 12-1、2），内含透明角质和张力丝；细胞界限不清，被伊红染成红色，胞核和细胞器已消失。

5. **角质层**（stratum corneum）　为表皮的表层，是由多层扁平的**角化细胞**（horny cell）组成。细胞干硬，是完全角化的死细胞，无胞核和细胞器，胞质内充满角质蛋白。HE 染色，细胞呈均质状，轮廓不清（图 12-1、2），易被伊红着色。电镜下，可见细胞质中充满密集的角蛋白丝浸埋在均质状物质中，均质状物质的主要成分是透明角质颗粒所含的富有组氨酸的蛋白质，该物质与角蛋白丝结合的复合体为角蛋白。细胞膜内面附有一层不溶性的蛋白质，使胞膜厚而坚固。细胞间含板层颗粒排出的脂类物质。浅层细胞间桥粒解体，细胞连接松散，脱落后形成皮屑（图 12-4）。角质层构成皮肤重要的保护层，使皮肤能耐受摩擦，阻挡外来物质的侵害，并能防止体内水分的丢失。

　　人体中的角质形成细胞不断更新，位于基部的细胞不断增殖，以补充表面脱落的细胞。从表皮的基底层到角质层的结构变化，反映了角质形成细胞增殖、分化、迁移，由幼稚到成熟以至死亡和脱落的动态变化过程。同时也是逐渐形成角蛋白的角化过程，此过程称**角质形成**（keratinization）。表皮角质形成细胞不断脱落和更新的周期为 3～4 周。

二、非角质形成细胞

非角质形成细胞分散于角质形成细胞之间，数量较少，包括有黑素细胞、朗格汉斯细胞、梅克尔细胞等（图 12-3）。

1. **黑素细胞（melanocyte）** 分布于基底细胞之间，胞体较大，有许多突起伸入基底层和棘层细胞之间（图 12-3、4）。该细胞 HE 染色不易辨认。电镜下，胞质内有丰富的核糖体和粗面内质网，高尔基复合体发达，同时还有特征性的**黑素体**（melanosome）。黑素体由高尔基复合体产生，为有界膜包被的椭圆形小体，内含酪氨酸酶，能将酪氨酸转化成黑色素。当黑素体内充满黑色素则称**黑素颗粒**（melanin granule）。黑素颗粒由胞体移入细胞末端，进而转移到邻近的角质形成细胞内。

黑色素是决定皮肤颜色的重要因素，人种间的黑素细胞数量无明显差异，但黑素颗粒的大小及其在皮肤内的含量和分布等，可决定不同种族或同一个体不同部位皮肤颜色的差异。黑种人的黑素颗粒多而大，分布于表皮全层，白种人的黑素颗粒少而小，主要分布于基底层，黄种人介于二者之间。黑色素还有吸收和散射紫外线，以保护表皮深层的幼稚细胞免受辐射伤害的作用，紫外线也可刺激酪氨酸酶的活性，促进黑色素的合成。

2. **朗格汉斯细胞（Langerhans cell）** 分散在表皮的棘细胞之间，是一种有树突状突起的细胞（图 12-3）。HE 染色，胞核着色较深，胞质很淡。电镜下，可见胞质内含

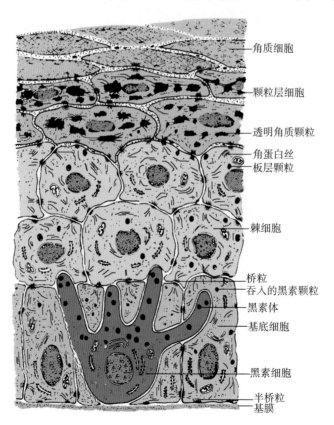

图 12-4　角质形成细胞和黑素细胞超微结构模式图

较多的溶酶体和一种网球拍状的**伯贝克颗粒**（Birbeck granule），有膜包裹。朗格汉斯细胞作为抗原提呈细胞能捕获和处理侵入皮肤的抗原，并将抗原传递给 T 细胞，参与免疫应答。在接触性过敏、抗病毒感染、排斥异体移植组织及对表皮癌变细胞的免疫监视中，发挥重要作用。

3. **梅克尔细胞（Merkel cell）**　细胞数量很少，大多位于表皮基底细胞之间。细胞呈扁平形，具有短指状突起伸入角质形成细胞之间，在 HE 染色标本上不易辨认。电镜下，可见胞质内有许多含致密核芯的小泡，且这些小泡也多聚集在细胞基底部。细胞基底面与感觉神经末梢紧密接触，形成类似于突触的结构，故认为这种细胞可能为接受机械刺激的感觉细胞。

第二节　真　皮

真皮（dermis）位于表皮深面，由结缔组织组成，与表皮牢固相连。真皮深部与皮下组织接连。真皮可分为乳头层和网织层，两者之间无明显界限。身体各部位真皮的厚薄不等，一般为 1～2mm。

1. **乳头层（papillary layer）**　为紧靠表皮的薄层结缔组织，纤维较细密，细胞较多。此层的结缔组织向表皮底部突出，形成许多乳头状的凸起，称**真皮乳头**（dermal papillae），使表皮与真皮的连接面增大，有利于两者牢固连接，也有利于表皮从真皮的组织液中获得营养（图 12-2）。乳头层含丰富的毛细血管和游离神经末梢，在手指等部位有较多的触觉小体。

2. **网织层（reticular layer）**　为乳头层下方的较厚的致密结缔组织，为真皮的主要部分，与乳头层无明显的分界。网织层的胶原纤维粗大并交织成网，弹性纤维和网状纤维夹杂其间，使皮肤有较大的韧性和弹性。此层内有许多血管、神经和淋巴管，深部常见环层小体（图 12-1）。

第三节　皮下组织

皮下组织（hypodermis）即解剖学中所称的浅筋膜，由疏松结缔组织和脂肪组织组成（图 12-1），皮下组织的胶原纤维与真皮相连续，使皮肤具有一定的可动性。皮下组织内还含有较大的血管、淋巴管、神经，毛囊根部和汗腺分泌部常延伸至此层（图 12-5）。皮下组织的厚薄随个体、年龄、性别和部位而异。皮下组织还有缓冲、保暖和储存能量等作用。

第四节　皮肤的附属器

一、毛

人体除手掌、足跖、口唇、乳头、龟头等部位外，大部分皮肤都有毛（hair）。

（一）毛的结构

毛由毛干、毛根和毛球组成（图12-5、6）。**毛干**是露出皮肤外的部分，埋于皮肤内的称为**毛根**，毛干和毛根由紧密排列的角质化细胞组成，细胞内充满角蛋白并含有数量不等的黑色颗粒。毛根包在由上皮和结缔组织组成的毛囊内。毛囊分内外两层，其内层为上皮根鞘，包裹毛根，与表皮相连续，其结构与表皮相似。外层为结缔组织鞘，由致密结缔组织构成。上皮和结缔组织包被毛根形成**毛囊**，毛根和毛囊下端合为一体，形成膨大的**毛球**。毛球底部凹陷，由结缔组织突入，**称毛乳头**，内含丰富的血管和神经，可供应毛的营养，对毛的生长有诱导的作用。

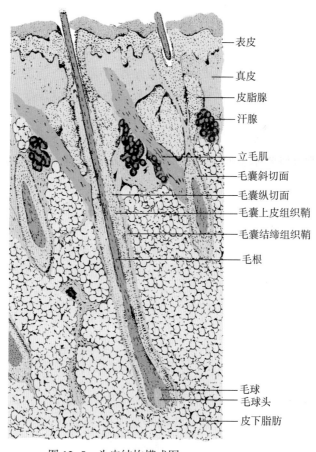

图 12-5　头皮结构模式图

毛和毛囊斜长在皮肤内，在它们与皮肤表面呈钝角的一侧，有一束平滑肌连接毛囊和真皮乳头层，称**立毛肌**（图12-5、6）。立毛肌受交感神经支配，收缩时使毛竖立和促进皮脂腺分泌。寒冷或惊恐刺激可使立毛肌收缩。

（二）毛的生长和更新

毛球是毛的生长点，此处的上皮细胞较幼稚，称**毛母质**，有活跃的分裂增殖能力，新细胞向上推移，形成新的毛干和毛囊上皮。毛球处有黑素细胞，产生黑色素供应毛干角质细胞，毛发颜色取决于毛干内角质细胞中的黑色素含量。黑色素颗粒缺乏时，毛发呈白色。

　　毛具有一定的生长周期，身体各部位毛的生长周期长短不等。生长期的毛囊长，毛球和毛乳头也大，此时毛母质细胞分裂活跃，使毛生长。由生长期转入退化期，即为换毛的开始。此时毛囊变短，毛球和毛乳头萎缩变小，毛母质细胞停止分裂并发生角化，毛与毛球和毛囊连接不牢，故毛易脱落。在下一个周期开始时，毛囊底端形成新的毛球和毛乳头，开始生长新毛。新毛长入原有的毛囊内，将旧毛推出，新毛伸到皮肤外面。

二、皮脂腺

　　皮脂腺（sebaceous gland）为泡状腺体，位于毛囊和立毛肌之间。导管开口于毛囊上段，也可直接开口在皮肤表面（图12-5、6）。腺泡周边为一层较小的干细胞，它们不断分裂增殖，部分子细胞胞质中形成的脂滴越来越多，细胞向腺泡中心移动。腺泡中心的细胞较大，呈多边形，核固缩，位于细胞中央，胞质内充满皮脂颗粒。分泌时，整个腺细胞解体，连同脂滴一起排出，即为**皮脂**。皮脂腺的发育和分泌受性激素的调节，青春期分泌活跃。皮脂含多种脂肪酸，可滋润皮肤及毛，还有一定的杀菌作用。皮脂分泌过多，腺导管阻塞易形成痤疮（粉刺）；皮脂分泌过少，皮肤与毛发干枯，失去光泽。

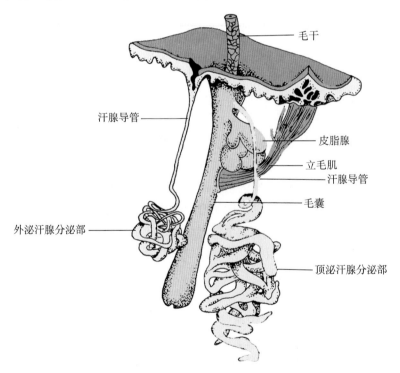

图 12-6　皮肤附属器模式图

三、汗腺

　　汗腺（sweat gland）又称外泌汗腺（eccrine sweet gland），为一条弯曲的单管状腺，

分为分泌部和导管部（图 12-6）。遍布于全身的皮肤内，在不同部位的皮肤内，汗腺数目有显著差别，以手掌、足底、腋窝等处最多，分泌部位于真皮深部及皮下组织内，为一段盘曲成团的管道，管腔较大，管壁由单层矮柱状腺细胞构成，具有分泌汗液的功能。在腺细胞和基膜之间，分布有肌上皮细胞，其收缩可促进汗液的排出。导管部的管壁由两层染色较深的立方细胞围成。管腔较细而直，导管经真皮进入表皮后，在表皮内失去管壁，呈螺旋状走行于表皮细胞间，开口于皮肤表面的汗孔。腺细胞分泌的汗液除含大量水分外，还含有钠、钾、氨、乳酸盐及尿素。汗液分泌是身体散热的主要方式，对调节体温起重要作用。还能辅助某些药物排泄。

此外，在腋窝、乳晕和阴部等处分布有一种大汗腺，称**顶泌汗腺**（apocrine sweet gland）。其分泌物为较黏稠的乳状液，含蛋白质、碳水化合物和脂类等。分泌物被细菌分解后产生特别的气味，分泌过盛而致气味过浓时，则称狐臭。顶泌汗腺受性激素的影响，青春期分泌旺盛，老年时退化。

四、指（趾）甲

指（趾）甲由甲体以及它周围和下面的几部分组织组成。**甲体**是长在指（趾）末节背面的外露部分，为坚硬透明的长方形角质板，由多层连接牢固的角质细胞构成。甲体下面的组织称**甲床**，由非角化的复层扁平上皮和真皮组成。甲体的近端埋在皮肤所形成的深凹内，称**甲根**。甲体周缘的皮肤为**甲襞**，甲体两侧嵌在皮肤所形成的甲襞内。甲根附着处的甲床上皮称**甲母质**，该部位细胞增生活跃，它是甲体的生长区。甲体和甲襞之间的沟为**甲沟**。指（趾）甲受损或拔除后，只要甲母质保留，甲仍能再生。

第五节　皮肤的再生

正常情况下皮肤表皮、真皮和皮肤附属器不断更新，这是生理性再生。皮肤受到损伤后的再生和修复，则称补偿性再生。补偿性再生过程和修复时间，因受伤的面积和深度而有不同。小面积的损伤，数天即能愈合，且不留瘢痕。较大而深的损伤，其再生过程是：损伤处发生凝血，单核细胞进入创伤组织中成为巨噬细胞，清除损坏组织，并释放趋化物质吸引成纤维细胞和内皮细胞至创伤部位，成纤维细胞活跃地产生纤维和基质，毛细血管长入，形成新的结缔组织以修补伤口，此富含毛细血管的新生组织称为**肉芽组织**，肉芽组织作为一种供应营养的底物，使表皮细胞在其上面生长。创伤后几小时，伤口边缘正常的表皮基底细胞即可增殖，并向伤面迁移。残存的毛囊和汗腺上皮均可增殖，形成覆盖伤面的上皮小岛。最后伤面全被新生的表皮细胞覆盖，此表皮细胞继续增生分化形成表皮其他各层细胞，表皮下的肉芽组织渐由致密结缔组织替代。若创伤面积大而伤口又较深，表皮生长速度赶不上受伤处结缔组织生长速度，新生的上皮不能覆盖伤口，则形成由致密结缔组织构成的瘢痕。临床上，常用植皮的方法来促进创伤面的修复。

面肤是五脏之境

中医学认为，人是一个有机整体，以五脏为中心，配以六腑。五脏，即心、肝、脾、肺、肾，它们虽然深居胸腹之中，却能把所制造的各种物质源源不断地供给头面。面部皮肤靠脏腑之气温养，另一方面通过面部皮肤的改变也可以测知脏腑的功能状态。

心有推动血液在脉管内运行的作用，《内经》中说："心主血脉，其华在面"。心气旺盛，血脉充盈，则面部红润而有光泽。若心血亏少，则面色惨白；若心血暴脱，则面色苍白如纸；若心血瘀阻，则面色青灰或呈青紫色。

肝有贮藏血液和调节血流量的作用，所以肝脏有"人身血库"之称。若肝脏有病，失去藏血功能就会出现面部皮肤呈黄色，也就是偏青色而枯槁。当肝脏疏泄情志功能失常，表现在面部皮肤就会呈现青色或黄褐斑。

中医称脾为"后天之本"。《内经》中说："脾胃为气血生化之源"。只有脾与胃的功能正常，皮肤肌肉才能有充分的营养而健康，面部红润，容光焕发。若脾气虚弱，气血不充，人就会出现精神萎靡，面色萎黄，或面如土色，暗淡无光，皮肤干燥不润泽，或面部出现皱纹，肌肉松弛。

肺主气，古人说："肺主一身之皮毛"。人的皮肤和毛发的荣枯与肺脏功能有直接的关系。若肺气虚弱，则皮毛憔悴枯槁，而其因肌肤不固使面部皮肤易遭受外邪六淫之侵，致面部易染诸疮之疾。

古人称肾为"先天之本"。肾脏功能正常，则面部皮肤有弹性。若肾气虚损则体内水液代谢失去平衡，在面部就表现为眼睑浮肿、松弛，皮肤无光泽，所以人面部的早衰与肾脏关系十分密切。

第十三章　感觉器官

感觉器官是机体感受内外环境刺激及其变化的器官。人体的感觉器官包括眼、耳、鼻、舌和皮肤中的各种感受器。本章只叙述眼和耳的结构。

第一节　眼

眼是视觉器官，主要由眼球及其附属器官构成。眼球近似球形，由眼球壁和眼内容物组成（图 13-1、2）。

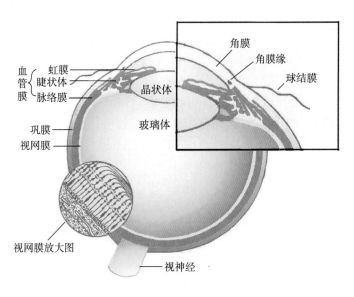

图 13-1　眼球结构模式图

一、眼球壁

眼球壁由外向内依次为纤维膜、血管膜和视网膜三层（图 13-1、3）。

（一）纤维膜

纤维膜主要由致密结缔组织构成，前 1/6 为角膜，后 5/6 为巩膜，两者之间的过渡

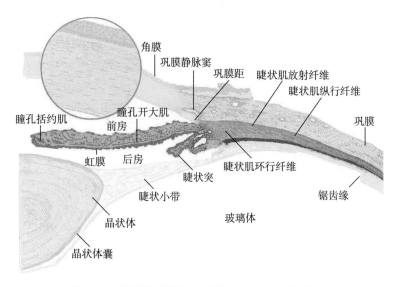

图 13-2 眼球前半部切面（图 13-1 方框部分放大）

区域为角膜缘（图 13-1）。

1. **角膜（cornea）** 为无色透明的圆盘状结构，略向前方突出。角膜中央较薄，平均 0.5mm，周边部较厚，平均 1.0mm。角膜不含血管，其营养由角膜缘血管和房水供应。角膜组织结构由前至后分为 5 层（图 13-4）。

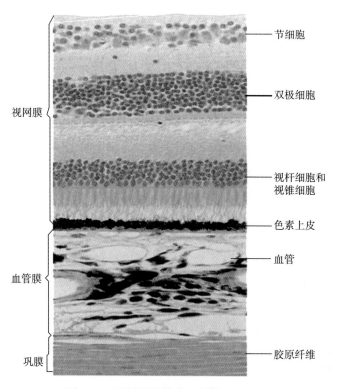

图 13-3 眼球壁光镜像（低倍）

（1）**角膜上皮**（corneal epithelium）：为未角化的复层扁平上皮，由5~6层排列整齐的细胞构成。角膜表层为扁平细胞，故表面光滑。基底层细胞排列整齐，无乳头，无色素，其再生能力强，损伤后容易修复。上皮内有丰富的游离感觉神经末梢，因此角膜感觉敏锐。

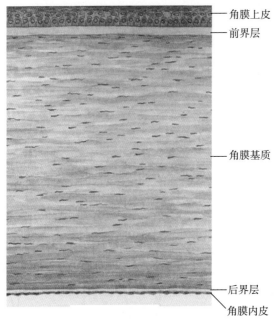

图 13-4　角膜结构图

（2）**前界层**（anterior limiting lamina）：为不含细胞的均质状薄膜，由基质和胶原原纤维构成，此层损伤后不能再生。

（3）**角膜基质**（corneal stroma）：约占整个角膜厚度的90%，主要由大量的胶原原纤维平行排列，形成与表面平行的胶原板层结构。邻层之间的纤维排列方向相互垂直。每层之间有少量的成纤维细胞和基质，基质中含较多的水分。上述结构特点是角膜透明的重要原因。当角膜损伤波及此层，易形成不透明的瘢痕，影响视力。

（4）**后界层**（posterior limiting lamina）：结构与前界层类似，但更薄。损伤后可由角膜内皮再生。

（5）**角膜内皮**（corneal endothelium）：为单层扁平上皮，细胞间有紧密连接。参与后界层的形成与更新。

2. 巩膜（sclera）　呈乳白色，不透明，由致密结缔组织构成，质地坚韧，是眼球壁的重要保护层（图13-1、2）。与角膜交界处向前内侧伸出一环嵴状突起，称**巩膜距**（sclera spur），是小梁网和睫状肌的附着部位。巩膜距的前外侧，有一环行的管道，称**巩膜静脉窦**（scleral venous sinus），管壁由内皮、不连续的基膜和薄层结缔组织构成。巩膜静脉窦内侧为**小梁网**（trabecular meshwork），由角膜基质纤维、后界层和角膜内皮扩展形成。小梁之间的孔隙为小梁间隙，小梁间隙与巩膜静脉窦相通，是房水循环的重要结构（图13-2、5）。巩膜前部的表面有球结膜覆盖，球结膜的复层扁平上皮与角膜上皮连续。

角膜与巩膜交界处，称**角膜缘**（corneal limbus）（图 13-1、2），此处血管丰富，外伤时易出血。近年发现，角膜缘基底层细胞具有干细胞特征，它们不断增殖，向角膜中央方向移动，补充角膜基底层细胞。

（二）血管膜

血管膜位于纤维膜的内侧，由富含血管和色素细胞的疏松结缔组织组成。从前向后依次为虹膜、睫状体和脉络膜（图 13-1）。

1. 虹膜（iris） 角膜后方的圆盘状薄膜，周边与睫状体相连，中央为**瞳孔**（pupil）。虹膜由前向后分三层（图 13-6）。前缘层由一层不连续的成纤维细胞和色素细胞构成；虹膜基质较厚，为富含血管和色素细胞的疏松结缔组织，其中色素细胞的多少和所产生色素的量决定虹膜的颜色。虹膜上皮由前后两层细胞组成。前层为肌上皮细胞，其位于瞳孔边缘，呈环行排列的细胞称**瞳孔括约肌**，受副交感神经支配，收缩时使瞳孔缩小（图 13-2）；在括约肌外侧，呈放射状排列的细胞称**瞳孔开大肌**，受交感神经支配，收缩时使瞳孔开大。后者细胞较大，呈立方状或柱状，胞质内充满色素颗粒。

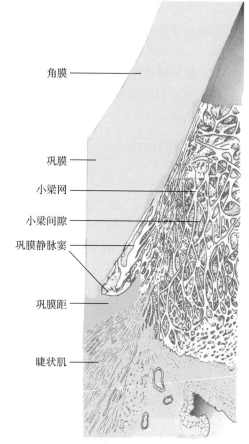

图 13-5 巩膜静脉窦与小梁网结构模式图

（图中标注：角膜、巩膜、小梁网、小梁间隙、巩膜静脉窦、巩膜距、睫状肌）

2. 睫状体（ciliary body） 位于虹膜与脉络膜之间，在眼球矢状切面上呈三角形。睫状体后部平坦，前部有数十个睫状突，并借睫状小带与晶状体相连（图 13-2）。**睫状小带**（ciliary zonule）呈纤维状，由微原纤维借蛋白多糖黏合而成。睫状体自外向内可分为睫状肌、基质和上皮。睫状肌为平滑肌，是睫状体的主要组成成分。肌纤维方向有纵向、放射状和环行三种，均受副交感神经支配，当收缩或舒张时，可使睫状体前、后移动，使睫状小带松弛或收缩，从而改变晶状体的位置和曲度

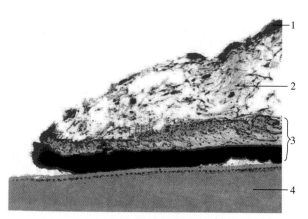

图 13-6 虹膜光镜像（低倍）
1. 前缘层 2. 虹膜基质 3. 虹膜上皮 4. 晶状体

以调节焦距。基质为疏松结缔组织，含丰富的血管和色素细胞。上皮由两层细胞组成，外层为立方形的色素上皮细胞；内层为立方形或矮柱状的非色素上皮细胞，可分泌房水。

3. **脉络膜**（choroid） 为血管膜的后 2/3 部分，衬于巩膜内面，为富含血管和色素细胞的疏松结缔组织。与视网膜相贴的最内层为一均质透明的薄膜，称玻璃膜，由纤维和基质组成。

（三）视网膜

视网膜（retina）位于血管膜的内面，根据有无感光作用分为盲部和视部。视网膜一般常指视部而言。视网膜主要由四层细胞构成，由外向内依次是色素上皮细胞层、视细胞层、双极细胞层和节细胞层（图 13-7）。

1. **色素上皮层** 由单层立方的**色素上皮细胞**（pigment epithelial cell）构成，上皮基底面紧贴玻璃膜。顶部有许多细长的突起伸入视细胞的外节之间，但与其并不连接。细胞的主要特点是胞质内含许多粗大的黑素颗粒和吞噬体。黑素颗粒可吸收紫外线，以保护视细胞的感光部分不被强光破坏；吞噬体内常见被吞入的视细胞膜盘。色素上皮细胞还具有储存维生素 A 的功能。

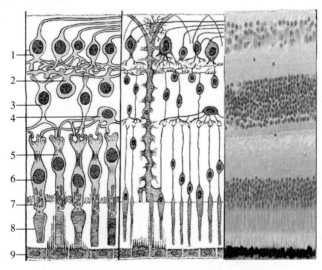

A. 超微结构模式图　　B. 光镜结构模式图　　C. 光镜像（高倍）

图 13-7　视网膜

1. 节细胞　2. 无长突细胞　3. 双极细胞　4. 水平细胞　5. 视杆细胞
6. 视锥细胞　7. 内节　8. 外节　9. 色素上皮

2. **视细胞层** **视细胞**（visual cell）又称**感光细胞**（photoreceptor cell），是视觉传导通路的第一级神经元。细胞分为胞体、外突（即树突）和内突（即轴突）三部分。胞体是细胞核所在部位，略显膨大。外突中段有一缩窄将其分为内节和外节，内节是合成蛋白质的部位，有丰富的线粒体、粗面内质网和高尔基复合体；外节为感光部位，含有大量平行排列的扁平状**膜盘**（membranous disc），它们是由外节基部一侧的胞膜向胞质内陷形成，膜中含有能感光的镶嵌蛋白质。内突末端主要与双极细胞形成突触联系。根据外突形状和感光性质不同，视细胞分为视杆细胞和视锥细胞两种。

（1）**视杆细胞**（rod cell）：数量较多，胞体细长，核小，染色深，外突呈杆状（视杆），内突末端膨大呈小球状。外节中的膜盘与表面细胞膜分离，形成独立的膜盘，膜盘由基部不断产生，并逐渐推移至外节顶端，而顶端衰老的膜盘不断脱落，被色素上皮细胞吞噬。膜盘的感光蛋白称**视紫红质**（rhodopsin），感受弱光。视紫红质由 11- 顺视黄醛和视蛋白组成。维生素 A 是合成 11- 顺视黄醛的原料。当人体维生素 A 不足时，视紫红质缺乏，导致弱光下视力减退称**夜盲症**。

（2）**视锥细胞**（cone cell）：数量较少，外形较视杆细胞粗壮，核较大，染色较浅，外突呈圆锥形（视椎），内突末端膨大呈足状，可与一个或多个双极细胞形成突触。视锥外节的膜盘大部分与细胞膜不分离，顶端膜盘也不脱落，只是感光物质不断更新。其感光物质称**视色素**（visual pigment），感受强光和颜色。视色素也由 11- 顺视黄醛和视蛋白构成，但视蛋白的结构与视杆细胞的不同。人类有三种视锥细胞，分别含有红敏色素、绿敏色素和蓝敏色素。若缺少感红光（或绿光）的视锥细胞，则不能分辨红（或绿）色，为红（或绿）色盲。

3. **双极细胞层** 双极细胞（bipolar cell）是视觉传导通路的第二级神经元，为连接视细胞和节细胞的纵向中间神经元，其树突与视细胞的内突形成突触，轴突与节细胞形成突触。大多数双极细胞可与多个视细胞和节细胞形成突触联系；少数双极细胞只与一个视锥细胞和一个节细胞联系，这种双极细胞称为侏儒双极细胞，它们多位于视网膜中央凹边缘。

此层内还有三种中间神经元，即水平细胞、无长突细胞和网间细胞。它们与其他细胞之间，以及相互之间存在广泛的突触联系，构成局部环路，参与视觉信号的传导和调控。

4. **节细胞层** 节细胞（ganglion cell）是视觉传导通路的第三级神经元，为具有长轴突的多极神经元。大多为单层排列，其树突主要与双极细胞形成突触。多数节细胞胞体较大，与多个双极细胞形成突触联系；少数为胞体较小的侏儒节细胞，只与一个侏儒双极细胞形成突触。节细胞的轴突粗细不等，向眼球后极汇聚形成视神经穿出巩膜。

神经胶质细胞主要是放射状胶质细胞（radial neuroglial cell），又称米勒细胞（Müller cell）。细胞呈柱状，其胞核位于双极细胞层，胞体贯穿除色素上皮外的视网膜全层，沿途向侧面发出许多放射状突起，充填于神经元之间。米勒细胞具有营养、支持、绝缘和保护作用。

黄斑（macula lutea）：是视网膜后极的一浅黄色区域，正对视轴处，中央有一小的浅凹，直径 1～3mm，称**中央凹**（central fovea）（图 13-8）。中央凹是视网膜最薄的部分，厚度仅 0.1mm，只有色素上皮细胞和视锥细胞。视锥细胞与侏儒双极细胞、侏儒节细胞之间形成一对一的联系，能精确传导视觉信息。此处的双极细胞和节细胞均斜向外周排列，故光线可直接落在视锥细胞上。因此，中央凹是视觉最敏锐的部位。

视盘（optic disc）：又称为**视神经乳头**（papilla of optic nerve）。视神经乳头位于黄斑的鼻侧，是视神经穿出眼球的部位，此处无感光细胞，故又称盲点。

二、眼球内容物

包括房水、晶状体和玻璃体，均无色透明，与角膜共同组成眼的屈光装置。

（一）晶状体

晶状体（lens）为具有弹性的双凸透明体，由睫状小带悬于睫状体上（图13-1、2）。晶状体表面包有薄层晶状体囊，囊壁由基膜和胶原原纤维组成。内部的前面，有一层立方形细胞构成的晶状体上皮。在赤道部，细胞逐渐变成长柱状，**称晶状体纤维**（lens fiber），构成了晶状体的实质。中

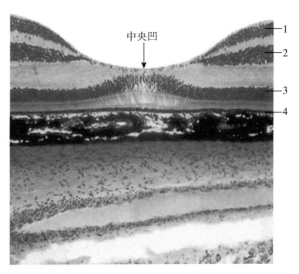

图13-8　黄斑中央凹光镜像（低倍）
1.节细胞　2.双极细胞　3.视细胞　4.色素上皮

心部的纤维衰老变硬，胞核消失，含水量减少，形成晶状体核。晶状体内无血管和神经，靠房水供给营养。老年人晶状体弹性减退，透明度降低，甚至混浊形成老年性白内障。

（二）玻璃体

玻璃体（vitreous body）位于晶状体、睫状体与视网膜之间（图13-1、2），外包透明的玻璃体膜，内为无色透明的胶状体，水分占99%，还含有胶原原纤维、玻璃蛋白、透明质酸和少量细胞。

（三）房水

房水（aqueous humor）为无色透明的液体，充满于眼房内，由睫状体的血管渗出和非色素上皮细胞分泌而成。房水从后房经瞳孔至前房，继而在前房角经小梁间隙进入巩膜静脉窦，最终回流入血液循环（图13-1、2）。房水具有屈光作用，并可营养晶状体和角膜以及维持眼压。房水的产生和回流保持动态平衡，如回流受阻，引起眼压增高，导致视力受损，称青光眼。

第二节　耳

耳由外耳、中耳和内耳组成，外耳和中耳传导声波，内耳为听觉和位觉感受器的所在部位。

一、外耳

外耳由耳廓、外耳道和鼓膜构成。耳廓以弹性软骨为支架，外包被软骨和薄层皮

肤。外耳道的皮肤内有耵聍腺，结构类似大汗腺，腺体分泌物和脱落的上皮细胞混合形成耵聍。**鼓膜**（tympanic membrane）为椭圆形的半透明薄膜，分隔外耳道与中耳。鼓膜外表面为复层扁平上皮，中间为薄层结缔组织，内表面为单层立方上皮。

二、中耳

中耳包括鼓室和咽鼓管。鼓室腔面和三块听小骨表面覆有薄层黏膜。咽鼓管近鼓室段的黏膜上皮为单层柱状，近鼻咽段为假复层纤毛柱状上皮，固有层内有混合腺。

三、内耳

内耳位于颞骨岩部，由**骨迷路**（osseous labyrinth）和**膜迷路**（membranous labyrinth）组成。骨迷路由前至后依次分为耳蜗、前庭和半规管，它们互相通连，腔面覆以骨膜。膜迷路悬系在骨迷路内，形态与骨迷路相似，也相应地分为三部分，即膜蜗管、膜前庭（椭圆囊、球囊）和膜半规管，三者也相互通连。膜迷路管壁的黏膜由单层扁平上皮和固有层构成，某些部位的黏膜增厚，上皮细胞特化形成听觉或位觉感受器，即椭圆囊斑、球囊斑、壶腹嵴和螺旋器（图 13-9）。

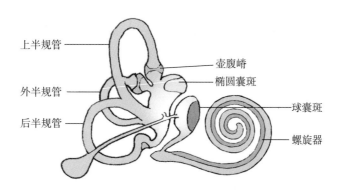

图 13-9　左耳膜迷路模式图（示感觉器位置）

膜迷路腔内充满内淋巴，膜迷路与骨迷路之间的腔隙充满外淋巴，内外淋巴互不相通。内淋巴由膜蜗管的血管纹产生，淋巴有营养内耳和传递声波等作用。

（一）膜蜗管及螺旋器

膜蜗管的横切面呈三角形，有上、中、下三个壁。上壁为前庭膜与前庭阶相隔。外侧壁为**螺旋韧带**（spiral ligament），由增厚的骨膜形成。表面为复层柱状上皮，上皮内含有毛细血管，称**血管纹**（stria vascularis），与内淋巴的产生有关。下壁由骨螺旋板和基底膜共同构成，与鼓室阶相邻。**骨螺旋板**（osseous spiral lamina）是蜗轴的骨组织向外侧延伸而成，基底膜为薄层结缔组织膜，内侧与骨螺旋板相连，外侧与螺旋韧带相连。基底膜的上皮增厚形成**螺旋器**（spiral organ）。骨螺旋板起始处的骨膜增厚，突入膜蜗管形成螺旋缘，螺旋缘向蜗管中伸出一薄板状末端游离的胶质性**盖膜**（tectorial membrane），覆盖于螺旋器上方。螺旋器又称**柯蒂氏器**（organ of Corti），是听觉感受器，由支持细胞和毛细胞组成（图 13-10、11）。

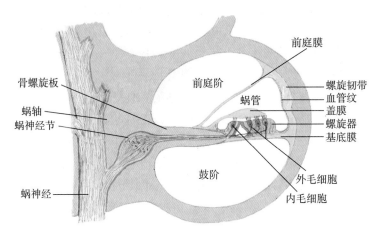

图 13-10　耳蜗垂直切面模式图

1. **支持细胞**　支持细胞形态多样，种类较多，主要有**柱细胞**（pillar cell）和**指细胞**（phalangeal cell）。柱细胞基部较宽，中部细长，排列为内外两行，分别称内柱细胞和外柱细胞。内、外柱细胞在基底部和顶部彼此连接，细胞中部分离，围成一条三角形的**内隧道**（inner tunnel）。柱细胞起支持作用。指细胞分为内指细胞和外指细胞。内指细胞位于内柱细胞内侧，有 1 列，外指细胞位于外柱细胞外侧，有 3~4 列。指细胞呈杯状，顶部伸出一细长的指状突起，指状突起抵达螺旋器的游离面呈膜状。指细胞具有支托毛细胞的作用。

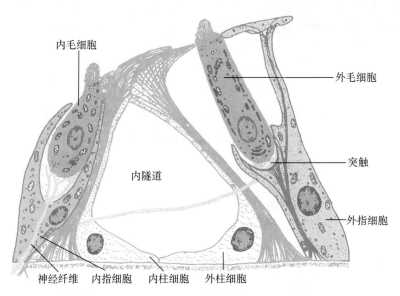

图 13-11　螺旋器毛细胞与支持细胞关系模式图

2. **毛细胞**（hair cell）　是感觉性的上皮细胞，与指细胞对应，分别位于内外指细胞的胞体上。内毛细胞呈烧瓶形，游离面的微绒毛粗长，称**静纤毛**（stereocillia），呈

"V"形排列。外毛细胞呈高柱状，细胞顶部的静纤毛呈"W"形排列，外毛细胞中较高的静纤毛插入盖膜的胶质中。毛细胞底部胞质内有含神经递质的突触小泡，底部与来自耳蜗神经节细胞的树突末端形成突触。螺旋器基底膜中含有大量的胶原样细丝，称**听弦**（auditory string），听弦从蜗轴向外呈放射状排列。由于基底膜从蜗底至蜗顶逐渐增宽，听弦也随之增长，听弦越长，其直径越粗，振动频率也随之降低，故蜗底的基底膜能与高频振动发生共振，蜗顶的基底膜能与低频振动发生共振。

螺旋器是听觉感受器，声波经外耳道至鼓膜，鼓膜振动经听小骨传至卵圆窗，引起前庭阶外淋巴振动，继而使前庭膜和膜蜗管的内淋巴发生振动，前庭阶外淋巴的振动也经蜗孔传到鼓室阶，使基底膜及其螺旋器也发生振动，这就使得毛细胞的静纤毛因与盖膜的位置变化而弯曲，引起毛细胞兴奋，电信号经耳蜗神经将冲动传至中枢，产生听觉。

（二）椭圆囊斑和球囊斑

椭圆囊外侧壁和球囊前壁的黏膜局部增厚，呈斑块状，分别称**椭圆囊斑**（macula utriculi）和**球囊斑**（macula sacculi），均为位觉感受器，故又称**位觉斑**（macula acustica）。位觉斑表面平坦，由支持细胞和毛细胞组成。支持细胞为高柱状，胞质顶部有分泌颗粒，分泌物在位觉斑表面形成一层胶质膜，称**位砂膜**（otolith membrane），内有细小的碳酸钙结晶，即位砂（图 13-12）。毛细胞位于支持细胞之间，细胞的顶部有许多静纤毛，静纤毛是特殊分化的微绒毛，静纤毛一侧有一根较长的普通纤毛，称**动纤毛**（kinocilium）。毛细胞的基底部胞质内含有突触小泡，根据与前庭神经末梢形成突触的形态特征不同分为 I 型细胞和 II 型细胞。 I 型细胞呈烧瓶状，细胞的绝大部分被前庭神经末梢包裹，仅露出细胞顶部。神经末梢形似酒杯，故称神经杯。 II 型细胞为圆柱状，细胞基部与前庭神经形成突触时无神经杯形成。

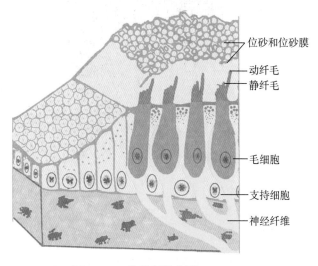

图 13-12 位觉斑模式图

位觉斑感受身体的直线变速运动和静止状态。由于毛细胞的纤毛伸入位砂膜内，位砂的比重远大于内淋巴。在重力或直线变速运动作用下，位砂膜可发生移位，从而使纤毛弯曲。由于球囊斑和椭圆囊斑互成直角，所以，不管身体处在何种位置，都会有毛细胞受到刺激而兴奋。

（三）壶腹嵴

膜半规管壶腹部的一侧黏膜增厚，形成圆嵴状隆起，称**壶腹嵴**（crista ampullaris）。其基本结构与位觉斑相似，上皮由支持细胞和毛细胞组成，毛细胞的动纤毛和静纤毛埋藏于胶质膜内，壶腹嵴的胶质膜较厚，形成圆顶状的壶腹帽。**壶腹帽**（cupula）由支持细胞分泌的糖蛋白形成。前庭神经中的传入神经纤维末梢分布于毛细胞的基部形成突触（图 13-13）。壶腹嵴也是位觉感受器，感受身体或头部的旋转变速运动。由于 3 个半规管互相垂直排列，所以不管身体或头部怎样旋转，都会有半规管内淋巴流动使壶腹帽偏斜，从而刺激毛细胞产生兴奋，经前庭神经传入中枢。

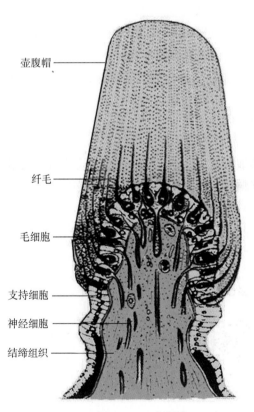

壶腹帽

纤毛

毛细胞

支持细胞

神经细胞

结缔组织

图 13-13　壶腹嵴

第十四章 内分泌系统

内分泌系统（endocrine system）是机体的重要调节系统，与神经系统相辅相成，共同维持内环境的稳定，调节机体的生长发育及各种代谢活动。内分泌系统由内分泌腺及分布于其他器官内的内分泌细胞构成。内分泌腺包括甲状腺、甲状旁腺、肾上腺、垂体和松果体等，其结构特点是：腺细胞排列成索状、团状或围成滤泡状，无导管，腺细胞周围有丰富的毛细血管和毛细淋巴管。腺细胞分泌的物质称为**激素**（hormone），大多数激素通过血液循环作用于远处特定的细胞，少部分激素通过细胞外基质直接作用于临近的细胞，这种作用方式称为**旁分泌**（paracrine）。每种激素均作用于特定的器官或特定的细胞，分别称为该激素的**靶器官**（target organ）或**靶细胞**（target cell），靶器官或靶细胞上均有相应激素的受体，受体和激素特异结合后，产生生理效应。

按激素化学性质的不同将其分为含氮激素（包括氨基酸衍生物、胺类、肽类和蛋白质类激素）和类固醇激素两大类。机体绝大部分内分泌细胞为含氮激素分泌细胞，其超微结构特点与蛋白质分泌细胞相似，即胞质内含有与合成含氮激素相关的粗面内质网和高尔基复合体，以及分泌颗粒。类固醇激素分泌细胞仅见于肾上腺皮质和性腺等，其超微结构特点是：胞质内含有大量与合成类固醇激素相关的滑面内质网，丰富的线粒体，以及较多的脂滴（激素合成的原料），无分泌颗粒。类固醇激素具有脂溶性，可通过胞膜直接扩散出细胞。

第一节 甲 状 腺

甲状腺分左右两叶，中间以峡部相连。甲状腺外包以结缔组织组成的被膜，被膜结缔组织伸入甲状腺的内部，将其分成许多大小不等、分界不明显的小叶，每个小叶内有 20～40 个甲状腺滤泡，滤泡间的结缔组织内含有滤泡旁细胞及丰富的有孔毛细血管（图 14-1、2）。

一、甲状腺滤泡

甲状腺滤泡（thyroid follicle）呈圆形、椭圆形或不规则形，大小不等，直径 0.02～0.09mm。滤泡由单层立方的滤泡上皮围成，中央为滤泡腔，其内充满**胶质**（colloid）；滤泡上皮基底面有完整的基膜。滤泡上皮由大量的**滤泡上皮细胞**（follicular

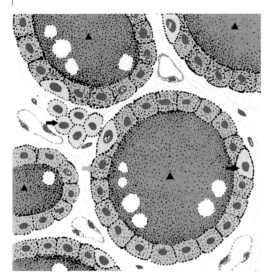

图 14-1 甲状腺结构模式图
→滤泡上皮细胞 ➡滤泡旁细胞 ▲胶质

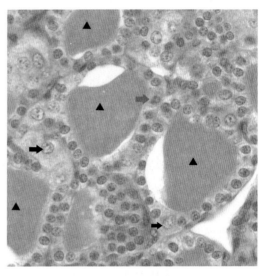

图 14-2 甲状腺光镜像（高倍）
→滤泡上皮细胞 ➡滤泡旁细胞 ▲胶质

epithelial cell）及少量的滤泡旁细胞构成。滤泡上皮细胞通常呈立方形，细胞核圆形，位于细胞的中央，胞质弱嗜碱性。滤泡上皮细胞的形态可因甲状腺功能状态的不同而

发生改变：在功能活跃时，滤泡上皮细胞增高呈低柱状，滤泡腔内胶质较少；反之，细胞变矮呈扁平状，滤泡腔内胶质较多。胶质为滤泡上皮细胞所分泌，在 HE 染色时呈均质的嗜酸性，其化学成分为碘化的甲状腺球蛋白。电镜下，滤泡上皮细胞的游离面有少量的微绒毛，胞质内有较发达的粗面内质网和核糖体，高尔基复合体位于核上方，溶酶体散在于胞质内（图 14-3），顶部胞质内有电子密度中等、体积较小的分泌颗粒，还有从滤泡腔经胞吞作用摄入的低电子密度的胶质小泡。

滤泡上皮细胞合成和分泌**甲状腺素**（thyroxine），其形成过程经过合成、贮存、碘化、重吸收、分解和释放等步骤。首先，滤泡上皮细胞从血液中摄取氨基酸，在粗面内质网合成甲状腺球蛋白的前体，而后在高尔基复合体加糖并形成分泌颗粒，并以胞吐方式释放到滤泡腔

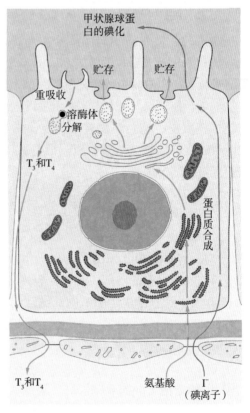

图 14-3 滤泡上皮细胞的超微结构及甲状腺素形成过程示意图

内贮存；滤泡上皮细胞从血液中摄取 I⁻，经过氧化物酶的活化后进入滤泡腔，在滤泡腔内与甲状腺球蛋白结合形成碘化的甲状腺球蛋白；滤泡上皮细胞在腺垂体分泌的促甲状腺激素的作用下，以胞吞的方式重吸收碘化的甲状腺球蛋白，形成胶质小泡；胶质小泡与溶酶体融合，小泡内碘化的甲状腺球蛋白被蛋白水解酶分解，形成大量的四碘甲状腺原氨酸（T_4）和少量的三碘甲状腺原氨酸（T_3），即甲状腺素；T_3 和 T_4 在细胞基底部释放入毛细血管内（图 14-3）。

甲状腺素能促进机体的新陈代谢，促进生长发育，提高神经兴奋性，尤其对婴幼儿的骨骼发育及神经系统发育有着显著的影响。当婴幼儿甲状腺功能低下时，不仅身材矮小，而且脑发育障碍，导致呆小症。

二、滤泡旁细胞

滤泡旁细胞（parafollicular cell）数量少，位于甲状腺滤泡之间及滤泡上皮细胞之间（图 14-1、2）。细胞较大，为圆形或多边形，HE 染色时胞质着色较浅，故又称亮细胞。镀银染色时可见胞质内含有嗜银颗粒（图 14-4）。分泌颗粒内含**降钙素**（calcitonin），降钙素是一种多肽，能够促进成骨细胞活动，使骨盐沉着于类骨质，并抑制肾小管和胃肠道吸收 Ca^{2+}，使血钙浓度降低。

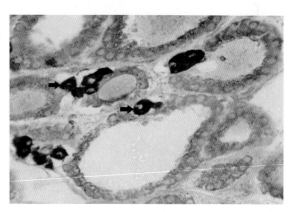

图 14-4　甲状腺光镜像（镀银染色　高倍）
➡ 滤泡旁细胞

第二节　甲状旁腺

甲状旁腺位于甲状腺的背侧面，一般有上下两对，呈扁椭圆形，表面包有结缔组织组成的被膜，腺细胞排列成索团状，其间有少量的结缔组织及丰富的有孔毛细血管。腺细胞分为主细胞和嗜酸性细胞。随着年龄的增大，腺细胞数量减少，脂肪细胞的数量逐渐增多（图 14-5、6）。

一、主细胞

主细胞（chief cell）数量较多，呈多边形或圆形，核圆，位于细胞中央，HE 染色时胞质着色很浅。主细胞合成分泌**甲状旁腺激素**（parathyroid hormone），其功能主要促进破骨细胞溶解骨盐，并促进肠及肾小管吸收 Ca^{2+}，从而使血钙升高。在甲状旁腺激素和降钙素的共同调节下，维持机体血钙的稳定。

二、嗜酸性细胞

嗜酸性细胞数量较少，单个或成群分布于主细胞之间。嗜酸性细胞比主细胞大，核较小，染色较深，在胞质内有很多嗜酸性颗粒。嗜酸性细胞功能不明。

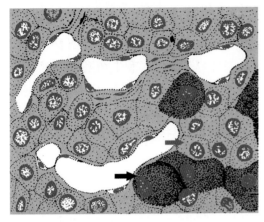

图 14-5　甲状旁腺结构模式图
➡ 主细胞　➡ 嗜酸性细胞

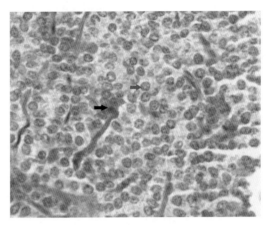

图 14-6　甲状旁腺光镜像（高倍）
➡ 主细胞　➡ 嗜酸性细胞

第三节　肾 上 腺

肾上腺位于肾的上方，左侧呈半圆形，右侧呈三角形。肾上腺表面包以结缔组织组成的被膜，少量结缔组织伴随血管和神经进入腺内部，腺实质由周边的皮质和中央的髓质构成。

一、皮质

皮质占肾上腺的大部分。腺细胞之间有少量的结缔组织和大量的窦状毛细血管，依据腺细胞的形态结构和排列特点，将皮质分为三个连续的区域：球状带、束状带和网状带（图 14-7）。

（一）球状带

球状带（zona glomerulosa）位于被膜下方，约占肾上腺的 15%。细胞聚集成许多球团，细胞较小呈锥形或矮柱状，核小染色深，胞质较少，含少量的脂滴。球状带细胞**分泌盐皮质激素**（mineralocorticoid），主要为**醛固酮**（aldosterone）。盐皮质激素能促进肾远曲小管和集合管重吸收 Na^+ 及排出 K^+，同时刺激胃黏膜等吸收 Na^+，使血 Na^+ 浓度升高，K^+ 浓度降低，维持血容量。

（二）束状带

束状带（zona fasciculata）位于球状带内侧，最厚，约占肾上腺的 65%。细胞排列成单行或双行的细胞索，细胞较大呈多边形，胞核圆形，较大，着色较浅，胞质内含大量脂滴，染色浅。束状带细胞分泌**糖皮质激素**（glucocorticoid），主要为**皮质醇**

（cortisol）。糖皮质激素可促使蛋白质和脂肪分解并转变为糖，且具有抑制免疫应答和抗炎症等作用。

（三）网状带

网状带（zona reticularis）位于皮质的最内层，约占肾上腺的 7%。细胞排列成不规则的索状并相互吻合成网，细胞较小，核小染色深，胞质嗜酸性，内含较多的脂褐素和少量脂滴。网状带细胞主要分泌雄激素、少量的雌激素和糖皮质激素。

二、髓质

髓质主要由大量的髓质细胞构成，细胞间有丰富的窦状毛细血管及少量的结缔组织，此外含有少量散在分布的交感神经节细胞，髓质中央有中央静脉，其平滑肌呈纵行排列。髓质细胞呈多边形，排列成索状或团状，如用铬盐处理标本，胞质内可见黄褐色的嗜铬颗粒，因此髓质细胞又称**嗜铬细胞**（chromaffin cell）（图 14-7）。

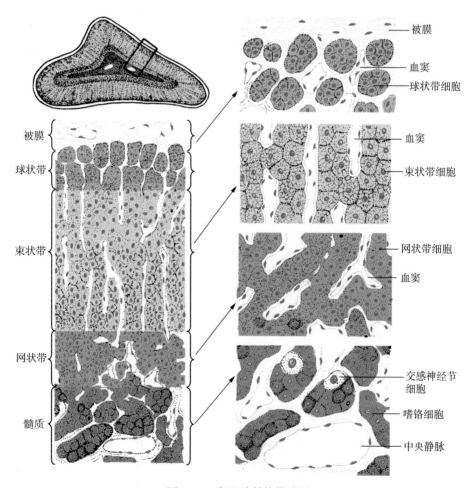

图 14-7 肾上腺结构模式图

电镜下，可见嗜铬细胞内含有大量的分泌颗粒，该颗粒有膜包裹。依据分泌颗粒形态将嗜铬细胞分为两种：肾上腺素细胞，颗粒较小，电子密度较低，颗粒内充满**肾上腺素**（adrenaline）；去甲肾上腺素细胞，颗粒较大，电子密度较高，颗粒内含**去甲肾上腺素**（noradrenaline）。肾上腺素和去甲肾上腺素均为儿茶酚胺类物质，其分泌受交感神经节前纤维支配。肾上腺素使心率加快、心脏和骨骼肌的血管扩张；去甲肾上腺素促使小血管收缩从而使血压升高，心脏、脑和骨骼肌内的血流加速。

肾上腺皮质和髓质均含有血窦，两者的血窦相连通，髓质的血液汇集成中央静脉离开肾上腺，因此，流经髓质的血液内富含皮质激素，其中的糖皮质激素可增强髓质细胞 N- 甲基转移酶的活性，使去甲肾上腺素甲基化，成为肾上腺素。因此肾上腺皮质对髓质激素的生成起着重要作用。

第四节　垂　体

垂体呈椭圆形，重约 0.5g，位于颅骨碟鞍垂体窝内。垂体表面包以结缔组织被膜，实质由**腺垂体**和**神经垂体**两部分构成，神经垂体分为神经部和漏斗两部分，漏斗与下丘脑相连，包括正中隆起和漏斗柄。腺垂体分为远侧部、中间部和结节部三部分，中间部位于远侧部和神经部之间，结节部包绕漏斗。腺垂体远侧部又称为垂体前叶，腺垂体的中间部和神经垂体的神经部合称垂体后叶（图 14-8）。

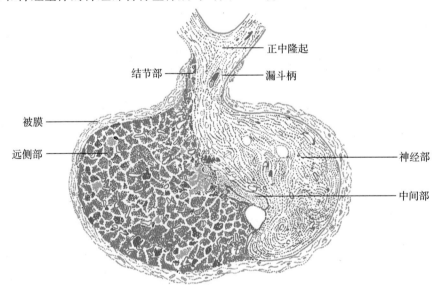

图 14-8　垂体结构模式图

一、腺垂体

（一）远侧部

远侧部（pars distalis）占腺垂体的大部分。腺细胞排列成团索状，少数围成滤泡状，细胞间有丰富的毛细血管和少量的结缔组织。在 HE 染色切片中，根据腺细胞染色特点，将其分为嫌色细胞和嗜色细胞，后者又分为嗜酸性细胞和嗜碱性细胞两种（图 14-9），均具有含氮激素分泌细胞的特点。根据嗜色细胞分泌颗粒内所含激素不同，又可再进一步分类，常以其分泌的激素来命名。

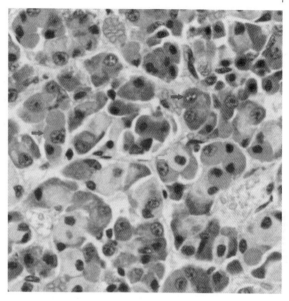

图 14-9　腺垂体远侧部（高倍）
➡ 嗜酸性细胞 ➡ 嗜碱性细胞 ⇢ 嫌色细胞

1. 嗜酸性细胞（acidophilic cell） 嗜酸性细胞数量较多，呈圆形或卵圆形，胞质嗜酸性。嗜酸性细胞分为两种。

（1）**生长激素细胞**（somatotroph，STH cell）：生长激素细胞数量较多，**分泌生长激素**（growth hormone，GH 或 somatotropin，STH），该激素可促进机体代谢及生长，尤其是刺激骺软骨生长，从而使骨增长。在幼年时期若生长激素分泌不足可致侏儒症，分泌过多则引起巨人症；在成年时期生长激素分泌过多则引起肢端肥大症。

（2）**催乳激素细胞**（mammotroph）：男女两性的垂体均有催乳激素细胞，但女性较多，在分娩前期和哺乳期细胞分泌功能旺盛。该细胞分泌的催乳激素（prolactin，PRL）可促进乳腺的发育和乳汁的分泌。

2. 嗜碱性细胞（basophilic cell） 嗜碱性细胞数量较少，细胞呈椭圆形或多边形，胞质嗜碱性。嗜碱性细胞分为三种。

（1）**促甲状腺激素细胞**（thyrotropic cell）：促甲状腺激素细胞分泌促甲状腺激素（thyrotropin，TSH），该激素能促进甲状腺素的形成和释放。

（2）**促肾上腺皮质激素细胞**（corticotropic cell）：促肾上腺皮质激素细胞分泌**促肾上腺皮质激素**（corticotropin，ACTH），该激素能促进肾上腺皮质束状带细胞分泌糖皮质激素。

（3）**促性腺激素细胞**（gonadotropic cell）：促性腺激素细胞分泌**卵泡刺激素**（follicle-stimulating hormone，FSH）和**黄体生成素**（luteinizing hormone，LH）。应用电镜免疫组织化学技术，发现这两种激素可共存于同一细胞内。卵泡刺激素在女性促进卵泡的发育，在男性则刺激生精小管的支持细胞合成分泌雄激素结合蛋白；黄体生成素在女性促进排卵和黄体的形成，在男性则刺激睾丸间质细胞合成分泌雄激素，故又称为**间质细胞刺激素**（interstitial cell stimulating hormone，ICSH）。

3. 嫌色细胞 嫌色细胞数量最多，体积小，胞质少，染色浅，在光镜下细胞界限不清。在电镜下可见胞质内含少量分泌颗粒。因此，嫌色细胞可能是脱颗粒后的嗜色细胞，或者是发育早期的嗜色细胞。

（二）中间部

中间部（pars intermedia）位于远侧部和神经部之间的狭长区域，占垂体体积的2%。有些腺细胞围成滤泡状，滤泡腔内含有胶质，滤泡上皮由单层立方或柱状上皮围成，其功能未明。滤泡周围有嗜碱性细胞和嫌色细胞，嗜碱性细胞分泌**黑素细胞刺激素**（melanocyte stimulating hormone，MSH），该激素作用于皮肤的黑素细胞，促进黑色素的合成和扩散，使皮肤颜色变深。

（三）结节部

结节部（pars tuberalis）包绕着神经垂体的漏斗，在漏斗的前方较厚，后方较薄或缺如。结节部含丰富的纵行毛细血管，腺细胞较小，沿血管呈索状排列，主要含嫌色细胞，也可见少量的嗜酸性细胞和嗜碱性细胞。

（四）下丘脑与腺垂体的关系

1. 腺垂体的血管分布及垂体门脉系统　　腺垂体血液主要由大脑基底动脉环发出的垂体上动脉供应。垂体上动脉从结节部上端进入神经垂体的漏斗，在此处分支吻合为毛细血管网，称第一级毛细血管网；第一级毛细血管网汇集成数条垂体门微静脉，下行至结节部下端，并进入腺垂体远侧部，再次分支吻合形成第二级毛细血管网。第一级毛细血管网、垂体门微静脉和第二级毛细血管网共同组成**垂体门脉系统**（hypophyseal portal system）。第二级毛细血管网最后汇集成小静脉和垂体周围的静脉窦相连（图 14-10）。

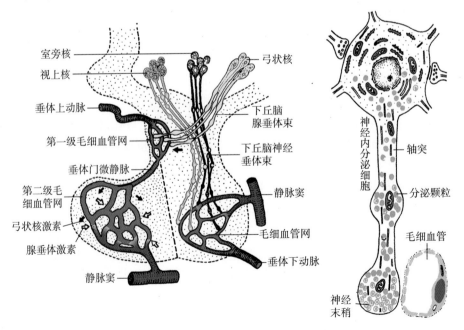

图 14-10　垂体的血管分布及其与下丘脑的关系

2.下丘脑的神经内分泌细胞及其对腺垂体的调节 下丘脑弓状核等神经核内的神经元具有内分泌功能，称为神经内分泌细胞。弓状核神经内分泌细胞的轴突进入神经垂体的漏斗，构成下丘脑腺垂体束，其分泌的激素沿着轴突运输到神经垂体的漏斗，并在此处释放到第一级毛细血管网，而后通过垂体门微静脉、第二级毛细血管网到达腺垂体的远侧部并在此释放，分别作用于远侧部的不同细胞。其中对腺细胞分泌起促进作用的激素，称为**释放激素**（releasing hormone，RH），对腺细胞分泌起抑制作用的激素，称为**释放抑制激素**（release inhibiting hormone，RIH）。目前已知的释放激素有：生长激素释放激素（GRH）、催乳激素释放激素（PRH）、促甲状腺激素释放激素（TRH）、促肾上腺皮质激素释放激素（CRH）、促性腺激素释放激素（GnRH）和黑素细胞刺激素释放激素（MSRH）等。释放抑制激素有：生长激素释放抑制激素（又称生长抑素，SOM）、催乳激素释放抑制激素（PIH）、黑素细胞刺激素释放抑制激素（MSIH）。下丘脑通过释放激素和释放抑制激素，调节腺垂体内各种腺细胞的分泌活动，而腺垂体分泌的各种激素

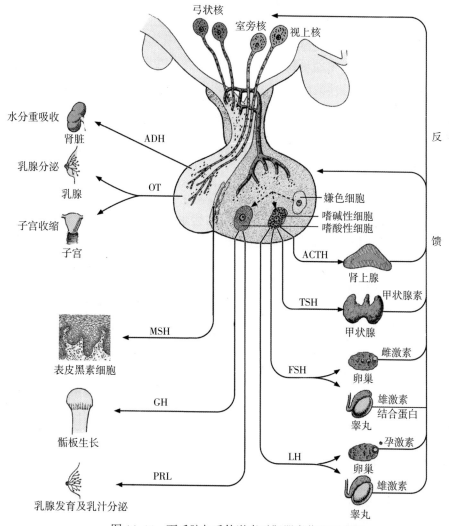

图 14-11 下丘脑与垂体激素对靶器官作用示意图

又分别作用于不同的靶器官或靶细胞，而靶器官或靶细胞的分泌物也会反馈作用于腺垂体甚至下丘脑，从而影响其分泌活动。这样，神经系统和内分泌系统统一起来，共同调节机体正常的生理活动（图14-10、11）。

二、神经垂体及其与下丘脑的关系

神经垂体与下丘脑直接相连，两者是结构与功能的统一体。神经垂体主要由无髓神经纤维和神经胶质细胞构成，并含有较丰富的毛细血管（图14-12）。下丘脑前区有两个神经核团，分别称为视上核和室旁核，内含大型神经内分泌细胞的胞体，其轴突下行，经神经垂体漏斗进入神经部，组成下丘脑神经垂体束，此即为神经垂体内无髓神经纤维的主要来源。这些神经内分泌细胞除具有一般神经元的结构外，胞质内还含有分泌颗粒，分泌颗粒沿着轴突运输到神经部，在轴突沿途和轴突终末分泌颗粒常聚集成团，使轴突呈串珠状膨大，在光镜下呈大小不等的嗜酸性的团块，称为**赫令体**（Herring body）。神经垂体内的神经胶质细胞又称为**垂体细胞**（pituicyte），其形状和大小不一，有的胞质内含较多的脂滴和脂褐素（图14-12）。垂体细胞具有支持和营养神经纤维的作用。

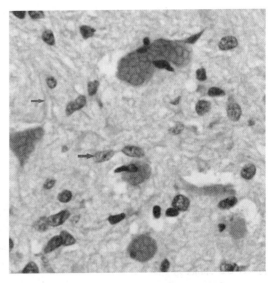

图 14-12   垂体神经部光镜像（高倍）
➡ 无髓神经纤维 ➡ 垂体细胞 ➡ 赫令体

视上核和室旁核的神经内分泌细胞合成**抗利尿激素**（antidiuretic hormone，ADH）和**催产素**（oxytocin）。抗利尿激素主要促进肾远曲小管和集合管重吸收水，使尿液浓缩。抗利尿激素若分泌减少，会导致尿崩症，若分泌超过生理剂量，可引起小动脉平滑肌收缩，血压升高，故又称**加压素**（vasopressin）。催产素可引起子宫平滑肌收缩，并促进乳腺的分泌。视上核和室旁核的神经内分泌细胞胞体内的分泌颗粒沿轴突运输到神经部贮存，进而在该处释放入毛细血管（图14-10、11）。

第五节　松　果　体

松果体呈扁椭圆形，以细柄连于第三脑室顶。腺实质主要由松果体细胞、神经胶质细胞和无髓神经纤维等组成。**松果体细胞**（pinealocyte）与神经内分泌细胞类似，胞体呈圆形或不规则形，核大，胞质少，呈弱嗜碱性。在镀银染色标本中，可见细胞伸出许多突起，短而小的突起终止于细胞之间，长而粗的突起多终止在血管周隙（图14-13）。在电镜下，松果体细胞具有含氮激素分泌细胞的特点。松果体细胞分泌**褪黑素**（malatonin），参与调节机体的昼夜生物节律、睡眠、情绪、性成熟等生理活动。

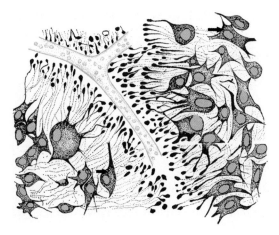

图 14-13 松果体结构模式图（镀银染色）

➔ 松果体细胞

第六节 弥散神经内分泌系统

除了上述的内分泌腺外，机体其他器官内还有大量的内分泌细胞。这些内分泌细胞分泌的激素在调节机体生理活动中起重要的作用。1963 年 Pearse 根据这些内分泌细胞都能合成和分泌胺，而且细胞是通过摄取胺前体（氨基酸）经脱羧后产生胺的，故将这些细胞统称为**摄取胺前体脱羧细胞**（amine precursor uptake and decarboxylation cell，简称 APUD 细胞）。

随着对 APUD 细胞研究的不断深入，发现许多 APUD 细胞不仅产生胺，而且还产生肽，有些细胞则只产生肽；并且发现有些神经元也具有与 APUD 细胞相似的功能。因此，将这些具有内分泌功能的神经元和 APUD 细胞统称为**弥散神经内分泌系统**（diffuse neuroendocrine system，DNES）。因此，DNES 是在 APUD 细胞基础上的进一步发展和扩充。DNES 把神经系统和内分泌系统联系起来，共同调节和控制机体的生理活动。

内分泌与中医的"虚证"

"虚证"与内分泌系统的关系一直受到关注。从 20 世纪 50 年代开始有学者用现代科学方法，从内分泌角度研究中医理论和临床实践，提出阴虚阳虚与肾上腺皮质功能有关。随后在 20 世纪 70 年代发现临床阳虚病人大多表现为下丘脑-垂体-肾上腺皮质轴功能减退，但血中的皮质醇浓度有时并不减少。20 世纪 80 年代发现阳虚动物模型肝细胞糖皮质激素受体明显降低。在对性腺轴与肾阳虚证的关系研究中，通过药物验证，以及借鉴"神经-内分泌-免疫网络"系统、检测下丘脑 CRFmRNA 表达等方法，揭示了唯有补肾能直接作用于下丘脑的水平。因此，中医学中的"肾"与下丘脑-垂体-甲状腺、性腺、肾上腺功能失常密切相关。

第十五章　男性生殖系统

男性生殖系统（male reproductive system）包括睾丸、生殖管道、附属腺及外生殖器。睾丸产生精子，分泌雄性激素。生殖管道由附睾、输精管、射精管和男尿道组成，具有促进精子成熟及营养、贮存和运输精子的作用。附属腺包括精囊、前列腺和尿道球腺，附属腺与生殖管道的分泌物共同构成精浆，精浆与精子构成精液。

第一节　睾　丸

睾丸是成对的实质性器官，睾丸表面被覆以浆膜，即睾丸鞘膜脏层，深部为致密结缔组织构成的**白膜**（tunica albuginea）。白膜在睾丸后缘增厚形成**睾丸纵隔**（mediastinum testis）。纵隔结缔组织发出许多睾丸小隔呈放射状伸入睾丸实质，将睾丸实质分成约 250 个锥形的睾丸小叶，每个小叶内有 1~4 条弯曲细长的生精小管，生精小管在接近睾丸纵隔处移行为短而直的直精小管。直精小管进入睾丸纵隔相互吻合形成睾丸网。生精小管之间的结构称睾丸间质（图 15-1）。

生精小管的结构具有明显的年龄变化。青春期以前生精小管较细，管腔不明显，管壁生精上皮只有精原细胞及支持细胞。青春期以后生精小管变粗，管腔明显，管壁增

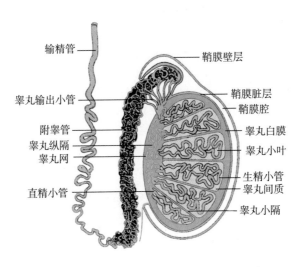

图 15-1　睾丸与附睾结构模式图

厚，精原细胞分裂分化出各级生精细胞，具有生精能力。老年期生精小管趋于萎缩，但仍有精子产生。

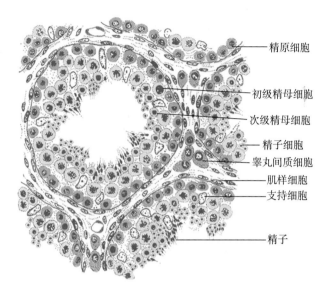

图 15-2　生精小管及睾丸间质模式图

一、生精小管

生精小管（seminiferous tubule）长 30~70cm，直径 150~250μm，管壁由厚约 60~80μm 的**生精上皮**（spermatogenic epithelium）构成。生精上皮是一种特殊的复层上皮，由一层支持细胞和多层生精细胞组成。上皮外面基膜明显，基膜外面有胶原纤维和梭形的**肌样细胞**（myoid cell）。肌样细胞收缩时有助于精子排出（图 15-2~4、7）。

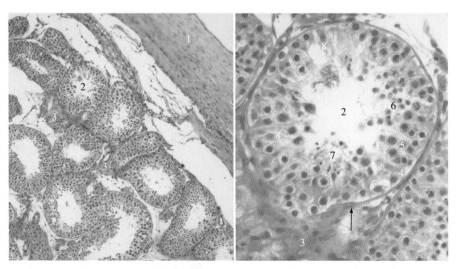

图 15-3　生精小管与睾丸间质光镜像（左：低倍，右：高倍）

1.被膜　2.生精小管　3.睾丸间质细胞　4.精原细胞　5.初级精母细胞　6.精子细胞
7.早期精子形成　8.支持细胞　↑肌样细胞

（一）支持细胞

支持细胞（supporting cell）又称 Sertoli 细胞。成人支持细胞不再分裂，每个生精小管的横切面上约有 8～11 个支持细胞。支持细胞呈不规则长锥体形，细胞质弱嗜酸性，其基底部紧贴基膜，顶部伸达管腔面。由于其侧面镶嵌着各级生精细胞，故光镜下细胞轮廓不清。核似卵圆形、三角形或不规则形，着色浅，核仁明显（图 15-2～4、7）。电

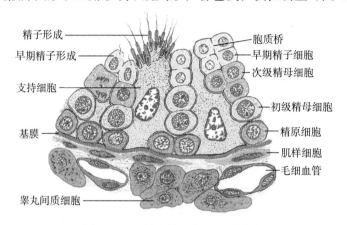

图 15-4　生精小管及睾丸间质模式图

镜下，内质网与高尔基复合体发达，线粒体、溶酶体、糖原和脂滴较多，微丝和微管丰富。相邻支持细胞侧面近基底部的侧突形成紧密连接，将相邻支持细胞之间的空隙分成**基底室**（basal compartment）和**近腔室**（adluminal compartment）两部分（图 15-5）。基底室位于生精上皮基膜和支持细胞紧密连接之间，内有精原细胞；近腔室位于支持细胞紧密连接以上，与生精小管管腔相通，内有各级精母细胞、精子细胞和精子。

生精小管与睾丸间质内的毛细血管之间存在着**血-睾屏障**（blood-testis barrier），其组成包括毛细血管内皮及基膜、结缔组织、生精上皮的基膜和支持细胞紧密连接（图15-4），其中紧密连接的屏障作用最为重要。

支持细胞功能：①对生精细胞起支持和营养作用。其微丝、微管的收缩可促使不断成熟的生精细胞向腔面移动，并释放入管腔。②吞噬和消化精子形成期脱落的残余胞质。③分泌少量液体参与睾丸液形成，有助于精子的运送。④在卵泡刺激素和雄激素的作用下，合成和分泌**雄激素结合蛋白**（androgen binding protein，ABP），ABP 可与雄激素结合，以保持生精小管内有较

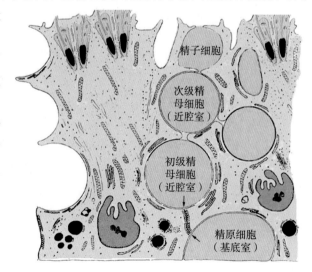

图 15-5　支持细胞超微结构模式图（↓示紧密连接）

高的雄激素水平，促进精子发生。⑤分泌**抑制素**（inhibin），释放入血，可反馈性地抑制垂体分泌卵泡刺激素。⑥支持细胞之间形成的紧密连接参与构成的血 – 睾屏障，可防止某些物质进入生精上皮，形成并维持有利于精子发生的微环境，还能阻止精子抗原外逸，从而避免引发自身免疫反应。

（二）生精细胞和精子发生

生精上皮自基底部至腔面，依次有精原细胞、初级精母细胞、次级精母细胞、精子细胞和精子，统称**生精细胞**（spermatogenic cell）（图 15-2～4）。从精原细胞到形成精子的连续增殖分化过程称**精子发生**（spermatogenesis）（图 15-6），相继经历精原细胞增殖期、精母细胞减数分裂期和精子形成期 3 个阶段，约需 64 ± 4.5 天。

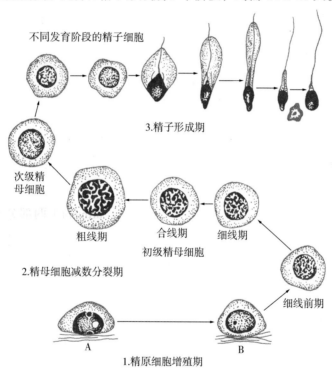

不同发育阶段的精子细胞

3.精子形成期

次级精母细胞

粗线期　合线期　细线期

初级精母细胞

2.精母细胞减数分裂期

细线前期

A　　B

1.精原细胞增殖期

图 15-6　精子发生示意图

1.精原细胞增殖期　**精原细胞**（spermatogonium）在青春期以前，是生精上皮唯一可见的最幼稚的生精细胞，位于基底室，紧贴基膜，圆形或卵圆形，直径 12μm，核圆，染色较深，分为 A、B 两型。A 型精原细胞核卵圆形，染色质细小，染色深，核中央常见淡染区；或染色质细密，染色浅。A 型精原细胞是生精细胞中的干细胞，不断地分裂增殖，一部分子细胞继续作为干细胞，另一部分分化为 B 型精原细胞。B 型精原细胞核圆形，核膜上附有较粗的染色质颗粒，核仁位于中央。B 型精原细胞经过数次分裂后，分化为初级精母细胞。

2.精母细胞减数分裂期　精母细胞位于生精上皮中间层，分为初级精母细胞和次级精母细胞。

（1）**初级精母细胞**（primary spermatocyte）：位于精原细胞的近腔侧，体积最大，直径约 18μm，圆形，核大而圆，核染色质呈网状，核型为 46，XY。初级精母细胞经过 DNA 复制后（4nDNA），进行第一次减数分裂，形成两个次级精母细胞。由于第一次减数分裂的分裂前期历时较长，故在生精小管切片中可见到不同分裂时期的初级精母细胞。

（2）**次级精母细胞**（secondary spermatocyte）：一般位于初级精母细胞的近腔侧，直径约 12μm，核圆形，染色较深。由初级精母细胞减数分裂而来，核型为 23，X 或 23，Y（2nDNA）。次级精母细胞迅速进入第二次减数分裂，形成 2 个精子细胞，核型为 23，X 或 23，Y（1nDNA）。由于次级精母细胞存在时间短，切片上不易见到。

减数分裂（meiosis）又称成熟分裂，仅见于生殖细胞的发育过程中。精母细胞经历两次减数分裂形成 4 个单倍体精子细胞。

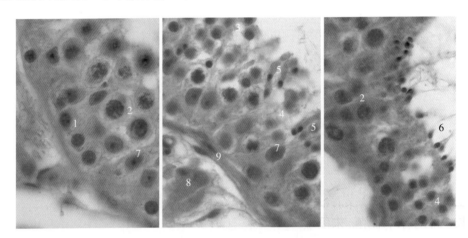

图 15-7　生精小管及间质细胞光镜像（油镜）

1. 精原细胞　2. 初级精母细胞　3. 次级精母细胞　4. 精子细胞　5. 早期精子形成
6. 精子　7. 支持细胞　8. 睾丸间质细胞　9. 肌样细胞

3. 精子形成期　精子细胞经过复杂的形态演变，形成精子。

（1）**精子细胞**（spermatid）：位于近腔面，体积小，直径约 8μm，核圆，染色质细密，染色较深（图 15-3、4、7）。精子细胞不再分裂，但要经过复杂的形态演变，由圆球形逐渐演变为蝌蚪状的精子，这一过程称**精子形成**（spermiogenesis）。此过程包括：①核染色质高度浓缩，核变长并移向细胞一侧，成为精子头部的主要结构。②高尔基复合体融合为双层扁囊，并覆盖于核前 2/3，形成顶体。③中心体迁移到顶体的对侧，其中一个中心粒的微管延长，形成轴丝，成为精子尾部的主要结构。④线粒体汇聚于轴丝近核段周围，盘绕成螺旋状线粒体鞘。⑤其余的胞质集聚尾侧，形成残余胞质，最后脱落（图 15-8）。

（2）**精子**（spermatozoon）：形似蝌蚪，长约 60μm，分头、尾两部（图 15-8、9）。精子头正面观呈卵圆形，侧面观呈梨形，长 4~5μm。头部有一个高度浓缩的细胞核，核的前 2/3 有顶体覆盖。**顶体**（acrosome）是特殊的溶酶体，内含多种水解酶如顶体素、透明质酸酶等，在受精过程中发挥重要作用。精子尾部是其运动装置，可分为颈段、中

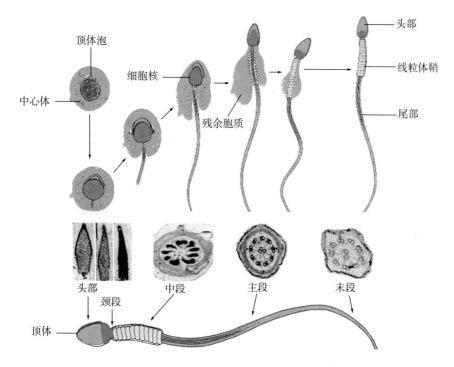

图 15-8　精子形成和精子超微结构示意图

段、主段和末段四部分。构成尾部全长的轴心是轴丝，由 9+2 排列的微管组成。颈部很短，主要是中心粒。中段的轴丝外有 9 根纵行外周致密纤维，外侧再包有线粒体鞘。主段最长，外周有纤维鞘。末段短，其内仅有轴丝。

　　在精子发生过程中，一个精原细胞增殖分化所产生的各级生精细胞，其胞质并未完全分开，有**胞质桥**（intercellular cytoplasmic bridge）相连，形成同步发育的同源细胞群（图 15-4）。但从不同生精小管之间以及同一生精小管全长来看，精子发生是不同步的，故生精小管可以一批接一批持续不断地产生精子。在睾丸切片中，一个生精小管的断面可见不同发育阶段的生精细胞组合。

　　精子的发生与形成须在低于体温 2℃～3℃的环境中进行，所以隐睾患者由于生精障碍而导致不育。在精子发生和形成过程中，经常会形成一些畸形精子。

二、睾丸间质

　　睾丸间质为生精小管之间富含血管和淋巴管的疏松结缔组织，其内含**有睾丸间质细胞**（testicular interstitial cell），又称 Leydig 细胞（图 15-2～4、7）。细胞呈圆形或多边形，成群分布，直径

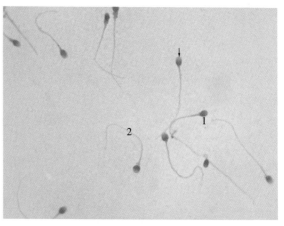

图 15-9　精液涂片光镜像（油镜）
1. 精子尾部　2. 精子头部　↓顶体

15～20μm，核圆，居中或偏位，核仁明显，胞质嗜酸性。电镜下有丰富的管状嵴线粒体和滑面内质网，此外还有脂滴、色素颗粒和蛋白质结晶等。从青春期开始，睾丸间质细胞在黄体生成素的刺激下分泌**雄激素**（androgen），以促进精子发生和男性生殖器官发育，维持第二性征和性功能。

三、直精小管和睾丸网

生精小管近睾丸纵隔处移行为短而细的直行管道，称**直精小管**（tubulus rectus），管径较细，管壁上皮为单层立方或矮柱状，无生精细胞。直精小管进入睾丸纵隔后分支吻合成为**睾丸网**（rete testis），睾丸网由单层立方上皮组成，管腔大而不规则（图15-10）。精子经直精小管和睾丸网出睾丸。

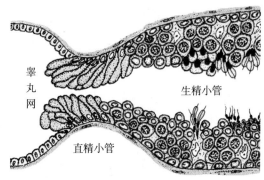

图 15-10　直精小管和睾丸网模式图

四、睾丸功能的内分泌调节

下丘脑弓状核分泌**促性腺激素释放激素**（GnRH），促进腺垂体远侧部分泌**卵泡刺激素**（FSH）和**黄体生成素**（LH）。FSH能促进精原细胞分裂和发育，刺激支持细胞合成分泌生精小管生长因子和雄激素结合蛋白。LH能促进睾丸间质细胞分泌雄激素，以刺激精子的发生。支持细胞分泌的抑制素和间质细胞分泌的雄激素，又可反馈抑制下丘

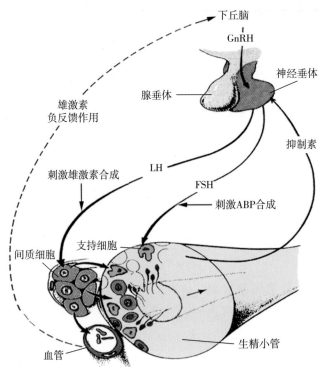

图 15-11　睾丸功能内分泌调节示意图

脑 GnRH 和腺垂体 FSH 及 LH 的分泌（图 15-11）。

第二节　生殖管道

男性生殖管道包括附睾、输精管、射精管和男尿道，为精子的成熟、贮存和运输提供有利的环境。

一、附睾

附睾位于睾丸的后外侧，分头、体、尾三部。附睾头部主要由睾丸输出小管盘曲组成，体部和尾部由附睾管盘曲组成（图 15-1、12）。

1. **输出小管（efferent duct）**　是与睾丸网连接的 8～12 根弯曲小管，上皮由高柱状纤毛细胞及低柱状细胞相间排列构成，管腔不规则，上皮基膜外有少量环行平滑肌。上皮纤毛的摆动和平滑肌的收缩推动精子向附睾管运行。两种上皮细胞均有吸收和分泌作用。

2. **附睾管（epididymal duct）**　为一条长 4～6m 并极度盘曲的管道，远端延续为输精管，其管腔规则，充满精子和分泌物。上皮为假复层纤毛柱状，由主细胞和基细胞组成，主细胞游离面有排列成簇的静纤毛。上皮基膜外侧有薄层平滑肌围绕，管壁外为富含血管的疏松结缔组织。细胞兼有分泌与吸收功能，分泌肉毒碱、甘油磷酸胆碱和唾液酸等，以促进精子成熟和增强精子的运动能力。**血 – 附睾屏障**（blood-epididymis barrier）位于主细胞近腔面的紧密连接处，能保护成熟中的精子不受外界干扰，并将精子与免疫系统隔离。

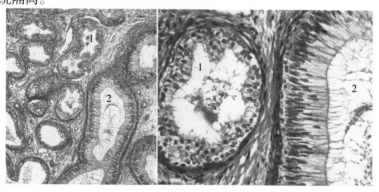

图 15-12　附睾光镜像（左：低倍，右：高倍）
1. 输出小管　2. 附睾管

精子在附睾内停留 8～17 天，并经历一系列成熟变化，才能获得运动能力，达到功能上的成熟。附睾的功能异常也会影响精子的成熟，导致不育。

二、输精管

输精管是壁厚腔小的肌性管道（图 15-13），长 45～60cm，管壁由黏膜、肌层和外膜三层组成。黏膜表面为较薄的假复层柱状上皮，固有层结缔组织中弹性纤维丰富。肌层厚，由内纵、中环和外纵行的平滑肌纤维组成。在射精时，肌层强力收缩，将精子快速排出。外膜为疏松结缔组织。

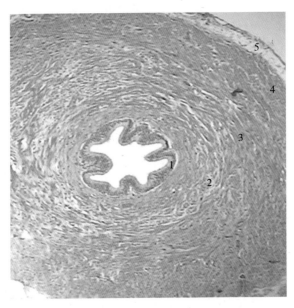

图 15-13　输精管光镜像（低倍）

1.黏膜上皮　2.内纵行平滑肌　3.中环行平滑肌　4.外纵行平滑肌　5.外膜

第三节　附　属　腺

附属腺和生殖管道的分泌物以及精子共同组成**精液**（semen）。以世界卫生组织标准，正常成年男子每次射精量不少于 2ml，每毫升的精子数不少于 2000 万个。

一、前列腺

前列腺是最大的男性附属腺，上宽下尖呈栗形，环绕于尿道起始段。腺的被膜与支架组织均由富含弹性纤维和平滑肌纤维的结缔组织组成。腺实质主要由 30～50 个大小不相同的复管泡腺组成，位于尿道周围。腺实质分三个带：尿道周带（又称黏膜腺）、内带（又称黏膜下腺）和外带（又称主腺）（图 15-14）。腺分泌部由单层立方、单层柱状及假复层柱状上皮构成，故腺腔很不规则。腔内可见分泌物浓缩形成的圆形

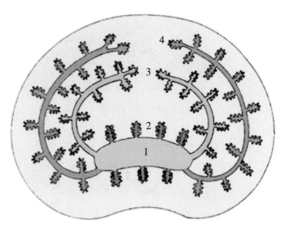

图 15-14　前列腺分部示意图

1.尿道　2.尿道周带　3.内带　4.外带

嗜酸性板层状小体，称**前列腺凝固体**（prostatic concretion），随年龄的增长而增多，甚至钙化成为前列腺结石（图 15-15）。

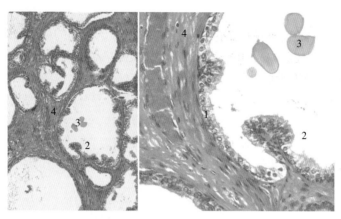

图 15-15　前列腺光镜像（左：低倍，右：高倍）
1. 上皮　2. 腺腔　3. 前列腺凝固体　4. 小梁

从青春期开始，前列腺在雄激素的刺激下分泌活动增强，分泌物为稀薄的乳白色液体，富含酸性磷酸酶和纤维蛋白溶酶，还有柠檬酸、精胺和锌等物质。老年人前列腺逐渐萎缩，但有些老年人的前列腺常呈增生肥大（多发生在黏膜腺和黏膜下腺），压迫尿道，造成排尿困难。慢性前列腺炎常由于纤维蛋白溶酶异常而致射精后精液不液化，影响精子的运动及受精能力。

二、精囊

为一对长椭圆形盘曲的囊状器官，管壁由内向外分为黏膜、肌层和外膜三层。黏膜向腔内突起形成高大的皱襞，黏膜表面是假复层柱状上皮，胞质内含有许多分泌颗粒和黄色的脂色素。黏膜外有薄的平滑肌层和结缔组织外膜。在雄激素刺激下，精囊分泌弱碱性的淡黄色液体，内含果糖、前列腺素等成分。果糖为精子的运动提供能量。精液中的蛋白质主要来自精囊（图 15-16）。

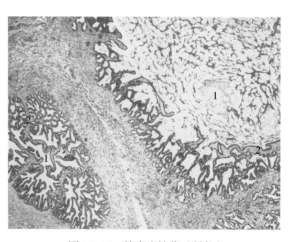

图 15-16　精囊光镜像（低倍）
1. 腺腔　2. 上皮

三、尿道球腺

为一对豌豆状、直径 3～5mm 的复管泡状腺。上皮为单层立方或柱状上皮，上皮细胞内富含黏原颗粒。腺体分泌黏液于射精前排出，能够润滑尿道，内含半乳糖、唾液酸、ATP 酶等。腺间质中含有平滑肌和骨骼肌纤维。

第四节　阴　茎

阴茎主要由两条位于背侧的阴茎海绵体、一条位于腹侧的尿道海绵体及海绵体周围的纤维结缔组织和皮肤构成。由致密结缔组织构成的海绵体白膜向海绵体内发出小梁，内含平滑肌、弹性纤维和血管等。海绵体主要由含有大量血窦的海绵状组织构成。阴茎深动脉的分支螺旋动脉穿行于小梁中，与血窦通连；静脉多位于海绵体周边部白膜下方。一般情况下，流入血窦的血液很少，血窦呈裂隙状，海绵体柔软。当大量血液经螺旋动脉流入血窦，血窦充血而胀大，白膜下的静脉受压，血液回流一时受阻，海绵体变硬，阴茎增大勃起，故海绵体内富含血窦的海绵状组织又称勃起组织（图 15-17）。

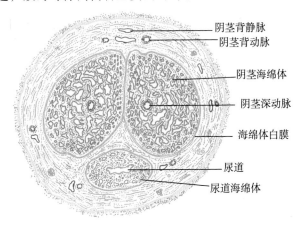

阴茎背静脉
阴茎背动脉
阴茎海绵体
阴茎深动脉
海绵体白膜
尿道
尿道海绵体

图 15-17　阴茎横断面模式图

日益全球化的"精子危机"

健康强壮的精子应具备：①足够的数量；②正常的形态；③敏捷的运动能力。事实是：从 1940 年到 1990 年，成年男子每毫升精液所含精子数量从 1.13 亿下降到 6600 万，降低了 40% 以上，平均每年下降近 1%。日本下降幅度更为明显，我国的状况也不容乐观。

工业化程度越高的地区，精子下降越明显。罪魁祸首是环境激素，主要指在制药、塑料制品添加剂、除草剂、农药残留、垃圾处理等过程中产生的有害物质，如二恶英、甲氨甲酸萘酯、氯丹等，目前探明的有 70 多种。它们能通过食物链等途径直接或间接进入生物体，然后与体内受体结合，在体内发出错误信息，影响人和其他生物的正常代谢、分泌和生殖功能。由此可见，工业化与环境污染乃是造成人类"精子危机"的根本原因。此外，汽车尾气、烟酒、高温、辐射、某些药物及过度劳累、心理焦虑紧张都会对生殖功能产生较大影响。

第十六章 女性生殖系统

女性生殖系统（female reproductive system）包括卵巢、输卵管、子宫、阴道和外生殖器。卵巢产生卵细胞，分泌女性激素；输卵管是输送卵子的管道和受精的部位；子宫是产生月经和孕育胎儿的器官。乳腺可分泌乳汁，哺育婴儿，通常列入本章叙述。

女性生殖器官有明显的年龄性变化。10岁前生殖器官发育迟缓，10岁后逐渐发育。至青春期（11～18岁）生殖器官迅速发育，第二性征出现，月经来潮，如此持续约30余年。在45～55岁进入更年期，以后进入绝经期，生殖功能逐渐减退，生殖器官逐渐萎缩。

第一节 卵 巢

卵巢呈扁椭圆形，一侧为卵巢门，借卵巢系膜与阔韧带相连，血管、淋巴管和神经经卵巢门出入。卵巢表面为单层扁平或立方的表面上皮，上皮下方为薄层致密结缔组织组成的白膜。卵巢实质分为外周的皮质和中央狭小的髓质。皮质含不同发育阶段的卵

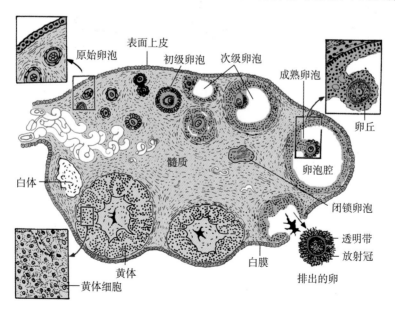

图 16-1 卵巢结构模式图

泡、闭锁卵泡、黄体和白体等（图 16-1），这些结构之间有特殊的结缔组织，主要由低分化的梭形的**基质细胞**（stromal cell）、网状纤维及散在的平滑肌纤维构成。髓质为疏松结缔组织，与皮质间无明显的界限，内含许多迂曲的血管和淋巴管及神经并延至卵巢门。卵巢门处的结缔组织中有少量**门细胞**（hilus cell），其结构和功能类似睾丸间质细胞，可分泌雄激素。妊娠或绝经期，门细胞特别显著，如果门细胞增生或发生肿瘤时，患者常伴有男性化症状。

卵巢发育有明显年龄的变化，幼年时的卵巢小，表面光滑，绝经期后，卵巢不再排卵，卵巢内结缔组织增生，体积变小，表面常凹凸不平。卵泡发育与子宫内膜呈明显周期性变化。

一、卵泡的发育与成熟

卵泡（ovarian follicle）由中央的一个**卵母细胞**（oocyte）和周围的许多**卵泡细胞**（follicular cell）组成（图 16-2）。卵泡发育从胚胎时期已经开始，第 5 个月胚胎的双侧卵巢有原始卵泡近 700 万个，以后逐渐减少，新生儿有 70 万～200 万个，青春期时仅存 4 万个，至 40～50 岁时仅剩几百个。自青春期开始，在垂体分泌的卵泡刺激素（FSH）和黄体生成素（LH）作用下，卵泡陆续开始发育。一个卵泡从发育到成熟约需 85 天。通常，每个月经周期只有 1 个卵泡发育成熟排卵，而且左右卵巢交替排卵。女性一生约排卵 400～500 个，余者相继退化。卵泡的发育是一个连续的过程，一般可分为原始卵泡、生长卵泡和成熟卵泡三个阶段。

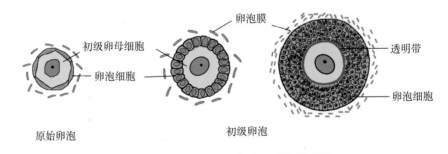

图 16-2　原始卵泡和初级卵泡结构模式图

（一）原始卵泡

原始卵泡（primordial follicle）位于皮质浅部，体积小，数量多，由一个**初级卵母细胞**（primary oocyte）和周围一层扁平的卵泡细胞构成（图 16-1～3）。初级卵母细胞较大，圆形，直径约 30～40μm，核大而圆，呈空泡状，染色质稀疏，核仁明显，胞质嗜酸性。电镜观察，核孔明显，胞质中有较多线粒体、板层状排列的滑面内质网和高尔基复合体等。初级卵母细胞是在胚胎时期由**卵原细胞**（oogonium）分裂分化形成，随后进行第一次减数分裂并长期（12～50 年不等）停滞在分裂前期，直至排卵前才完成分裂或以退化告终。卵泡细胞较小，与结缔组织之间有基膜。卵泡细胞具有支持和营养卵母细胞的作用。

（二）生长卵泡

青春期开始，原始卵泡生长发育变为**生长卵泡**（growing follicle），卵泡逐渐移向皮质深部，主要变化是卵母细胞长大，卵泡细胞和卵泡周围结缔组织增生。根据其是否出现卵泡腔，生长卵泡又可分为初级卵泡和次级卵泡两个阶段（图16-1）。

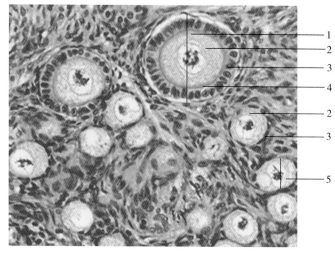

图 16-3 原始卵泡和初级卵泡光镜像（高倍）
1. 初级卵泡 2. 初级卵母细胞 3. 卵泡细胞
4. 透明带 5. 原始卵泡

1. 初级卵泡（primary follicle） 从青春期开始，在FSH的作用下，原始卵泡陆续发育为初级卵泡。初级卵母细胞增大，核也增大，核糖体、粗面内质网和高尔基复合体等增多；在靠近质膜的胞质中出现电子致密的溶酶体，称**皮质颗粒**（cortical granule），内含的酶类将在受精过程中发挥重要作用。卵泡细胞增生，由扁平变为立方形或柱状，由单层变为多层（5～6层）。最内层的卵泡细胞为柱状，呈放射状排列，称**放射冠**（corona radiata）。在初级卵母细胞与卵泡细胞之间出现一层均质状、折光性强、富含糖蛋白的嗜酸性膜，称**透明带**（zona pellucida），它是初级卵母细胞和卵泡细胞共同分泌的产物（图16-3、4）。电镜下可见初级卵母细胞的微绒毛和卵泡细胞的突起伸入透明带内，甚至卵泡细胞突起深入到卵母细胞内（图16-4）。在卵泡细胞与卵母细胞之间，或卵泡细胞之间，有许多缝隙连接。有实验显示，卵泡细胞可以通过缝隙连接，向被透明带包裹的初级卵母细胞传递营养和与卵母细胞发育有关的信息分子。另外，透明带上有糖蛋白分子构成的精子受体，对精子和卵细胞之间的相互识别和特异性结合起着重要作用。与此同时，原始卵泡周围的结缔组织增生，包绕卵泡，形成**卵泡膜**（follicular theca）（图16-2），它与卵泡细胞之间隔以基膜。随着初级卵泡体积增大，卵泡逐渐向卵巢皮质深部移动。

2. 次级卵泡（secondary follicle） 由初级卵泡继续发育形成（图16-1、5）。卵泡体积更大，其卵泡细胞增至6～12层，在卵泡细胞之间出现大小不等的腔隙，这些小腔隙逐渐融合成一个大腔，称**卵泡腔**（follicular antrum），腔

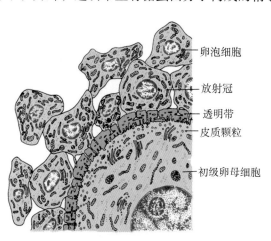

卵泡细胞
放射冠
透明带
皮质颗粒
初级卵母细胞

图 16-4 初级卵母细胞和卵泡细胞超微结构模式图

内充满卵泡细胞分泌和血管渗透而来的卵泡液。卵泡液含有营养成分、雌激素和多种生物活性物质，与卵泡的发育有关。随着卵泡液增多，卵泡腔扩大，初级卵母细胞、透明带、放射冠及部分卵泡细胞突向卵泡腔，形成**卵丘**（cumulus oophorus）。卵泡腔周围的数层卵泡细胞形成卵泡壁，称**颗粒层**（stratum granulosum），卵泡细胞改称**颗粒细胞**（granular cell）（图 16-5）。在次级卵泡生长过程中，卵泡膜分化为两层。卵泡膜内层有较多的多边形或梭形的**膜细胞**（theca cell）和丰富的毛血管，膜细胞具有分泌类固醇激素细

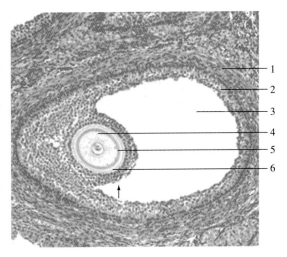

图 16-5　次级卵泡光镜像（低倍）
1.卵泡膜　2.颗粒层　3.卵泡腔　4.初级卵母细胞
5.透明带　6.放射冠　↑卵丘

胞的特征；卵泡膜外层细胞和血管少，有环行排列的胶原纤维和平滑肌纤维。膜细胞合成雄激素，雄激素透过基膜，在颗粒细胞内转化为雌激素。雌激素少量进入卵泡液，大部分进入血液循环，作用于子宫等靶器官。

（三）成熟卵泡

在 FSH 作用的基础上，经 LH 的刺激，次级卵泡发育为**成熟卵泡**（mature follicle）（图 16-6）。初级卵母细胞直径可达 125～150μm。卵泡由于卵泡液急剧增多而体积显著增大，直径可超过 2cm，并向卵巢表面突出（图 16-1）；卵泡壁越来越薄，仅

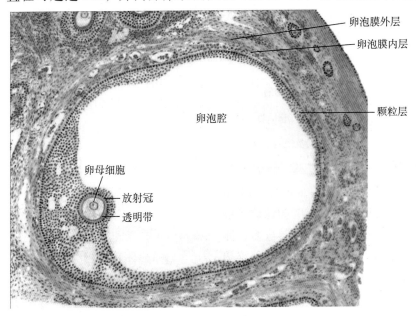

图 16-6　接近成熟卵泡光镜像（低倍）

2～3 层颗粒细胞。在排卵前 36～48 小时，初级卵母细胞完成第一次减数分裂，产生一个**次级卵母细胞**（secondary oocyte）和一个**第一极体**（first polar body），它们各自染色体的数目由二倍体（46，XX）成为单倍体（23，X）。第一极体很小，含极少量胞质，位于次级卵母细胞与透明带之间的卵周隙内。次级卵母细胞迅速进入第二次减数分裂，停滞在分裂中期。

二、排卵

成熟卵泡破裂，次级卵母细胞、透明带和放射冠随卵泡液从卵巢排出的过程称**排卵**（ovulation）。排卵前，卵泡液迅速剧增，使白膜和卵泡壁变薄缺血，形成半透明的**卵泡小斑**（follicular stigma）；卵丘与卵泡壁分离，漂浮在卵泡液中。排卵时，小斑处的组织被蛋白水解酶和胶原酶分解而破裂，卵泡膜外层的平滑肌纤维收缩，于是次级卵母细胞连同放射冠、透明带和卵泡液排出，进入输卵管（图 16-7）。从卵泡破裂到卵排出只需几分钟。次级卵母细胞于排卵后 24 小时内若未受精，即退化消失；若受精，则继续完成第二次减数分裂，形成单倍体（23，X）的**卵细胞**（ovum）和一个第二极体。排卵时间一般在月经周期的第 14 天左右。

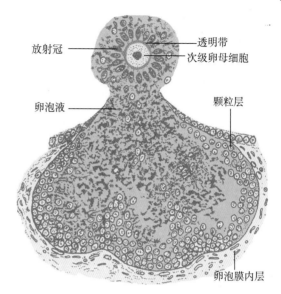

图 16-7　成熟卵泡排卵模式图

三、黄体形成和演变

排卵后，残留的卵泡壁塌陷，卵泡膜的结缔组织和毛细血管伸入颗粒层，在 LH 的作用下，颗粒细胞和卵泡膜内层的膜细胞体积增大，逐渐演化成富含血管的内分泌细胞团，新鲜时呈黄色，故称**黄体**（corpus luteum）（图 16-1、8）。颗粒细胞分化为**颗粒黄体细胞**（granular lutein cell），其数量多，体积大，染色浅，位于黄体中央，分泌**孕激素**（progesterone）和松弛素。膜细胞演化为**膜黄体细胞**（theca lutein cell），其数量少，体积小，胞质和核染色较

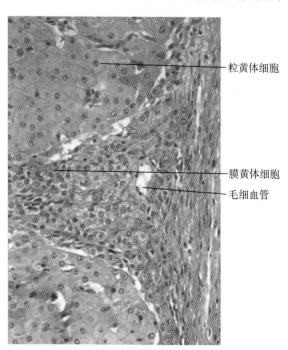

图 16-8　黄体光镜像（高倍）

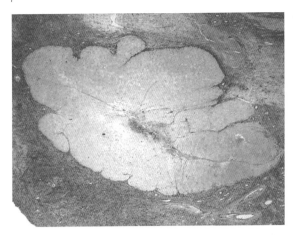

图 16-9　白体光镜像（低倍）

深，主要位于黄体周边，与颗粒黄体细胞协同作用，分泌**雌激素**（estrogen）。两种黄体细胞胞质中都有丰富的滑面内质网、管状嵴线粒体和脂滴。

黄体转归取决于卵细胞是否受精。若排出的卵没有受精，黄体维持12～14天后退化，称月经黄体。若受精，在胎盘分泌的绒毛膜促性腺激素的刺激下，黄体继续发育，直径可达4～5cm，称妊娠黄体。妊娠黄体除分泌大量的孕激素和雌激素外，还分泌**松弛素**（relaxin），这些激素促使子宫内膜增生，子宫平滑肌松弛，以维持妊娠。妊娠黄体可存在4～6个月，然后退化，其内分泌功能被胎盘细胞取代。两种黄体最终都退化消失，逐渐被增生的结缔组织取代，成为瘢痕样的**白体**（corpus albicans）（图 16-9）。

四、闭锁卵泡与间质腺

从胎儿时期至出生后，乃至整个生殖期，绝大多数卵泡不能发育成熟，它们在发育的各个阶段停止生长并退化，退化的卵泡称**闭锁卵泡**（atretic follicle）（图 16-1）。卵泡闭锁是一种细胞凋亡过程。原始卵泡和初级卵泡退化时，卵母细胞形态变为不规则，卵泡细胞变小而分散，最后变性消失。次级卵泡和成熟卵泡闭锁时，卵母细胞死亡消失，透明带皱缩，卵泡细胞不退化，卵泡壁塌陷，卵泡膜的血管和结缔组织伸入颗粒层及卵丘，膜细胞增大，形成多边形上皮样细胞，胞质中充满脂滴，形似黄体细胞，并被结缔组织和血管分隔成分散的细胞团索，称**间质腺**（interstitial gland），能分泌雌激素。

第二节　输卵管

输卵管全长 10～14cm，分漏斗部、壶腹部、峡部和子宫部，管壁由内向外依次分为黏膜、肌层和浆膜（图 16-10）。输卵管是运送生殖细胞的管道和卵受精的场所，对精子的获能、受精卵的正常卵裂和生存都有重要作用。

1.**黏膜**　由单层柱状上皮和固有层构成。黏膜向管腔突出，形成纵行、有分支的皱襞，于壶腹部最发达，高且多分支，致使管腔不规则，此处为受精发生的部位。上皮由分泌细胞和纤毛细胞组成。纤毛细胞的纤毛向子宫方向

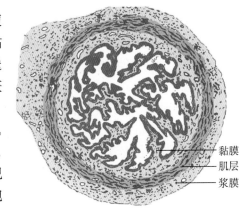

图 16-10　输卵管结构模式图

黏膜
肌层
浆膜

摆动，有助于卵向子宫移动，并阻止细菌进入腹腔。分泌细胞的分泌物构成输卵管液，可营养卵，辅助卵的运行。当精子进入输卵管后，受纤毛摆动造成的阻力，只有少数运动能力强的精子才能到达壶腹部，与卵细胞会合。输卵管上皮的结构变化与月经周期有关，两种细胞均在卵巢排卵前后最为活跃，表现为纤毛细胞变高，纤毛增多，分泌细胞分泌功能旺盛。在月经期和妊娠期，上皮细胞矮小。固有层为薄层的结缔组织，含有丰富的毛细血管和散在的平滑肌纤维。

2. **肌层**　以峡部最厚，由内环行与外纵行的两层平滑肌构成。

3. **浆膜**　由间皮和富有血管的疏松结缔组织组成。

第三节　子　宫

子宫为厚壁的肌性器官，分底部、体部和颈部，是胎儿发育的场所。子宫壁由内向外分为子宫内膜、子宫肌膜和子宫外膜（又称浆膜）（图 16-11）。

一、子宫底部和体部一般组织结构

（一）子宫内膜

子宫内膜（endometrium）由单层柱状上皮和固有层构成。上皮由分泌细胞和散在的纤毛细胞组成。内膜表面的上皮向固有层下陷形成许多**子宫腺**（uterine gland），子宫腺为单管状腺，近肌层时可有分支。固有层结缔组织较厚，含网状纤维、血管和大量低分化的梭形或星形的基质细胞，其核大而圆，胞质较少，合成和分泌胶原蛋白。（图 16-11、12）

根据功能的不同，可将子宫内膜分为**功能层**（functional layer）和**基底层**（basal layer）。功能层较厚，位于浅层，自青春期始，在卵巢激素的作用下，发生周期性剥脱出血，即**月经**（menses）。受精卵也在此层植入，妊娠后，因胚体植入而继续生长发育为蜕膜。基底层较薄，靠近肌层，此层不脱落，能增生修复功能层。

子宫内膜的血管来自子宫动脉的分支。子宫动脉的分支进入肌层的中间层后呈弓形走行，向子宫内膜发出许多小动脉。在进入内膜之前，每条小动脉分为两支：一支短而直，营养基底层，称基底动脉，不受性激素的影响；另一支为主支进入内膜后渐呈螺旋状走行，称**螺旋动脉**（spiral artery）。螺旋动脉在内膜浅部形成毛细血管网，然后汇入小静脉，经肌层汇入子宫静脉。螺旋动脉对卵巢激素极为敏感（图 16-12）。

（二）子宫肌膜

子宫肌膜（myometrium）很厚，由成束或成片的平滑肌和肌束间结缔组织组成，可分为黏膜下肌层、血管肌层和浆膜下肌层。黏膜下肌层和浆膜下肌层较薄，主要由纵行平滑肌束组成。血管肌层最厚，含有许多血管，平滑肌分为内环行与外斜行。子宫的平滑肌纤维长约 50μm。在妊娠期，平滑肌纤维受卵巢激素的作用，不仅增大（可长达

500μm），而且分裂增殖，使肌层显著增厚。结缔组织中未分化的间充质细胞也增殖分
化为平滑肌纤维。分娩后，肌纤维迅速恢复正常大小，部分肌纤维凋亡。

（三）子宫外膜

子宫外膜（perimetrium）为浆膜。

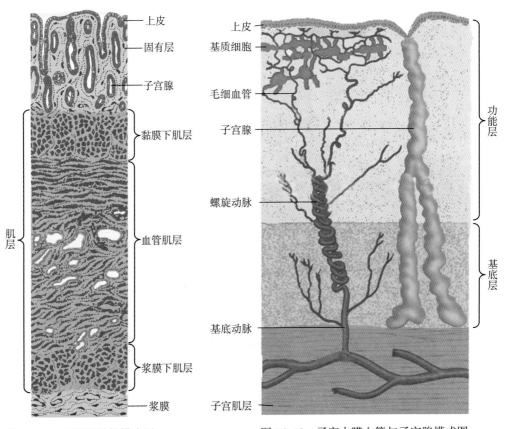

图 16-11 子宫壁结构模式图   图 16-12 子宫内膜血管与子宫腺模式图

二、子宫内膜的周期性变化

自青春期始，在卵巢分泌的雌激素和孕激素的周期性作用下，子宫内膜功能层发
生周期性变化，即每28天左右发生一次内膜剥脱、出血、修复和增生，称**月经周期**
（menstrual cycle）。每个月经周期是从月经的第一天起至下次月经来潮的前一天止，它
包括月经期、增生期和分泌期（图16-13）。

（一）月经期

月经期（menstrual phase）为周期的第1~4天。排卵未受精，卵巢内月经黄体退化，
雌激素和孕激素的含量骤然下降，引起螺旋动脉收缩，内膜缺血导致包括血管壁在内的
各种组织细胞坏死。继而螺旋动脉又突然短暂扩张，致使内膜功能层毛细血管破裂，血

液涌入内膜功能层。由于基质细胞坏死，释放溶酶体酶，萎缩坏死的子宫内膜剥脱，随血液进入子宫腔，从阴道排出。在月经期末，功能层全部脱落，基底层的子宫腺细胞迅速分裂增生，向表面铺展，修复内膜上皮，进入增生期（图 16-13）。

（二）增生期

增生期（proliferative phase）为周期的第 5～14 天。此期卵巢内有一批卵泡正在生长，故又称卵泡期。在生长卵泡分泌的雌激素作用下，剥脱的子宫内膜由基底层增生修补，并逐渐增厚到 2～4mm。基质细胞不断分裂增生，合成基质和胶原。增生早期，子宫腺少，细而短。增生晚期，子宫腺增多，增长且更弯曲，腺腔增大，腺上皮细胞呈柱状，胞质内出现糖原，螺旋动脉也增长、弯曲（图 16-13）。至第 14 天时，卵巢内的成熟卵泡排卵，子宫内膜转入分泌期。

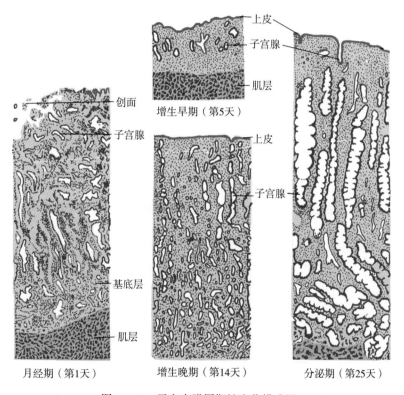

图 16-13　子宫内膜周期性变化模式图

（三）分泌期

分泌期（secretory phase）为周期的第 15～28 天。排卵后，卵巢内出现黄体，故分泌期又称黄体期。在黄体分泌的孕激素和雌激素作用下，子宫内膜继续增厚至 5～7mm。子宫腺进一步变长、弯曲，腺腔扩大，糖原由腺细胞核下区转移到细胞顶部核上区，并以顶浆分泌方式排入腺腔，腺腔充满有大量糖原等营养物质的黏稠液体。固有层基质中含大量组织液而呈现水肿状态。螺旋动脉增长，更加弯曲，并伸入内膜浅层。基质细胞继续分裂增殖，胞质内充满糖原、脂滴，称前蜕膜细胞。若受精，此细胞继续发育增大变为蜕膜细胞，而内膜继续增厚，发育为蜕膜。若未受精，则进入月经期（图16-13）。

三、卵巢和子宫内膜周期性变化的神经内分泌调节

下丘脑 - 垂体 - 性腺轴可调节子宫内膜的周期性变化（图16-14）。下丘脑弓状核产生的促性腺激素释放激素（GnRH）使垂体远侧部分泌卵泡刺激素（FSH）和黄体生成素（LH）。FSH可促进卵泡生长、成熟并分泌大量雌激素，雌激素可使子宫内膜由月经期转入增生期。当血中的雌激素达到一定浓度时，又反馈作用于下丘脑和垂体，抑制FSH的分泌，促进LH的分泌。在排卵前期，血液LH骤然增多，在LH和FSH的协同作用下，卵巢排卵并形成黄体。黄体产生孕激素和雌激素，使子宫内膜进入分泌期。当血中的孕激素增加到一定浓度时，又反馈作用于下丘脑和垂体，抑制LH的释放，于是黄体退化，血中孕激素和雌激素减少，子宫内膜进入月经期。由于血中雌激素、孕激素的减少，又反馈性地促使下丘脑和垂体释放FSH，卵泡又开始生长发育。上述变化周而复始。

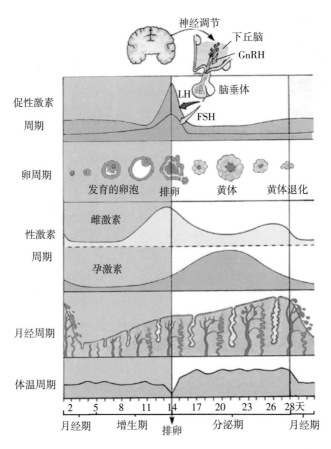

图16-14　下丘脑 - 垂体 - 卵巢内分泌与子宫内膜变化关系示意图

四、子宫颈

子宫颈壁由内向外分为黏膜、肌层和外膜。黏膜表面有许多高而分支的皱襞，相邻皱襞间形成腺样隐窝。黏膜由上皮和固有层构成。上皮为单层柱状上皮，由分泌细胞、纤毛细胞和**储备细胞**（reserve cell）组成。储备细胞为干细胞，较小，圆形或椭圆形，位于上皮深部，有增殖修复作用。在慢性炎症时，储备细胞可增殖化生为复层扁平上皮，在增殖过程中也可发生癌变。在宫颈外口处，柱状上皮与复层扁平上皮移行（图16-15），分界清晰，是宫颈癌的好发部位。纤毛细胞较少，游离面有纤毛，向阴道方向摆动，有利于分泌物排出。分泌细胞最多，内含许多黏原颗粒。排卵时，雌激素使该细胞分泌增多，分泌物稀薄，有利于精子通过；黄体形成时，在孕激素作用下，细胞分泌减少，分泌物黏稠，精子难以通过；妊娠时，分泌物更黏稠，形成阻止精子和微生物进入子宫的屏障。肌层平滑肌较少，结缔组织较多。子宫颈外膜为纤维膜。

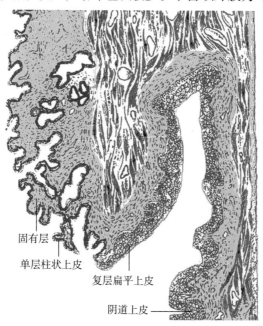

固有层
单层柱状上皮
复层扁平上皮
阴道上皮

图 16-15　子宫颈与阴道交界部结构模式图

第四节　阴　道

阴道壁由黏膜、肌层和外膜构成。黏膜形成许多横行皱襞，由上皮和固有层构成（图16-15）。上皮为未角化的复层扁平上皮，一般情况下表层细胞内虽含有透明角质颗粒，但不出现角化。在雌激素作用下，上皮细胞中出现许多糖原。细胞脱落后糖原被阴道内的乳酸杆菌分解为乳酸，使阴道液呈酸性而抑制微生物生长。阴道上皮受卵巢激素的影响而有周期性变化，增生期上皮变厚，角化细胞多；分泌期脱落上皮细胞增加，角化上皮细胞减少。黏膜固有层含有丰富的毛细血管和弹性纤维。肌层较薄，为左、右螺旋相互交织成格子状的平滑肌束，使阴道壁易于扩张。阴道外口为环行骨骼肌形成的尿道阴道括约肌。外膜是富含弹性纤维的致密结缔组织。

第五节 乳 腺

女性**乳腺**（mammary gland）于青春期受卵巢激素的影响开始发育，其结构因年龄和生理状态不同而有差异。性成熟期未孕女性的乳腺，无分泌功能，称静止期乳腺；妊娠期与哺乳期的乳腺有泌乳活动，称活动期乳腺。

一、乳腺的一般结构

乳腺由腺泡、导管和结缔组织构成。乳腺被结缔组织分隔为 15～25 叶，每叶又分为若干小叶，每个小叶为一个复管泡状腺。腺泡上皮为单层立方或柱状，腺腔很小，腺上皮和基膜之间有肌上皮细胞。导管包括小叶内导管、小叶间导管和总导管（输乳管），它们分别由单层立方或柱状上皮、复层柱状上皮和复层扁平上皮构成。总导管开口于乳头。

二、静止期乳腺

其结构特点是腺体不发达，仅有少量腺泡和导管，脂肪组织和结缔组织丰富（图16-16）。在排卵前后，腺泡和导管略有增生，因此乳腺在月经前稍微增大。

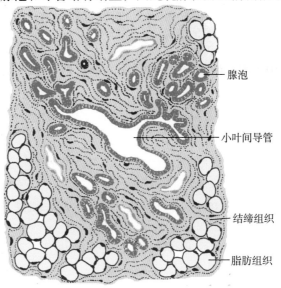

图 16-16 静止期乳腺结构模式图

三、活动期乳腺

妊娠期在雌激素、孕激素和催乳素的作用下，乳腺腺体迅速增生，腺泡增大，结缔组织和脂肪组织减少（图16-17）。妊娠后期，在催乳激素影响下，腺泡开始分泌，腔内出现脂滴、乳蛋白、乳糖和浆细胞与腺上皮细胞联合产生的 sIgA，称为初乳。初乳

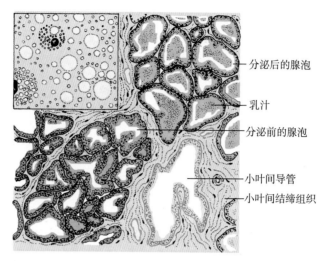

图 16-17　妊娠期乳腺结构模式图（左上示初乳中的脂滴和初乳小体）

中常含有吞噬脂肪的巨噬细胞，称初乳小体。哺乳期乳腺中的腺体更加发达，结缔组织更少。在不同的小叶内，合成与分泌活动交替进行，因此可见分泌前的腺泡上皮为高柱状，分泌后的腺泡上皮呈扁平状，腺腔内充满大量乳汁。断乳后，催乳激素水平下降，腺泡逐渐退化，乳腺又恢复静止期的结构。绝经后，激素水平下降，腺泡及部分导管萎缩退化，脂肪组织也随年龄而减少。

中医药治疗免疫性不育症

由于各种因素引起的不育症在男、女育龄人群中各占 10%，其中免疫性不育症占 20% 左右。免疫性不育症包括抗精子抗体、精浆免疫抑制物质、抗子宫内膜抗体、抗心磷脂抗体、抗透明带抗体、抗弓形虫抗体等引起的不育症，其中抗精子抗体引起的不孕症是最重要的，包括男女双方。

治疗抗精子抗体引起的免疫性不育症，西医主要采用免疫抑制疗法、避孕套疗法等，其疗效尚不理想。用中药治疗免疫性不育症，降低或消除抗精子抗体，提高妊娠率，取得较好的临床疗效。

用精子或精子膜抗原加佐剂注射动物造成免疫性不育动物模型。治疗免疫性不育症动物实验表明，中医药治疗免疫性不育动物，可降低或消除抗精子抗体、细胞毒抗体，降低或消除免疫复合物在生精小管界膜、精原细胞和卵泡上的沉积，从而提高动物的妊娠率。

下篇　胚胎学

第十七章　胚胎学绪论

一、人体发生概述

在已知地球生物中，人类经过漫长的生物进化，成为结构及功能最复杂、进化程度最高的有机体。物种历经几十亿年的生物进化演变成现代人，这一发生过程称为**系统发生**（phylogenesis）。人体起源于一个细胞——受精卵，其基因组按一定时－空程序选择性表达，调控人体发生发育过程。受精卵经细胞分裂与分化、增殖与凋亡等复杂的生物学过程，最终发育为由 230 多种形态结构各异、生理功能不同的细胞按一定规律排列组合，共计 1800 万亿个细胞组成的复杂生命体。人体胚胎的这一发生过程，称为**个体发生**（ontogenesis）。

研究生物个体发生和发育规律的科学，称为**胚胎学**（embryology）。在人类个体发生的过程中，曾出现人类系统发生过程中的某些现象和结构，如卵黄囊、尿囊、脊索、鳃弓、尾等结构，这些结构或有或无生理功能，而且在发育过程中，有的及时退化消失，有的则演变或留有遗迹，这均是生物进化过程在胚胎发育中的重演。阐述这一重演现象发生规律的理论称为重演论。

二、胚胎学的研究内容

人体胚胎学（human embryology）是研究人体出生前发生、发育过程及其规律的科学。在胚胎发育过程中，若受某些遗传因素、环境因素的干扰，可出现各种先天性畸形；先天性畸形的发生及防治措施也是胚胎学的研究内容之一。人体胚胎学的研究内容通常包括生殖细胞发生、受精、卵裂、植入、胚层的形成与分化、胚胎发育、胚胎与母体之间的关系、器官与系统的发生及其功能建立、先天性畸形等。

人体胚胎的发生发育是一连续复杂的动态发育过程，历时 38 周左右（约 266 天）。

为了便于学习和研究，通常将人体胚胎发育分为三个时期：①**胚前期**（preembryonic stage）：指受精卵形成到胚胎发育的第 2 周末。②**胚期**（embryonic stage）：指胚胎发育的第 3 周到第 8 周末。这两个时期包括受精卵形成、卵裂、胚泡形成、植入、三胚层形成与分化、胎盘与胎膜形成等过程。人体由一个细胞（受精卵）开始，经迅速分裂分化发育为各器官系统与外形都初具人体雏形的"袖珍人"，此发育阶段统称为**胚**（embryo）。③**胎期**（fetal stage）：指胚胎发育的第 9 周至胎儿出生。此期内的**胎儿**（fetus）各器官与系统在胚的基础上进一步发育完善，并逐渐出现不同程度的功能活动；体积、重量均明显增加。因此，胚胎发育是一个复杂、有序的动态变化过程，胚前期和胚期以质变为主，胎期以量变为主。胚期为各器官原基形成时期，是胚胎发育的关键时期，对内、外环境因素的变化十分敏感，因而，胚期决定着胚胎的分化发育方向，是胚胎学研究和学习的重点（图 17-1）。

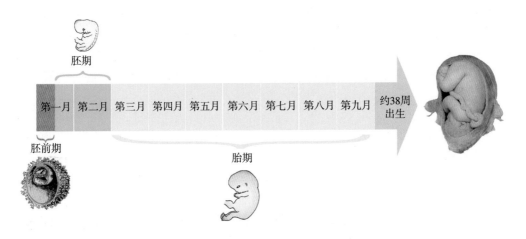

图 17-1　胚胎发育阶段示意图

人体生命过程可分为出生前和出生后两个阶段，即出生前在母体内生长发育阶段和出生后生长发育、成熟直至衰老死亡阶段。出生后阶段包括婴儿期、儿童期、少年期、青年期、成年期和老年期六个时期。研究人体出生前和出生后生命全过程的科学，称**人体发育学**（development of human）。

随着生命科学的腾飞，胚胎学的研究逐步深入，并衍生出以下分支学科。

1. 描述胚胎学（descriptive embryology）　主要用组织学与解剖学等技术方法，如光镜技术、电镜技术，研究胚胎发育过程中的形态发生和演变过程及其演变规律，是胚胎学的基本研究内容，是重要的分支学科。

2. 比较胚胎学（comparative embryology）　研究比较不同种系（包括人类）的胚胎发育，了解生物演变及生物进化过程及规律，有助于理解人类胚胎的发生发育过程。

3. 实验胚胎学（experiment embryology）　将化学或物理因素的作用、基因剔除或基因导入等显微手术，施加于胚胎或体外培养的胚胎组织、细胞，观察了解其对胚胎发育的影响及调控。

4. 化学胚胎学（chemical embryology） 使用化学及生物化学的技术方法，观察了解各种化学物质在胚胎发育过程中的变化及其代谢过程。

5. 分子胚胎学（molecular embryology） 利用分子生物学的技术和方法（包括基因剔除或基因导入等），观察了解胚胎发生发育过程中基因选择性表达（如时间顺序、空间分布、调控等）程序，研究基因表达产物在胚胎发生发育过程中的作用，阐明胚胎发育的分子机制。分子胚胎学是胚胎学研究的前沿领域和热点内容。

6. 畸形学（teratology） 是研究先天性畸形的发生原因、形成机制和预防措施的科学。在胚胎发育过程中，可因遗传因素、有害环境因素的不利影响，导致胚胎发育异常，出现各种先天性畸形。因此，为提高生存质量，了解先天性畸形的发生及防治措施是十分必要的。畸形学是胚胎学的重要分支之一。

7. 生殖工程学（reproductive engineering） 指采用人工方法介入早期生殖过程，影响新个体的产生，以获得人们所期望的新生命体。与生殖工程学相关的辅助生育技术主要有人工授精、早期胚胎培养与胚胎移植、配子和胚胎的低温冷冻保存、卵质内单精子注射等。生殖工程学可完善人类自身的生育过程，筛选优质胚胎，提高人口质量，是胚胎学中又一新兴学科，属应用研究领域。而试管婴儿、克隆动物（如克隆羊、猴、牛）均为该领域引起轰动的研究成果。随着人体发育过程中各种作用机制的逐步揭晓，胚胎学正在拓展形成一门新的医学基础学科——**发育生物学**（developmental biology）。

三、胚胎学的发展史

（一）国外医学

人类对胚胎发生发育过程的认识是从迷信、种种臆测逐渐转向对实物的观察和研究。科学技术的发展，尤其是 17 世纪显微镜的问世，扩大了人们的视野，使肉眼看不到的结构呈现在人们眼前。随着胚胎学的研究手段和技术方法不断改进，从 20 世纪 50 年代开始，现代胚胎学逐渐发展起来。

早在公元前 4 世纪，古希腊学者亚里士多德（Aristotle）通过对胚胎发育的观察，对鸡胚的发育做出了某些正确的描述，并推测人体胚胎起源于精液与月经血的混合物。1651 年，英国学者哈维（Harvey）在《论动物的生殖》中描述了多种鸟类及哺乳类动物胚胎的生长发育过程，并提出假设：一切生命皆来自卵。

17 世纪，荷兰学者列文虎克（Leeuwenhoek）与格拉夫（Graaf）在显微镜下，分别发现了精子和卵泡；意大利学者马尔比基（Malpighi）观察到鸡胚的体节、神经管及卵黄血管，并将精子和卵子与生殖和胚胎发育联系在一起。因受当时研究条件的限制，对精子和卵子的作用缺乏真正的了解，臆测精子或卵子内生存有一微小的胚胎个体，并逐渐生长成为胎儿，此即为胚胎学发展史上的"精原论"和"卵原论"。虽然两种观点之间存在分歧，但均认为精子或卵子内生存有一微小的胚胎雏形，后人将其归属于"预成论"或"先成论"。以后又提出了"套装论"，认为精子或卵子内生存的微小个体中，还套存有下一代更微小的个体，如此代代相套，层出不穷。

18世纪中期，德国学者沃尔夫（Wolff）提出了"渐成论"，认为精子与卵子中没有预先形成的胚胎结构，胚胎的四肢及其他各器官结构均经历了从无到有、从简单到复杂的渐变过程。"渐成论"是胚胎学发展史上的一个里程碑。

19世纪初期，爱沙尼亚学者贝尔（Baer）在《论动物的发育》中提出了"胚层学说"（Germ layer theory），指出人和各种脊椎动物的早期胚胎发育十分相似，随着胚胎的进一步发育才逐渐出现纲、目、科、属、种的特征（即贝尔定律），认为对不同动物的胚胎发育进行比较，较成体的比较更能说明动物间的亲缘关系。贝尔的"胚层学说"彻底推翻了"预成论"，创立了比较胚胎学，被人们称为"近代胚胎学之父"。

19世纪中期，德国学者雷马克（Remark）在沃尔夫和贝尔的研究基础上结合自己的观察，提出了胚胎发育的"三胚层学说"（1855年），标志着描述胚胎学的开端。1859年英国学者达尔文在《物种起源》中指出，不同动物的胚胎早期发育相似，表明物种起源的共同性；后期发育相异，则由各种动物所处环境的不同引起。达尔文强力地支持了贝尔定律，并首次将胚胎学与进化论联系在一起。到60年代，德国学者穆勒（Muller）和海尔克（Haeckel）提出"个体发生是种系发生的重演"的学说，简称"重演论"。该学说基本符合事实，但鉴于胚胎发育时期短暂，无法全部重演祖先的进化过程。

19世纪末期，开始了对胚胎发育机理的探讨。德国学者斯佩曼（Spemann）采用显微操作技术，对两栖动物胚进行了分离、切割、移植、重建等实验研究，并提出了"诱导学说"，认为胚胎的某些组织（诱导者）能对邻近组织（反应者）的分化起诱导作用，由此奠立了实验胚胎学，并因此荣获诺贝尔生理学与医学奖（1935年）。其后著名的学说有：细胞分化决定、胚区定位、胚胎场与梯度等。另外，某些学者还研究了胚胎发育过程中组织细胞内化学物质的变化及其与胚胎形态演变的关系，由此形成化学胚胎学。英国学者李约瑟（Needham）1931年整理出版了《化学胚胎学》。

20世纪50年代，现代胚胎学逐渐发展起来，分子胚胎学和生殖工程学为其理论和技术方法进步的两大标志。DNA结构的阐明及中心法则的确立，诞生了分子生物学。用其观点和方法研究胚胎发育过程，便产生了分子胚胎学。分子胚胎学研究胚胎发育的遗传程序，主要选用生命周期短、便于操作的果蝇；现已发现一些重要的调节基因群，其中同源异形基因已在人及多种脊椎动物胚胎中发现，统称同源框基因。1995年，因对果蝇发育基因的研究，Nt/uisslein-Volhard等三人被授予诺贝尔奖，这是胚胎学研究领域的又一次辉煌。

随着胚胎学研究领域的不断发展，人们开始利用其理论和技术去改善和调控人类的生殖过程，形成了各种形式的辅助生育技术，建立了生殖工程学。1978年，诞生了第一例"试管婴儿"，1997年，克隆羊"多莉"的诞生震惊了世界，成为该领域引以为荣的轰动性研究成果。

（二）祖国医学

祖国医学对胚胎发育方面的研究记载很多，其观察之细微，描述之生动，足以与现代人体胚胎学相媲美。马王堆三号汉墓出土帛书中的《胎产书》，著成于两千数百年前的先秦时期，较详细地记录了胎儿在母体中的发育情况；北齐时代（公元550年～577年）医家徐之才记载了胚胎逐月生长发育的情况，隋代之《诸病源候论》，唐代之《千金要方》皆循此说，如：唐代大医家孙思邈在《千金要方》中云："一月始胚，二月始膏，三月始胞，四月形体成，五月能动，六月诸骨具，七月毛发生，八月脏腑具，九月谷气入胃，十月百神备则生矣。"孙思邈尚有"妊娠三月为定形"之论。如《校注妇人良方》注释中引"五脏论"曰："一月如露珠，二月如桃花，三月男女分，四月形象具，五月筋骨成，六月毛发生，七月并其魂，八月游其魄，九月三动身，十月受气足"。藏医学中的《罗本口哈汤》对人体胚胎发育就有了更进一步的认识。1704年在桑吉嘉措主持下绘制的成套藏医彩色挂图中，就非常形象地画出了人体胚胎发育过程中，有重演生物进化过程（如鱼类、两栖类、哺乳类）的现象出现。

进入20世纪20年代，朱洗（1899—1962）在受精方面，童第周（1902—1979）在卵质与核的关系、胚胎轴性、胚层间的相互作用方面，张汇泉（1899—1986）在畸形学领域，均作出了贡献。张觉民等学者在辅助生育技术方面有深入研究。20世纪80年代出版了第一部描述中国人胚胎生长、发育及形态变化的专著《中国人胚胎发育时序与畸形预防》。

四、胚胎学的意义及在医学中的地位

胚胎学是重要的医学基础课程，是一门充满奥秘的科学，具有深奥的理论知识和重要的临床应用价值。

人体胚胎学阐明了人体如何由一个简单的细胞（受精卵）发育演变为复杂的新个体。它告知我们：在受精卵基因严格有序的表达及调控下，胚胎发育按照精密的时间顺序，呈现精确的三维结构变化规律。胚胎的发生过程是各种发育相关基因程序性时、空表达的结果；而基因的程序性表达又受调节基因的调控及环境因素的影响。学习胚胎学有助于训练和培养学习者的立体构象和空间思维能力。

学习胚胎学可使人们运用辩证唯物论的观点去认识人体胚胎的发生发育过程，了解人胚的外形及各系统、器官、组织、细胞的发生演化过程；帮助医生正确诊断和治疗疾病。掌握人体出生前的演变规律，对今后的学习和研究工作大有裨益。

胚胎学与解剖学、组织学、病理学、生理学、遗传学、细胞生物学、分子生物学等密切相关，具有重要的理论意义。通过学习可进一步深刻理解解剖学中器官的形态结构、位置、毗邻关系等的建立，理解组织学中干细胞的特性，理解各器官的发生来源（不同胚层），理解病理学中恶性肿瘤为何要依据其细胞的胚层来源进行分类等。胚胎学同时又为妇产科学、儿科学、小儿外科学、矫形外科学、男科学、生殖工程学、肿瘤学等学科的某些疾病诊断和治疗提供依据，具有重要的临床意义和应用价值。

五、胚胎学的学习方法

胚胎学与解剖学、组织学同属于形态学范畴，但胚胎学的每一部分研究内容均在短暂的瞬间发生剧烈而复杂的变化，即始终处于动态变化中，这是胚胎学的显著特征。

因而在学习时，既要了解胚胎在某一时期的形态结构（三维结构）变化，又要掌握这些结构在胚胎不同时期的演变规律及来龙去脉。掌握胚胎发育的时间概念与空间概念（时－空关系），是胚胎学学习的要点。

学习胚胎学应注意：①平面结构与立体结构的关系。②静态结构与动态变化的关系。③时间与空间的关系。④发生发展与进化的关系。⑤结构与功能的关系。⑥各学科间知识的相互渗透与融合。要善于思考、善于比较、善于分析、善于综合；要结合教材的内容观察图谱、胚胎标本、模型、切片等，启动形象思维，将二维结构图、三维结构图还原为人胚的动态发育过程，深刻理解，融会贯通。

先天性畸形是人体胚胎学的重要研究内容，学习时一方面要了解其发生原因和防治措施，另一方面要对照正常胚胎的发育，剖析异常发育所导致的先天性畸形。

祖国医学对胚与胎的认识

中外古人，曾对新生命的诞生有着种种臆测。如"预成论"或"先成论"、"套装论"、上帝造人、天仙投胎、魂魄在世等。祖国医学针对胚胎发育、胎儿生长及胎教等方面有诸多论述。国外医学研究胚胎学虽然比较早，但最初是在动物胚胎（如鸡胚）上进行研究的。

北齐时代（公元550年～577年）医家徐之才，针对胚胎逐月生长发育的情况记载道："一月名始胚，二月名始膏，三月名始胎，四月成血脉，五月成其气……十月五脏俱备，六腑齐通，纳天地气于丹田，故使关节、人神皆备，但俟时而生。"这与现代人体胚胎学描述的"第八周末，胚胎初具人形"，以及"前八周的胚体，通称为胚；八周之后即称之谓胎"相吻合。在中医学的概念里，人胚是由一团简单的物质，逐步发育起来的；气与血在胚胎中是先后形成的，气血是人胚中重要的构成部分。而某些外国学者曾认为，人体胚胎从一出现就是个微缩个体，逐月增长体积增大而形成胎儿。可见祖国医学千百年前对胚和胎、对胎儿在母体中的发育情况即有深刻的认识，也体现了我们祖先对人体胚胎发育的朴素的唯物主义世界观。

第十八章　胚胎学总论

胚胎学总论部分主要涉及人体胚胎的发生和早期发育，并简要介绍各期胚胎的外形特征、胚胎龄的推算、双胎、多胎和联体双胎等。

第一节　生殖细胞和受精

一、生殖细胞的发生和成熟

生殖细胞（germ cell）包括精子和卵子，统称**配子**（gamete）。精子和卵子均为单倍体细胞（见第十五章、第十六章），二者的发生和成熟是胚胎发生的先决条件。

睾丸生精小管内的一个初级精母细胞，经两次成熟分裂最终演变为四个精子（图18-1），核型为 23，X，或 23，Y，历时 64 天左右。此时的精子，尚无定向运动能力和受精能力。精子进入附睾，在附睾上皮分泌物及雄激素构成的微环境中，经历一系列成熟变化，具备了定向运动能力及受精的潜力，但尚不具备穿越卵子周围放射冠和透明带的能力，因精液中的糖蛋白覆盖于精子的表面，抑制精子头部释放顶体酶。当精子通过子宫、输卵管时，抑制精子释放顶体酶的作用被解除，精子获得了使卵子受精的能力，此过程称**获能**（capacitation）。精子的获能过程开始于子宫，完成于输卵管，使精子成为结构和功能上均成熟的雄性配子。

卵子发生于卵巢中的卵泡，由一个初级卵母细胞经两次成熟分裂产生 1 个大而圆的卵细胞和 3 个极体（图18-1）。卵子成熟于受精过程，包括细胞核的成熟和细胞质的成熟。排卵后的次级卵母细胞在输卵管壶腹部与精子相遇，且在精子穿入的激发下，完成第二次成熟分裂，形成卵子（核型为 23，X），同时，激活了卵子的合成和代谢活动。

二、受精

精子与卵子结合成为受精卵的过程，称**受精**（fertilization）。受精为人体胚胎发生发育的起始点。人卵受精发生在输卵管壶腹部（图18-4）。精子在女性生殖管道内可存活 1～3 天，受精能力可维持 1 天。卵子若未受精，则在排卵后 12～24 小时退化。受精时间多发生在排卵后 12～24 小时内。

（一）受精过程

受精是一个严格有序的生理过程（图 18-1、2）。正常成年男子每次射出的精液中，含有 1 亿~5 亿个精子，其中仅有 300~500 个优势精子能够到达输卵管壶腹部，最终只有 1 个精子与卵子结合形成受精卵。

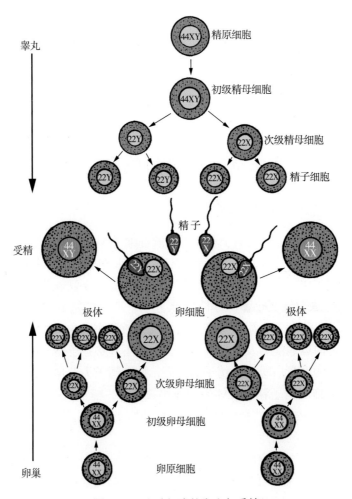

图 18-1　生殖细胞的发生与受精

受精过程为：①顶体反应。获能后的精子到达放射冠周围时，顶体前膜与精子头部的细胞膜发生间断性融合，随之破裂形成许多小孔释放顶体酶，分解卵子周围的放射冠，使精子与透明带直接接触。到达透明带的精子，与透明带上的受体（ZP3）结合，再次释放顶体酶，分解穿越透明带进入卵周隙，使精子头部与卵子的细胞膜相贴。精子穿越放射冠和透明带的过程称**顶体反应**（acrosome reaction）。②精卵细胞膜融合。精子头部侧面的细胞膜与卵细胞膜紧贴并融合，随之精子核及胞质进入卵子内，精子的细胞膜融入卵细胞膜中。③单精入卵。精卵细胞膜的融合，激发卵子胞质内的皮质颗粒释放酶类入卵周隙，使透明带上的 ZP3 受体结构改变，不能再与其余精子结合，此过程称

透明带反应（zona reaction）。因该反应可阻止其他精子穿越透明带进入卵内，所以人类为单精受精。④受精卵形成。精子的穿入激发次级卵母细胞完成第二次成熟分裂，形成一个成熟的卵子和一个第二极体。成熟的卵子、精子细胞核膨大，形成**雌原核**（female pronucleus）和**雄原核**（male pronucleus）。雌原核、雄原核向细胞中部靠拢并融合，染色体混合，即形成二倍体的**受精卵**（fertilized ovum），又称**合子**（zygote）（图 18-2）。

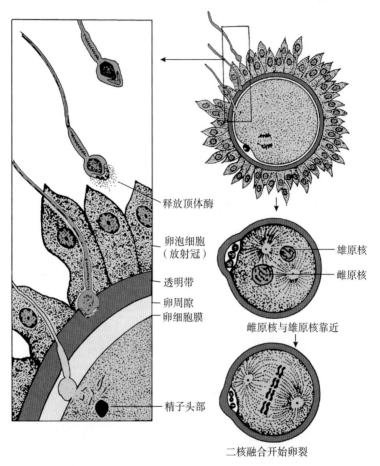

释放顶体酶

卵泡细胞
（放射冠）

透明带

卵周隙
卵细胞膜

精子头部

雄原核

雌原核

雌原核与雄原核靠近

二核融合开始卵裂

图 18-2 顶体反应与受精示意图

（二）受精的条件

正常发育的精子（且已获能）与卵子必须在有受精能力的时限内相遇。精子的含量因人而异，差异甚大。

通常情况下，正常成年男子每次射精量不少于 2ml，每毫升的精子数不少于 2000万个，否则影响受精。若每毫升含量少于 500 万，几乎不能受精。若精液中双尾、双头、小头、大头等畸形精子的数量超过 20%～30%，无活动能力或活动力差的精子超过 30%，卵巢不排卵或卵子发育不正常，均可影响受精。

现在设计使用的子宫帽、避孕套、避孕药、"安全期"避孕、输卵管与输精管黏堵或结扎等避孕或绝育措施，其作用机理均为影响、干扰受精过程。

（三）受精的意义

受精标志着新生命的开始，它使新陈代谢缓慢的卵子转入代谢旺盛的受精卵阶段，使之不断分裂、分化发育为新生个体。受精保证了物种的延续性，使来自父母双方的各23条染色体相混合形成受精卵，恢复二倍体核型。生殖细胞的减数分裂及受精，使双亲遗传基因随机组合，新生命既继承双亲的遗传特性又具有其本人特有的遗传性状。受精决定性别（图18-1），精子带有的性染色体决定新个体的遗传性别。带有Y染色体的精子与卵子结合，发育为男性；带有X染色体的精子与卵子结合，则发育为女性。

第二节　人胚早期发生

一、卵裂、胚泡形成和植入

（一）卵裂及胚泡形成

1. 卵裂（cleavage）　指受精卵的早期分裂。卵裂产生的子细胞称**卵裂球**（blastomere）。受精卵形成后，渐向子宫方向运行，同时迅速进行卵裂。随着卵裂次数的增加，透明带内的卵裂球体积渐变小，分化差异渐明显（图18-3）。约在第3天，卵

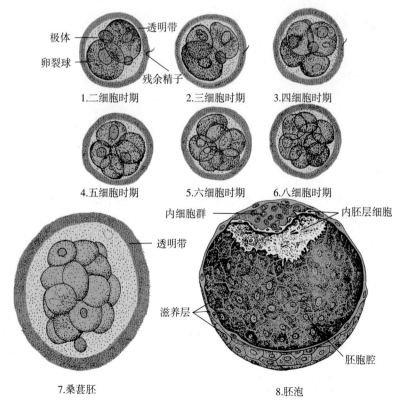

图 18-3　卵裂及胚泡形成

裂球达 12～16 个，外观似桑葚，形成一个实心胚，**称桑葚胚**（morula）。此时，该胚已运行到子宫腔（图 18-3、4）。

2. **胚泡形成**　桑葚胚在子宫内继续分裂发育，当卵裂球增至 100 个左右时，细胞间出现一些小腔隙，且渐融合为一个大腔，**称胚泡腔**（blastocoele），腔内有胚泡液充盈。这种囊泡状的胚，**称胚泡**（blastocyst）。胚泡形成于受精后的第 4 天，且已运行到子宫腔，透明带开始变薄、溶解。胚泡的壁由单层细胞构成，**称滋养层**（trophoblast），可吸收营养。胚泡腔一侧有一群大而不规则的细胞，**称内细胞群**（inner cell mass），该处的滋养层称**极端滋养层**（polar trophoblast）（图 18-3、4）。内细胞群的细胞属于胚胎干细胞。

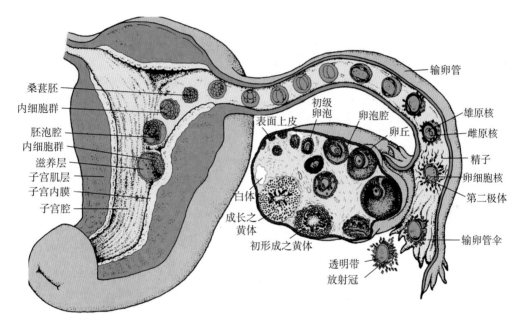

图 18-4　排卵、受精、卵裂及植入位置关系

（二）植入

胚泡侵入子宫内膜的过程称**植入**（implantation），又称**着床**(imbed)。植入始于受精后第 5～6 天，完成于第 11～12 天，植入部位常在子宫体部或底部（图 18-4、6），最常见于子宫后壁中上部。

1. **植入的过程**　植入时，透明带已完全溶解消失。极端滋养层首先与子宫内膜接触，并分泌蛋白水解酶，溶蚀子宫内膜，胚泡由溶蚀处进入，渐埋入子宫内膜，溶蚀处的缺口由附近的上皮增殖修复，植入完成。同时，进入子宫内膜的滋养层细胞迅速增生、分化，形成内层的**细胞滋养层**（cytotrophoblast）和外层的**合体滋养层**（syncytiotrophoblast）。前者由单层立方形细胞构成，细胞界限清晰，并有较强的增殖能力，可不断产生新的细胞融入合体滋养层；后者细胞界限消失，呈合胞体样，并出现一些小腔，称滋养层陷窝，内含母体血液（图 18-5）。

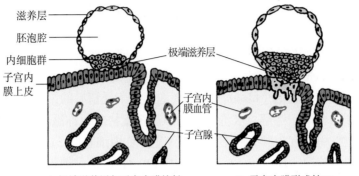

A. 极端滋养层与子宫内膜接触　　　　　B. 子宫内膜形成缺口

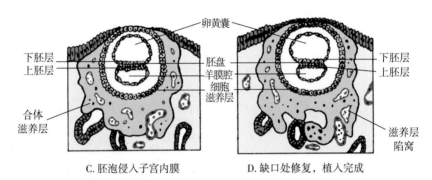

C. 胚泡侵入子宫内膜　　　　　D. 缺口处修复，植入完成

图 18-5　胚泡植入过程

　　处于分泌期的子宫内膜，植入后进一步增厚，腺体分泌旺盛，血液供应丰富；基质细胞体积增大，内含丰富的糖原和脂滴，称**蜕膜细胞**（decidual cell），可营养早期胚胎。子宫内膜的这一系列变化称**蜕膜反应**（decidual reaction），植入后的子宫内膜称**蜕膜**（decidua）。根据蜕膜与胚泡的位置关系，蜕膜可分为三部分：①包蜕膜（decidua capsularis），覆盖于胚的宫腔面的蜕膜。②**底蜕膜**（deciduabasalis），又称**基蜕膜**，位于胚深面的蜕膜，将来发育为胎盘的母体部分。③**壁蜕膜**（decidua parietalis），指子宫其余部分的蜕膜（图 18-6）。

　　2. 植入的条件　植入受多种因素的调控和影响，如内分泌状况、宫腔内正常内环境、桑葚胚及时进入子宫腔并发育为胚泡、透明带及时消失、蛋白水解酶的分泌、子宫内膜处于分泌期等。口服避孕药、宫内避孕环等，均因人为因素干扰植入，而达到避孕的目的。

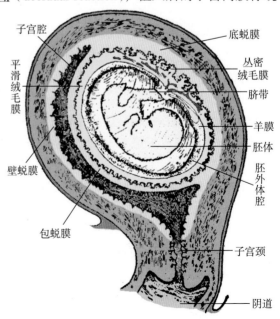

图 18-6　胚胎与子宫蜕膜的关系

3.异位植入 若胚泡植入在子宫以外的部位，统称**宫外孕**（ectopic pregnancy）。通常见于输卵管（约占宫外孕的80%）、肠系膜、卵巢等处（图18-7），易致胚胎早期死亡或母体大出血，甚至危及生命。若植入发生在近子宫颈内口处，并在此形成胎盘，称**前置胎盘**（placenta previa），分娩时因胎盘堵塞产道可致难产，若胎盘早期剥离可致大出血。

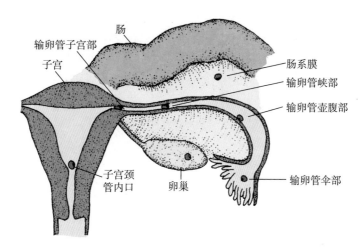

图 18-7 异位植入

二、胚层的形成

（一）二胚层胚盘的形成

人胚发育的第2周，随着胚泡的植入，内细胞群增殖、分化成椭圆形细胞盘，称**胚盘**（embryonic disc）。它由两个胚层构成，又称二胚层胚盘（图18-8）。

朝向胚泡腔侧的一层立方形细胞，称**下胚层**（hypoblast），又称初级内胚层；而贴近滋养层侧的一层柱状细胞，称**上胚层**（epiblast），又称初级外胚层。两个胚层间夹有基膜。受精后第8天，上胚层细胞之间出现腔隙并渐扩大，称**羊膜腔**，内储羊水；其底部由上胚层构成；周围及顶部由一层扁平的羊膜细胞包绕，形成**羊膜**；由羊膜环绕羊膜腔形成的囊，称**羊膜囊**。第9天，下胚层细胞增殖迅速，其外周部分向腹侧延伸，形成一层扁平上皮且包绕成一封闭的囊，称初级卵黄囊，其顶部由下胚层构成（图18-8）。初级卵黄囊很快退化，由次级卵黄囊即**卵黄囊**替代。

到第2周末，上下胚层紧密相贴形成的二胚层胚盘，构成人体胚胎发育的原基，且决定了胚胎的背（上胚层侧）面、腹（下胚层侧）面。胚盘以外的部分将形成胚的附属结构。

在内细胞群分化的同时，胚泡腔内渐填充有网状分布的星形细胞和细胞外基质，形成胚外中胚层。随后，胚外中胚层内出现小间隙，并渐融合形成一个大腔，称胚外体腔。此时胚外中胚层分成两部分，分别贴附于细胞滋养层内表面及羊膜和卵黄囊的外表面。由于胚外体腔的扩大，第2周末，羊膜与滋养层连接处的胚外中胚层渐缩窄至胚盘尾侧，缩窄的胚外中胚层组织形似蒂状，称**体蒂**（body stalk），是胚体和绒毛膜相连的唯一系带，将参与脐带的形成（图18-8）。

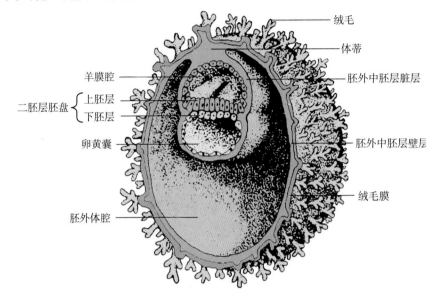

图 18-8　第 2 周初胚的立体模式图（剖面）

（二）三胚层胚盘的形成

第 3 周初，上胚层中线处的细胞迅速增殖，形成一条纵行细胞索，称**原条**（primitive streak）；原条的头端增生膨大为结节状，称**原结**（primitive node）；原结的背侧凹陷，称**原凹**（primitive pit）；原条的背侧中线出现一浅沟，称**原沟**（primitive

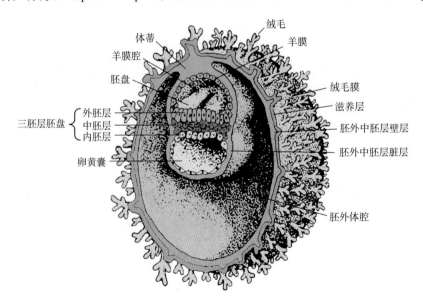

图 18-9　第 3 周初胚的立体模式图（剖面）

groove）。增殖的上胚层细胞在原沟深部的上下胚层之间向周边迁移，一部分细胞形成一新的细胞层，称**胚内中胚层**（intraembryonic mesoderm），即**中胚层**（mesoderm）；另一部分细胞迁移至下胚层并逐渐置换了其内全部的细胞，新形成的这层细胞，称**内胚层**（endoderm）。内胚层和中胚层形成后，上胚层改称**外胚层**（ectoderm）。至第3周末，均起源于上胚层的内、中、外三个胚层共同构成三胚层胚盘（图18-9、10）。原条的出现不仅对中胚层、内胚层的形成有重要意义，而且决定了胚盘的头尾和左右，原条出现的一端为胚胎的尾端。因胚盘头尾生长速度比左右快，且头端又快于尾端，故三胚层胚盘外形呈头宽尾窄的鞋底形（图18-11）。

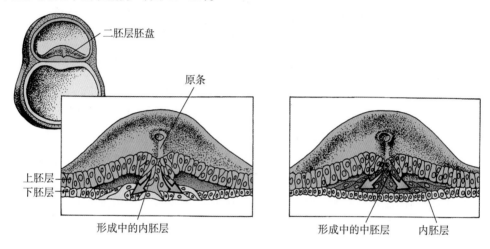

图 18-10　三胚层胚盘的形成过程示意图

　　形成原结的上胚层细胞，经原凹向头端增生迁移，在内外胚层间形成一管状结构，称**头突**（head process），以后发育为一纵行细胞索，称**脊索**（notochord）（图18-11）。脊索为暂时性中轴器官，对神经管和椎体的发生起着重要的诱导作用。大部分脊索将退

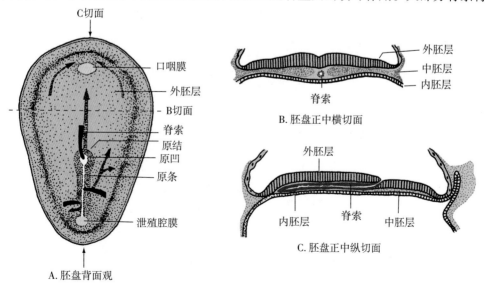

图 18-11　中胚层及脊索的形成

化消失，最终仅残留为椎间盘内的髓核。

胚内中胚层在脊索头侧和原条尾侧各留下一圆形缺如，使内外胚层紧密相贴呈膜状，分别称口咽膜和泄殖腔膜（图 18-11）。口咽膜前端的中胚层称生心区。随着胚体的生长和脊索的延伸，原条相对向尾端缩短，最后消失。若原条未完全消失，残留的原条细胞可分化形成**畸胎瘤**（teratoma），它由多种组织构成，是来源于三胚层的一种囊性肿瘤，易恶变，囊内可有毛发、皮肤、牙、软骨等结构，可发生在任何部位，常见于生殖腺、骶尾部。

三、三胚层的分化和胚体外形的建立

（一）三胚层的分化

1. 外胚层的分化 第 3 周，在脊索的诱导下，其背侧中线处的外胚层增厚呈板状，称**神经板**（neural plate）。构成神经板的外胚层细胞称神经外胚层。随着脊索的生长，神经板增长为头端宽、尾端窄的板状结构。神经板中央沿长轴向中胚层方向凹陷，称**神经沟**（neural groove），沟两侧隆起称**神经褶**（neural fold）。两侧神经褶在胚体中段开始愈合，并向头、尾段延伸，形成一中空的**神经管**（neural tube）（图 18-12、13）。神经管头、尾两端尚未闭合处分别称为前神经孔和后神经孔；至第 4 周末，前、后神经孔封闭；若未封闭，则分别形成脊柱裂和无脑畸形（图 20-1）。神经管是中枢神经系统的原基，其

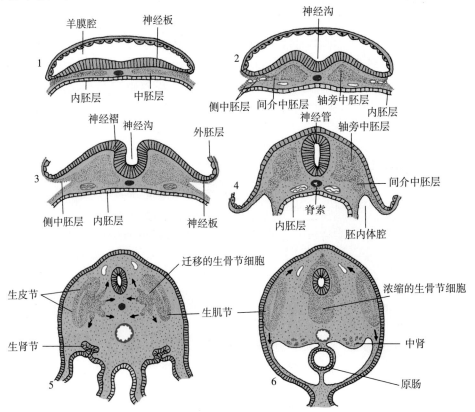

图 18-12 三胚层的分化

头端膨大，将分化为脑、松果体、神经垂体和视网膜等；其尾端较细，将分化为脊髓。

在神经沟闭合为神经管的同时，神经板外侧缘的部分细胞迁移到神经管的背侧，形成一纵行排列的细胞索，该细胞索很快分为左右两条，分别列于神经管的背外侧，称**神经嵴**（neural crest）（图 18-12、13），它是周围神经系统的原基，以后分化为脑神经节、脊神经节和植物神经节，并能远距离迁移到肾上腺髓质，形成嗜铬细胞。

覆盖在胚体表面的外胚层，将分化为表皮及皮肤附属器官、晶状体、内耳膜迷路、角膜上皮、味觉上皮、口腔和鼻腔，以及肛门的上皮、牙釉质、腺垂体等（表 18-1）。

2. **中胚层的分化**　第 3 周末，中胚层细胞增殖，在中轴线两侧由内向外依次分化成轴旁中胚层、间介中胚层和侧中胚层（图 18-12、13）。

（1）**轴旁中胚层**（paraxial mesoderm）：指邻近脊索两侧的中胚层细胞增生形成的两个细胞带，随即形成左右对称的细胞团，称**体节**（somite）（图 18-12、13）。体节数目依胚龄的增长而增多，并在胚的表面形成隆起，故早期胚龄可依体节数推测。体节由颈部向尾部先后出现，至第 5 周，42~44 对体节全部形成。体节将分化为中轴骨骼、骨骼肌、真皮等（表 18-1）。

表 18-1　三胚层分化的各种组织和器官一览表

外胚层	表皮、毛发、指甲、皮脂腺、汗腺上皮、口腔黏膜、鼻腔和鼻旁窦黏膜上皮、牙釉质、味蕾、唾液腺、肛门上皮外耳道、鼓膜、外层上皮、内耳膜迷路上皮、结合膜上皮、角膜、视网膜、晶体、瞳孔括约肌与开大肌、肌上皮细胞 腺垂体、神经垂体、肾上腺髓质、男性尿道末端上皮、神经系统
中胚层	结缔组织、真皮、软骨、骨、骨膜、关节囊、肌腱、骨骼肌、心肌、平滑肌、血液、心脏、血管、骨髓、脾、淋巴结、胸膜、腹膜、心包膜、眼球纤维膜、胚血管膜、脑脊髓膜、肾单位、集合小管、输尿管与膀胱三角区上皮睾丸、附睾、输精管、精囊腺的上皮 卵巢、输卵管、子宫 肾上腺皮质
内胚层	咽至直肠消化管各段的上皮、肝、胰、胆囊的上皮、喉至肺各段的上皮、中耳、鼓室与咽鼓管的上皮、鼓膜内层上皮、甲状腺、甲状旁腺、胸腺、扁桃体上皮、女性尿道、男性尿道近端与膀胱的上皮、前列腺与尿道球腺上皮、阴道前庭及阴道上皮

（2）**间介中胚层**（intermediate mesoderm）：位于轴旁中胚层外侧，为一个较窄的细胞带，将分化为泌尿生殖系统的主要器官（图 18-12、13）。

（3）**侧中胚层**（lateral mesoderm）：位于间介中胚层外侧，为一中胚层细胞板。其组织内渐出现小的腔隙，后融合为一个大腔，称胚内体腔，此腔与胚外体腔相通。胚内体腔将侧中胚层分隔成背侧的**体壁中胚层**（parietal mesoderm）和腹侧的**脏壁中胚层**（visceral mesoderm）（图 18-12、13），前者与外胚层相贴，参与体壁骨骼与骨骼肌的形成，后者与内胚层相贴，参与内脏、消化系统、呼吸系统的平滑肌及结缔组织的形成。胚内体腔由头端至尾端依次分化为心包腔、胸膜腔和腹膜腔。

间充质（mesenchyme）是来自中胚层的胚胎性结缔组织，其细胞呈星形，可分化为结缔组织、肌组织和心、血管、淋巴管。

3. **内胚层的分化**　随着胚盘由扁平状渐卷折成圆柱状，内胚层被卷入胚体内，形成长管状的原始消化管，简称原肠（图 18-12）。其头、尾两端分别由口咽膜、泄殖腔膜封闭，中部与卵黄囊相连（图 18-13）。将分化为消化管、消化腺及呼吸道和肺的上皮组织，以及中耳、膀胱、甲状腺、胸腺等器官的上皮组织（表 18-1）。

（二）胚体外形的建立

三胚层的分化使胚盘各部分生长速度有所不同。三胚层生长速度为外胚层最快，

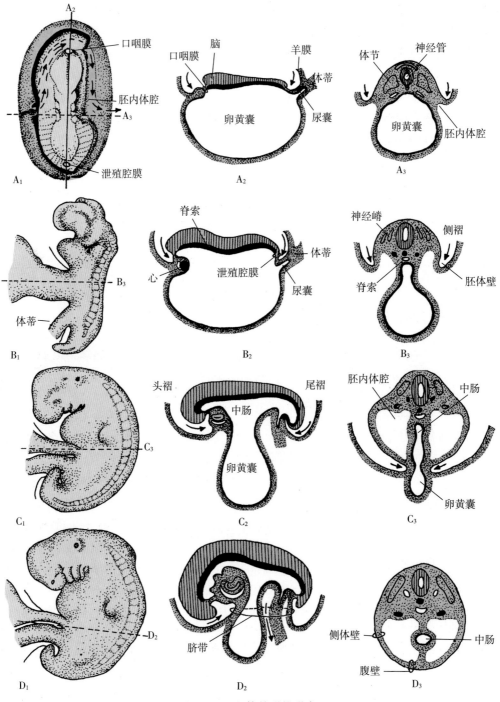

图 18-13　胚体外形的形成

A_1 约 20 天人胚背面观　B_1 约 23 天人胚侧面观　C_1 约 26 天人胚侧面观

D_1 约 28 天人胚侧面观　$A_2 \sim D_2$ 为 $A_1 \sim D_1$ 纵断面　$A_3 \sim D_3$ 为 $A_1 \sim D_1$ 相应横断面

内胚层最慢。胚盘中轴部位的神经管和体节生长迅速，向背侧隆起，边缘部位生长较慢，使胚盘中轴渐突向背侧的羊膜腔，而边缘向腹侧包卷，形成了头褶、尾褶和左右侧褶。由于三胚层胚盘的卷折，使内胚层卷到胚体内部，外胚层包在胚体最外层，胚盘渐变为圆柱体（图 18-12、13）。与此同时，胚盘头尾方向的生长较左右侧快，且头端脑和颜面的形成速度又快于尾端，故形成头大尾小的"C"形圆柱体（图 18-13）。

头褶使胚盘头端的生心区、口咽膜移到腹侧，生心区渐移向口咽膜尾侧。尾褶使胚盘尾端的泄殖腔膜和体蒂移向腹侧。随着圆柱形胚体的形成，胚体已凸入羊膜腔内，胚体腹侧的各褶缘渐靠拢，最终汇聚于胚体腹侧中心，外包羊膜，形成原始脐带。至第 8 周末，胚体颜面发生，眼、耳、鼻的原基形成，四肢明显，外生殖器出现（性别难辨），胚体初具人形（图 18-14）。

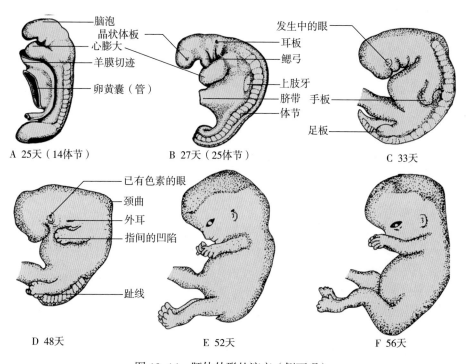

图 18-14　胚体外形的演变（侧面观）

第三节　胎膜和胎盘

胎膜和胎盘是胚胎发育过程中形成的附属结构，不参与胚体的形成，但对胚胎的生长发育起到保护、营养、呼吸、排泄等作用。胎儿娩出后，胎膜、胎盘与母体子宫分离，并排出体外，称**衣胞**（afterbirth）。

一、胎膜

胎膜（fetal membrane）包括绒毛膜、羊膜、卵黄囊、尿囊和脐带（图 18-15）。

（一）绒毛膜

1. 绒毛膜的形成 绒毛膜（chorion）由滋养层和其内面的胚外中胚层（壁层）发育而成，包在胚胎及其附属结构的最外面，直接与子宫蜕膜接触，为早期胚胎发育提供营养和氧气。第3周初，滋养层已分化为细胞滋养层和合体滋养层，两层滋养层细胞向胚泡表面突出，形成许多绒毛状突起，绒毛状突起的表面为合体滋养层，中央为细胞滋养层，称**初级绒毛干**。继之，胚外中胚层渐伸入初级绒毛干中形成中轴，改称**次级绒毛干**（图18-16）。第3周末，中轴内的胚外中胚层继续分化为结缔组织和血管网，且与

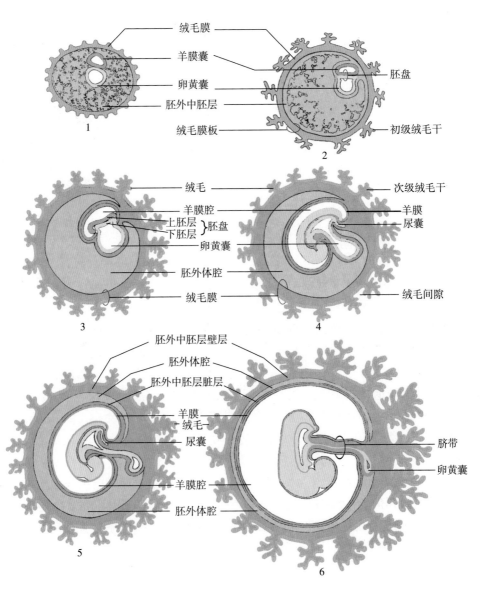

图 18-15　胎膜变化示意图
1-6 示动态过程

胚体内的血管相通，改称**三级绒毛干**。其主干插入子宫蜕膜，**称固定绒毛**，主干上形成的分支绒毛，**称游离绒毛**。固定绒毛末端的细胞滋养层增生，穿越合体滋养层，连接于底蜕膜表面，同时沿蜕膜表面延伸，形成一完整的**细胞滋养层壳**（图18-16、20），使绒毛膜与子宫蜕膜牢固连接。

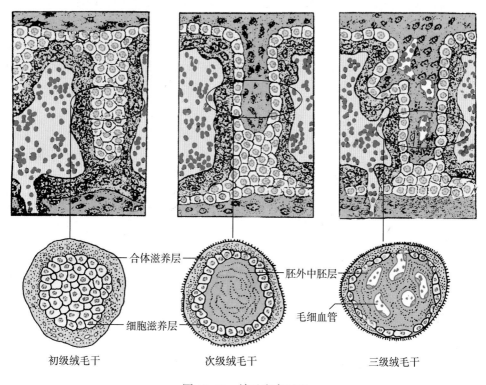

图 18-16　绒毛发育过程

绒毛干之间的间隙，**称绒毛间隙**。绒毛直接浸泡在含母体血液的绒毛间隙中，由此汲取母血中的营养物质，排出代谢产物，完成胚胎与母体间的物质交换。

2. 绒毛膜的发育　早期绒毛膜表面的绒毛生长发育均衡。随着胚体的增大，与包蜕膜接触的绒毛渐退化消失，形成无绒毛的**平滑绒毛膜**（smooth chorion）。底蜕膜中的绒毛因血液供应充足，生长茂盛，密集成丛，**称丛密绒毛膜**（villous chorion）。其血管经脐带与胚体血管相通。随胚体的发育，丛密绒毛膜与底蜕膜一起构成胎盘；平滑绒毛膜和包蜕膜渐与壁蜕膜融合，子宫腔消失（图18-17）。

3. 绒毛膜的异常　若滋养层细胞过度增生，绒毛中轴的结缔组织变性水肿，血管消失，绒毛呈大小不等的水泡状，整个胚胎发育不良，外形似葡萄，**称葡萄胎**。若滋养层细胞发生癌变，**称绒毛膜上皮癌**。若绒毛膜的血管发育不佳或与胚体血管连接受阻，可因营养缺乏导致胚胎发育不良或死亡。

（二）羊膜囊

羊膜囊（amniotic sac）是由羊膜包绕羊膜腔形成的囊状结构。它由羊膜、羊膜腔、羊水共同构成（图 18-15、17）。

羊膜（amnion）由一层羊膜上皮和薄层胚外中胚层构成。羊膜薄而透明，其围成的腔，称羊膜腔。胚胎即在羊膜腔内的羊水中发育。随着胚体的形成与发育，羊膜在胚胎的腹侧包绕体蒂，形成原始脐带；第 20 周，羊膜与绒毛膜逐渐相贴，胚外体腔消失，羊膜包在脐带表面。

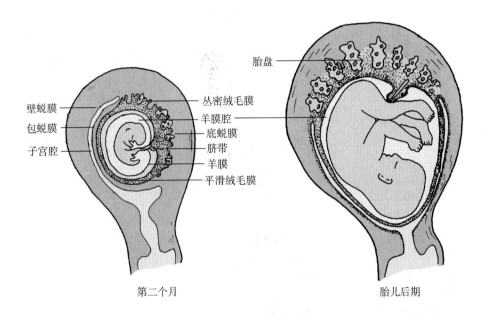

图 18-17　胎膜、蜕膜与胎盘

羊水（amniotic fluid）呈淡黄色，弱碱性。主要由羊膜上皮分泌，不断产生，又不断被胎儿吞饮，也被羊膜吸收。妊娠中晚期，因含有胎儿的分泌物、排泄物及脱落上皮，羊水变混浊。穿刺抽取羊水，可早期预测诊断胎儿性别及某些先天性异常。羊水给胚胎提供了自由活动的环境，可保持恒温，防止粘连，缓冲外来压力与振荡，有利于胚胎的发育。分娩时，羊水可扩张宫颈，冲洗产道。

足月分娩时，羊水含量可达 1000~1500ml。若少于 500ml，称羊水过少，可见于胎儿无肾或尿道闭锁。若多于 2000ml，称羊水过多，常见于消化道闭锁或神经管发育异常。

（三）卵黄囊

卵黄囊（yolk sac）由卵黄囊内胚层和胚外中胚层构成，位于胚盘腹侧。因内胚层向腹侧卷折形成原始消化道，卵黄囊被包入脐带（图 18-13、15）。约在第 5~6 周，与原始消化管相连的卵黄蒂闭锁，卵黄囊也随之退化。若卵黄蒂未闭锁，可致脐粪瘘（图 19-15B），导致肠道与外界相通。

人卵黄囊内无卵黄，其出现是生物进化过程的重演。但卵黄囊壁的胚外中胚层可形成血岛，为造血干细胞的发源地；由卵黄囊顶部内胚层迁移出的部分细胞分化发育成原始生殖细胞。

（四）尿囊

尿囊（allantois）发生于第 3 周，是由卵黄囊顶部尾侧的内胚层向体蒂内突出形成的一个盲管（图 18-13、15）。人类尿囊是生物进化过程的重演，但其壁上的一对尿囊动脉和一对尿囊静脉没有退化，演变成脐动脉和脐静脉（右侧退化）。以后，尿囊根部演化为膀胱的顶部，其余部分退化为脐尿管（膀胱顶部到脐内的一条细管），闭锁后形成脐中韧带。出生时，若脐尿管未闭，称脐尿管瘘（图 19-25A）。

（五）脐带

脐带（umbilical cord）是连于胚胎脐部与胎盘胎儿面的圆索状结构，是胎儿与胎盘间物质运输的唯一通路。

脐带表面包有羊膜，内有血管、黏液性结缔组织和退化的卵黄囊、尿囊等（图 18-15、18）。足月胎儿的脐带长约 40～60cm，直径 1.5～2.0cm。若脐带过短（30cm 以下），易造成胎盘早剥和出血；若脐带过长（120cm 以上），易缠绕胎儿肢体、颈部或脐带打结，影响胎儿发育，严重时可致胎儿死亡。

二、胎盘

胚胎早期，由滋养层从子宫蜕膜中吸收营养；继之，经绒毛膜从绒毛间隙中吸取营养；最后，通过脐带从胎盘中吸取营养。胎盘是胎儿与母体进行物质交换的重要结构，并具有重要的屏障作用和内分泌功能。

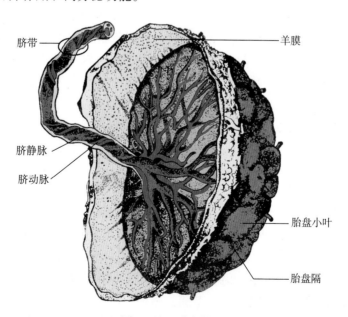

图 18-18　胎盘外形

（一）胎盘的形态结构

胎盘（placenta）由胎儿面的丛密绒毛膜与母体面的底蜕膜共同构成。足月胎儿的胎盘呈圆盘状，中央厚，边缘薄，平均厚度 25cm，直径 15～20cm，重约 500g。胎盘的胎儿面被覆有羊膜，表面光滑，中央或近中央处有脐带附着，透过羊膜可见以脐带附着处为中心呈放射状走行的脐血管分支。母体面粗糙，为剥离后的底蜕膜，由纵横交错的浅沟将母体面分隔为 15～30 个稍突起的胎盘小叶（图 18-18、19）。

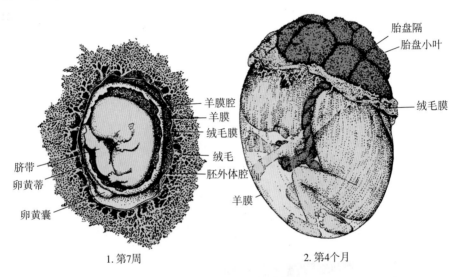

1. 第7周　　　　　　　　　　　　2. 第4个月

图 18-19　胚胎与胎盘

在胎盘的垂直切面上，可见羊膜深部为滋养层和胚胎性结缔组织构成的绒毛膜板，内有脐血管的分支。绒毛膜板发出 40～60 个绒毛干（固定绒毛），其末端借细胞滋养层壳固定于底蜕膜上，每个绒毛干呈树状分支，又形成若干细小的游离绒毛，脐血管的分支经绒毛干到达游离绒毛内形成毛细血管。底蜕膜中的螺旋动脉及静脉开口于绒毛间隙，使绒毛直接浸浴在盛有母体血液的绒毛间隙中，汲取母体血液中的营养物质并排出代谢产物。胎盘小叶由 1～4 个绒毛干及其分支构成，小叶之间有从底蜕膜发出的楔形小隔，称**胎盘隔**（placental septum），其远端呈游离状态，使胎盘小叶间相互连通（图 18-20）。

（二）胎盘的血液循环

胎盘内有母体和胎儿两套独立的血液循环通路（表 18-2）。母体动脉血经底蜕膜的子宫螺旋动脉进入绒毛间隙，与绒毛内毛细血管的胎儿血进行物质交换后，由静脉回流入母体子宫静脉。胎儿脐动脉及分支所含的静脉血经绒毛毛细血管与绒毛间隙内的母体血进行物质交换后，形成动脉血经脐静脉返回到胎儿体内。胎血与母血并不直接相通，其间隔有合体滋养层、细胞滋养层及基膜、绒毛内薄层结缔组织、绒毛内毛细血管的基膜及内皮，合称**胎盘屏障**（placental barrier）或**胎盘膜**（placental membrane）（图 18-

20、21）。胎盘屏障是胎儿血与母体血之间进行物质交换所经过的天然屏障，可进行选择性通透，完成物质交换。到妊娠晚期，胎盘屏障变薄，仅由绒毛毛细血管内皮和薄层合体滋养层及两者的基膜构成，更有利于物质交换（表 18-2）。

（三）胎盘的功能

1. 物质交换及屏障功能　胎儿与母体的物质交换是通过胎盘屏障完成的（表 18-2）。胎儿经胎盘从母体血中获取营养物质及 O_2，排出代谢物及 CO_2，可阻止母体血液内

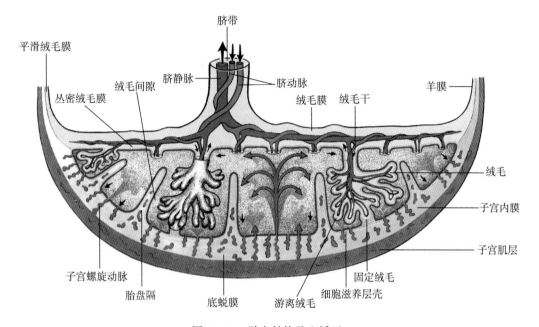

图 18-20　胎盘结构及血循环

表 18-2　胎盘血循环及物质交换

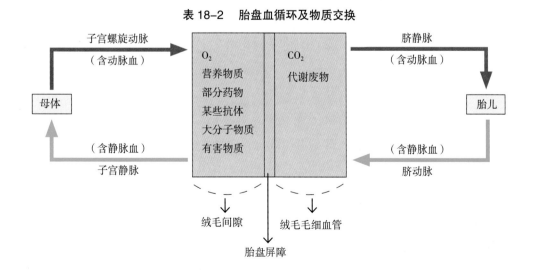

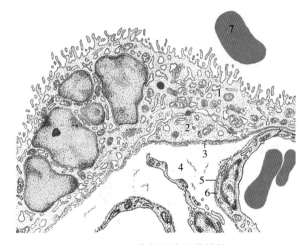

图 18-21 胎盘屏障超微结构

1. 合体滋养层　2. 细胞滋养层　3. 滋养层细胞的基膜　4. 胎儿结缔组织
5. 胎儿毛细血管的基膜　6. 胎儿毛细血管的内皮　7. 母体血液中的红细胞

的大分子物质及多数细菌和其他致病微生物等有害物质侵入胎儿体内，是一道重要的天然保护屏障。但某些药物、病毒和激素等可透过胎盘屏障进入胎儿体内，影响胎儿发育，应注意预防。因此，胎盘既是胎儿的营养器官，又是胎儿的呼吸和排泄器官。

2. 内分泌功能　胎盘的合体滋养层可分泌多种激素，对胚胎的发育起重要作用。主要有：①**人绒毛膜促性腺激素**（human chorionic gonadotropin，HCG），妊娠第 2 周即可从孕妇尿中测出，第 8~10 周达高峰，以后下降。检测尿中 HCG，常用作早孕诊断的指标之一。HCG 能促进卵巢内黄体生长发育，维持妊娠。②**人胎盘催乳素**（human placental lactogen，HPL），即绒毛膜催乳素（HCS），妊娠 2 个月开始出现，第 8 个月达高峰，直至分娩。HPL 可促进母体乳腺及胎儿的生长发育。③人胎盘孕激素（HPL）和人胎盘雌激素（HPE），妊娠第 4 个月开始分泌，以后随着分泌量的增多，逐渐替代了母体卵巢孕激素和雌激素的功能，维持妊娠。

第四节　胚胎各期外形特征及胚胎龄的推算

一、胚胎各期外形特征

胚胎在不同的发育期具有不同的外形特征、长度、重量等（表 18-3、4），可通过这些特征推测胚胎龄。胚胎长度的测量径线有：①最大长度（GL），又称全长，适用于测 3 周前的盘状胚。②顶臀长（CR），又称坐高，适用于测量 4~8 周的胚。③顶跟长（CH），又称立高，适于测 8 周以后的胎儿（图 18-22）。

二、胚胎龄的推算

胚胎龄的计算方法有两种：

1. **月经龄**　临床上常采用，即从孕妇末次月经的第一天算起，到胎儿娩出日为止，共 280 天左右，约 40 周。月经龄不是胚胎的真实年龄。月经龄常有误差，因月经周期有个体差异，且易受环境因素的影响。常用于孕妇预产期的推算。

2. **受精龄**　胚胎学上常采用，即从受精之日算起，到胎儿娩出为止，266 天左右，约 38 周。受精一般发生在末次月经的第 14 天。受精龄常用于科学研究。

针对大量胚胎标本进行观察、测量及统计学处理，得出了许多与胚胎发育相关的参数。对照这些参数可推算胚胎龄 (表 18–3、4)。

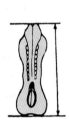 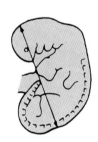 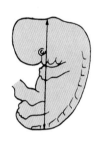 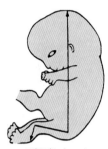

A 最长值（GL）　　B 顶臀长（CR）　　C 顶臀长（CR）　　D 顶跟长（CH）

图 18-22　胚胎长度测量方法

表 18-3　胚的主要形态特征及长度变化表

胚胎年龄（周）	形态特征	长度（mm）
第 1 周 （卵裂期）	受精、卵裂、胚泡形成，植入开始	
第 2 周 （两胚层期）	植入完成，圆形二胚层胚盘形成，滋养层发育，绒毛膜形成	0.1~0.4（GL）
第 3 周 （三胚层期）	原条出现，三胚层形成，脊索形成，神经板和神经嵴出现，体节出现	0.5~1.5（GL）
第 4 周 （体节期）	神经管形成，体节 3~29 对，胚体为圆柱形，胚内原始循环系统建立，脐带与胎盘形成	1.5~5.0（CR）
第 5 周	胚体可分头（大）、尾、腹部、心、肝、中肾显出，肢芽明显，体节30~40 对	4.0~8.0（CR）
第 6 周	头部比例很大，前胸向左右扩大，眼泡发育成眼杯，上肢较下肢发达	7.0~2.0（CR）
第 7 周	颜面形成，下肢开始分化出大腿、小腿和足等，上肢开始出现手指，体节消失	10.0~21.0（CR）
第 8 周	头抬起，眼已形成，耳廓出现，颜面具人形，外生殖器出现，尚难辨性别	19.0~35.0（CR）

表 18-4 胎儿期主要形态特征及长度、体重变化表

胚胎年龄（月）	形态特征	坐高（CR）	立高（CH）	重量（g）
第三月	胎儿头部较大，约占全身1/3，眼睑闭合，外阴可辨性别，骨化中心出现，颈明显	87.0mm	101.0mm	45.0
第四月	肌肉神经发达，有胎动，耳竖起	140.0mm	167.0mm	200.0
第五月	头部占全身1/4，有毛发生长，胎毛出现，可听到胎儿心音	190.0mm	229.0mm	46.0
第六月	胎体瘦小，皮肤有皱纹，眉毛、睑缘睫毛发生，指甲出现	230.0mm	280.0mm	82.0
第七月	胎儿皮下积累脂肪，皮肤红微皱，眼睑分开，呼吸、吞咽及体温等调节中枢已建立，有瞳孔对光反射，此时出生能存活	270.0mm	329.0mm	1300.0
第八月	皮下脂肪增厚，胎儿睾丸由腹腔下降至阴囊，乳腺分化完成	300.0mm	368.0mm	2100.0
第九月	皮肤皱纹消失，指（趾）甲平齐指（趾）尖，味、嗅觉发育	340.0mm	419.0mm	2900.0
第十月	胎体丰满，表面有胎脂，胸部发育好，胎毛基本脱落，颅骨未完全闭合，有囟门	360.0mm	443.0mm	3400.0

三、预产期的推算

参照胚胎月经龄，临床上计算预产期的方法是：孕妇末次月经的年份加1，月份减3，日加7。简化为：年加1，月减3（不够减则加9），日加7。例：某孕妇末次月经第一天为2011年7月22日，其预产期是2012年4月29日。若某孕妇末次月经第一天为2012年1月12日，其预产期是2012年10月（月份加9）19日。

四、影响胎儿生长的因素及围生期

胎儿生长与母体、胎儿及胎盘的状况密切相关。胚胎发育早期，其受母体影响较大；妊娠后期主要受胎儿、胎盘的影响。影响胎儿生长的因素有：①宫内营养状况。胎儿生长依赖母体提供营养物和氧气，若母亲营养不良、偏食或母体有疾病（糖尿病、贫血、心脏病、感染等）均可影响生长。②胎盘功能。如母体、胎盘血循环量不足，胎盘本身功能不良或组织缺陷，胎盘早剥等。③不良嗜好。孕妇吸烟、酗酒或孕妇被动吸烟。④多胎妊娠。其后期胎儿的总需要量超过胎盘的供给能力。⑤其他。如母体或胎盘激素分泌异常、遗传因素、药物、射线、子宫内环境等。

围生期指胚胎发育的第26周起至出生后4周。此阶段对胎儿、新生儿及母体的保健医学称围生医学，目的是加强胎儿及母体的保健与护理，降低胎儿、新生儿死亡率，降低畸形儿出生率、孕妇死亡率，避免或减少孕妇并发症。

第五节 双胎、多胎和联胎

一、双胎

双胎（twins）又称孪生，指一次娩出两个新生儿。双胎的发生率约占新生儿的1%。可分为单卵双胎和双卵双胎。

单卵双胎指来自一个受精卵的双胎。发生率只有3‰～4‰。由于孪生儿的遗传基因相同，因此性别相同，相貌酷似，体态、血型、组织相容性抗原等生理特性相同，双方器官移植时不会发生排斥反应。单卵双胎的形成机制：①一个受精卵发育为两个胚泡，各自植入，孪生儿有各自独立的羊膜腔和胎盘。②一个胚泡形成两个内细胞群，两个胚胎在各自的羊膜囊内发育，但共享一个绒毛膜和胎盘。③一个胚盘上形成两个原

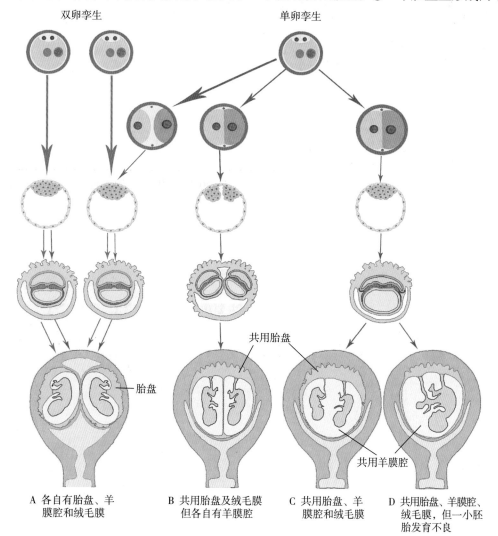

图 18-23　双胎形成示意图

条，诱导、发育为两个胚胎，两者同位于一个羊膜腔内，共享一个胎盘(图 18-23B、C)。

双卵双胎指来自两个受精卵的双胎。发生率为 7‰～11‰，占双胎的大多数，有家族性，且发生率随母亲年龄的增长而增加（图 18-23A）。他们有各自的胎膜、胎盘，他们的性别、相貌及生理特性等也有差异，如同一般的亲兄弟姐妹，仅年龄相同。

二、多胎

多胎（multiplets）指一次娩出两个以上新生儿。其发生率很低，三胎约万分之一，四胎约百万分之一。多胎的形成可有单卵性、多卵性、混合性。混合性多胎较常见。多胎数目越多，发生率越低，但畸形率、流产率、死亡率随之增高。使用促排卵药物治疗排卵障碍的妇女，易致多胎发生。

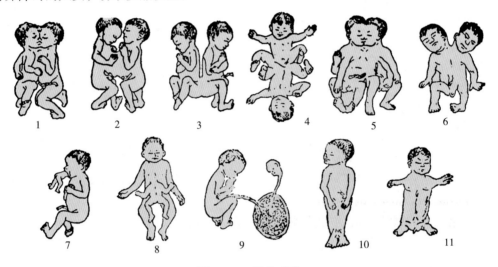

图 18-24　胎儿畸形

1～6 为对称型联体双胎　7～9 为不对称型联体双胎　10 为并肢畸形　11 为无肢畸形

三、联胎

联体双胎（conjoined twins）指两个未完全分离的单卵双胎。表现为两个胎儿未完全分开（图 18-24）。多因一个胚盘出现的两个原条靠得太近，使各自发育的胚体局部相连。若两个胚胎大小相仿，称对称型联体双胎，依联体部位的不同，分为头联体、胸腹联体、臀连体等。若两胚胎大小悬殊，称不对称型联体双胎。寄生胎为小胎发育不全并寄生在大胎体上（图 18-25），胎内胎为大胎体内包裹小而发育不全的胚胎，纸样胎为小胚胎被挤压成薄片状。

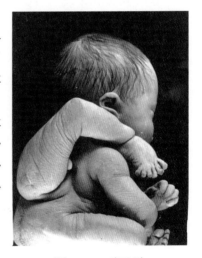

图 18-25　寄生胎

"试管婴儿"的诞生与发展

世界第一例"试管婴儿"路易斯·布朗（Lourise Brown）于1978年7月25日诞生于英国，10年后我国第一例"试管婴儿"诞生于北京。1993年在布达佩斯诞生了四胞胎"试管婴儿"。1989年北京诞生了第一例3胞胎"试管婴儿"。1998年3月我国的"试管婴儿"在北京欢聚一堂，庆祝我国第一例"试管婴儿"10周岁生日。多年来，经各国专家、学者的不懈努力和潜心研究，人类辅助生殖技术不断创新、完善，临床工作已由第一代"试管婴儿"进入到第三代"试管婴儿"。

第一代"试管婴儿"：指体外受精–胚胎移植（in vitro fertilization–embryo transfer, IVF–ET）。体外受精（IVF）指用人工方法诱发超排卵，取卵后，在试管或者培养皿中使其与精子结合成受精卵的过程。胚胎移植（ET）指将体外受精获取的受精卵培养至2~8细胞期（现认为最好是2~4细胞期）时，移植入子宫。该技术主要针对女性不孕，但女方子宫功能需正常。若女方因各种原因不宜妊娠，可选择代孕，即将母体的卵细胞经体外受精后移植入另一名妇女的子宫内孕育，称异体"试管婴儿"。

第二代"试管婴儿"：指卵质内单精注射和胚胎移植。即在显微镜下将精子直接注入卵子的细胞质内，受精后进行胚胎移植。主要针对男性不育。该技术可精选精子，提高受精率。若将精子微注射法与冷冻卵子相结合，经胚胎移植，则发育形成"冷冻卵子试管婴儿"。

第三代"试管婴儿"：指早胚精选和胚胎移植。即在早胚时期，对其细胞进行遗传学检测，精选出无遗传缺陷的早期胚进行移植。以提高"试管婴儿"的质量标准，做到优生优育，提高人类素质及生存质量。

目前，世界各地的"试管婴儿"均健康成长，为不孕不育家庭带来了福音和欢乐。现今我国"试管婴儿"技术已达世界水准。由于实验胚胎学技术的推广、应用及发展，生殖工程学已成为胚胎学研究领域的又一枝奇葩。

第十九章　胚胎学各论

第一节　颜面、口腔和颈的发生

人胚第 3 周末，随着胚盘头、尾及两侧缘向腹侧的卷折，盘状变为圆柱状胚。第 4 周，神经管头端膨大成脑泡（为脑原基），脑泡腹侧的间充质增生形成一隆起，称**额鼻突**(frontonasal process)。与此同时，口咽膜尾侧的原始心脏发育并隆起，称**心突**(heart process)（图 19-1）。

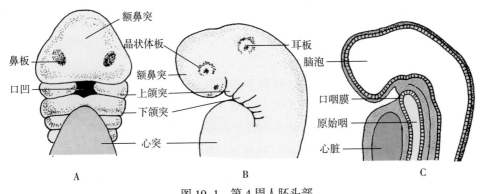

图 19-1　第 4 周人胚头部
A. 腹面观　B. 侧面观　C. 矢状切面

一、鳃弓及咽囊的发生

在第 4 周，人胚头端两侧的间充质间断性局部增生，形成左右对称、背腹走向的 6 对弓形柱状隆起，称**鳃弓**（bronchial arch）。相邻鳃弓之间的凹陷称**鳃沟**（bronchial groove），共 5 对。同时，原始咽两侧的内胚层向外膨出，形成与 5 对鳃沟相对应的 5 对囊状结构，称**咽囊**（pharyngeal pouch），两者之间隔以薄层的**鳃膜**（bronchial membrane）（图 19-2）。鳃弓、鳃沟、鳃膜和咽囊统称**鳃器**（bronchial apparatus）。人胚的鳃器属一过性结构，将分化演变为头面部和颈部的若干组织结构。鳃器的出现和演变是人个体发生重演种系发生的现象，也是生物进化的佐证。

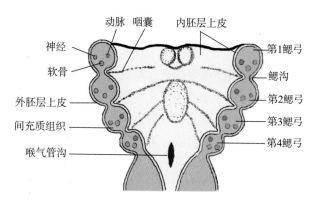

图 19-2 咽囊和鳃弓

二、颜面的形成

第一鳃弓发生后，其腹侧份随即分叉为上下两支，分别称为**上颌突**（maxillary process）与**下颌突**（mandibular process）。左、右下颌突很快在胚体腹侧中线融合，将口咽膜与心突分隔开。此时胚体的颜面由额鼻突、左、右上颌突、已融合的下颌突及由上述 5 个突起围成的宽大**口凹**（stomodeum）组成（图 19–1）。口凹即原始口腔，它的底是口咽膜。口咽膜约于胚 24 天左右破裂，原始口腔随之与原始咽相通。

胚 4 周末，额鼻突下缘两侧的局部外胚层增生，形成左右对称的两个椭圆形鼻板（nasal placode）。胚 6 周时，鼻板中央向深部凹陷为**鼻窝**（nasal pit），鼻窝两侧的间充质增生隆起，分别形成**内侧鼻突**（median nasal process）和**外侧鼻突**（lateral nasal

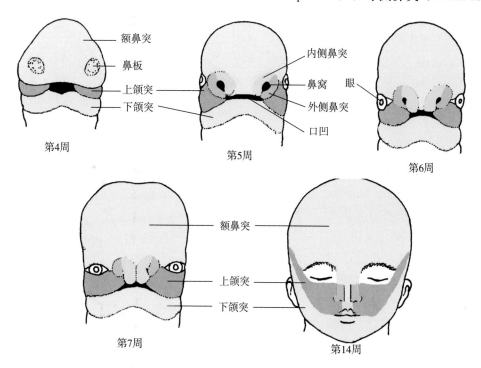

图 19-3 颜面形成过程

process）。外侧鼻突与上颌突之间有一细沟，称**鼻泪沟**，是鼻泪管和泪囊的原基。

　　在颜面的形成过程中，左、右下颌突向腹中线生长并愈合，形成下颌和下唇。左、右内侧鼻突融合并隆起，形成包括人中在内的上唇的正中部分。两侧的上颌突向中线生长，并先后与同侧的外侧鼻突和内侧鼻突融合，形成了上唇的外侧部、上颌及颊的上半部。外侧鼻突形成鼻翼和鼻外侧部。额鼻突形成前额并参与鼻尖和鼻梁的形成。原来朝向前方的鼻窝逐渐转向下方，形成外鼻孔，鼻窝进一步深部扩展，形成原始鼻腔。起初，原始鼻腔与原始口腔之间隔以菲薄的**口鼻膜**，第 7 周该膜破裂，形成**原始鼻后孔**，原始鼻腔便与原始口腔相通。原始口腔的开口起初很宽大，在胚第 2 个月，随着上颌突与下颌突外侧部逐渐向中线融合并形成颊部和口角，口裂缩小。原本位于额鼻突外侧的眼原基逐步转向前方，并向中线靠拢。第一鳃沟演变为外耳道，鳃沟周围的间充质增生演化形成耳廓。起初耳的位置很低，随着下颌的发育和颈的形成，逐渐移向后上方。胚第 2 月末，颜面初具人貌（图 19-3）。

三、腭的发生与口腔、鼻腔的分隔

　　腭起源于正中腭突和外侧腭突两个部分，发生自第 5 周始，完成于第 12 周。随着左、右内侧鼻突的融合，其融合处内侧面的间充质增生，向原始口腔长出一个短小的突起，称为**正中腭突**（median palatine process），也称**原发腭**（primary palate），后演变为腭前部的一小部分。约于胚第 6~7 周，左、右上颌突内侧面的间充质增生，向原始口腔长出一对扁平突起，即**外侧腭突**（lateral palatine process）。起初外侧腭突位于舌的两侧，并斜向下方生长，以后随着口腔变大和舌位置的下降，左、右外侧腭突逐渐上升到舌的上方呈水平方向生长，并在中线愈合，后演变成腭的大部。左、右外侧腭突的前缘与正中腭突愈合，

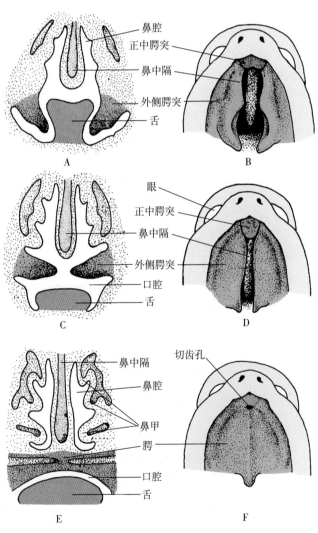

图 19-4　腭的发生及口腔与鼻腔的分隔
A、C、E. 冠状切面　B、D、F. 口腔顶部观

形成完整的腭，愈合处仍残留一小孔，即**切齿孔**。之后，腭前部间充质骨化形成**硬腭**，后部为**软腭**。软腭后缘正中部组织增生形成一小突起，称**悬雍垂**。腭的形成分隔了原始鼻腔和原始口腔，形成了永久的鼻腔和口腔（图19-4）。

四、颈部的形成

颈由第2、3、4、6对鳃弓和**心上嵴**（epicardial ridge）发育而成。第4~5周，左、右第2鳃弓生长迅速，向尾侧延伸且覆盖在第3、4、6鳃弓表面，最终与心上嵴愈合。心上嵴是心隆起上缘向胚体头端长出的嵴状隆起。这样，在第2鳃弓和心上嵴的深部形成一个封闭的腔隙，称**颈窦**（cervical sinus），后闭锁消失。

五、先天性畸形

1.**唇裂**（cleft lip）　唇裂是最常见的一种颜面畸形（图19-5），多因上颌突与同侧的内侧鼻突未能愈合所致，故表现为人中外侧的垂直裂隙。唇裂多为单侧，也可见双侧者。唇裂可伴有牙槽突裂和腭裂。

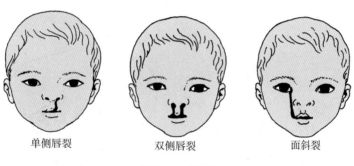

| 单侧唇裂 | 双侧唇裂 | 面斜裂 |

图19-5　唇裂

2.**面斜裂**（oblique facial cleft）　面斜裂是眼内眦与口角之间的一个斜行裂，由上颌突与同侧外侧鼻突未愈合所致。

3.**腭裂**（cleft palate）　腭裂也较常见，有多种类型（图19-6）。正中腭突与外侧腭突未愈合可致前腭裂（单侧或双侧，常伴发唇裂）；左、右外侧腭突未愈合可致正中腭裂；如两者复合存在则为完全腭裂。

4.**颈囊肿**（cervical cyst）**和颈鳃瘘**（cervical fistula）　颈窦若未完全闭锁消失，

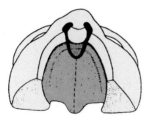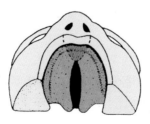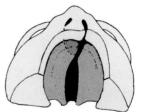

| 1.双侧前腭裂合并唇裂 | 2.正中腭裂 | 3.腭裂合并单侧唇裂 |

图19-6　腭裂

就会在胸锁乳突肌前缘处留有封闭的囊肿，称**颈囊肿**；若颈囊肿开放于体表或与咽相通，则称**颈鳃瘘**。

第二节　消化系统和呼吸系统的发生

人胚第 3~4 周时，胚盘向腹侧卷折形成一圆柱形胚体，卵黄囊顶部的内胚层被包入胚体内，形成一头尾走向的纵行封闭管道，称**原始消化管**或**原肠**（primitive gut），它是消化系统和呼吸系统的原基。从头端至尾端，原始消化管依次分为 3 段，其头段称**前肠**（foregut），尾段称**后肠**（hindgut），与卵黄囊相连的中段称**中肠**（midgut）（图 19-7）。前肠与后肠的末端，分别以口咽膜和泄殖腔膜封闭。以后，口咽膜和泄殖腔膜相继破裂，原始消化管的两端与外界相通。

原始消化管各段的分化、演变结果如下（图 19-7）：前肠将分化为咽、食管、胃、十二指肠的上段、肝、胆囊、胰、喉及其以下的呼吸道、肺、胸腺、甲状腺和甲状旁腺等器官；中肠将分化为从十二指肠中段至横结肠右 2/3 之间的消化管；后肠将分化为从横结肠左 1/3 部至肛管上段的消化管以及膀胱和尿道的大部分。

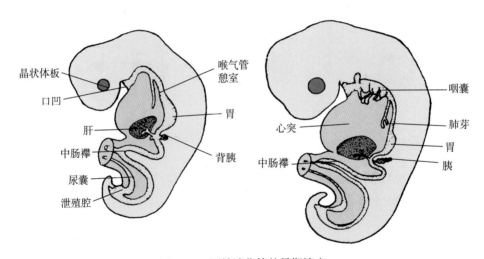

图 19-7　原始消化管的早期演变

一、消化系统的发生

（一）咽的发生及咽囊的演变

咽是由前肠头端膨大的原始咽发育而成。原始咽呈左右较宽、背腹扁、头宽尾细的漏斗状结构，其头端有口咽膜封闭，胚胎发育至第 4 周时，口咽膜破裂，咽与原始口腔和原始鼻腔相通。在原始咽的侧壁有 5 对囊状突起称**咽囊**。随着胚胎的发育，原始咽和咽囊先后分化和演变出一些重要的器官，如咽鼓管、腭扁桃体、胸腺和甲状腺等（图 19-8）。

第1对咽囊：向第1鳃沟伸长形成咽鼓管，其末端膨大形成中耳鼓室，第1鳃膜分化为鼓膜，第1鳃沟形成外耳道。

第2对咽囊：外侧部退化，内侧部仅残留一浅窝，演化为腭扁桃体的表面上皮。

第3对咽囊：腹侧部上皮细胞增生，形成左右两条细胞索，为胸腺原基。胸腺原基的内胚层细胞分化为胸腺上皮细胞，由造血器官迁移来的淋巴干细胞分化为胸腺细胞。头端细胞索退化，若不退化，可形成副胸腺。背侧部上皮细胞增生，随胸腺原基下移至甲状腺原基的背下方，分化为下一对甲状旁腺。

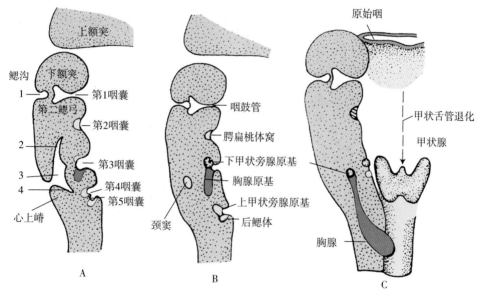

图 19-8 咽囊的演化及甲状腺的发生
A、B、C 示演变过程

第4对咽囊：背侧部上皮细胞增生，形成球状细胞团，向下迁移至甲状腺原基背侧的上方，分化形成上一对甲状旁腺。腹侧部退化消失。

第5对咽囊：形成一细胞团，称**后鳃体**（ultimobranchial body），其部分细胞迁入甲状腺内，分化为滤泡旁细胞。

原始咽的其余部分形成咽，其尾端与食管相移行。

（二）甲状腺的发生

人胚第4周初，在原始咽底壁正中线处（相当于第1对咽囊平面）的内胚层细胞增殖，向间充质内下陷形成的盲管，称**甲状舌管**（thyroglossal duct），为甲状腺的原基。它沿颈部正中向尾侧方向延伸，其末端向两侧增生扩大，形成甲状腺的侧叶（图19-8）。甲状舌管的上段不久退化消失，仅在起始处残留一浅凹，即**舌盲孔**（foramen cecum of tongue）。

（三）食管、胃、肠的发生

1. 食管的发生 人胚第4周时，食管为位于原始咽尾侧的一短管，后来，随着胚体颈部的形成和心、肺的下降而迅速增长。其表面上皮由单层增生为复层，甚至过度增生，致使管腔一度闭锁，约在第8周，过度增生的上皮退化、吸收，管腔重新出现。上皮为复层扁平上皮，上皮周围的间充质分化为食管壁的肌组织和结缔组织。

2. 胃的发生　人胚第4~5周时，食管尾侧的前肠呈梭形膨大，为胃的原基。第5周时，其背侧缘生长迅速，向外膨出形成胃大弯，腹侧缘生长缓慢，形成胃小弯。第7~8周时，胃大弯头端向上膨出，形成胃底。由于胃背系膜生长迅速以形成突向左侧的网膜囊，结果迫使胃沿胚体纵轴向右旋转了90°，即胃大弯从背侧转向左侧，胃小弯从腹侧转向右侧。这样，胃即由原来的垂直方位变成了由左上至右下的斜行方位（图19-9）。

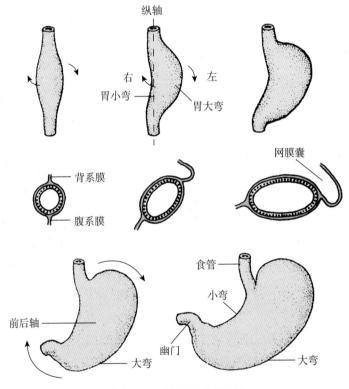

图 19-9　胃的形成和旋转

3. 肠的发生　肠的大部分是由中肠发育而来，各段肠管的形成与中肠的演变、旋转和固定密切相关。肠起初为一条与胚体长轴平行的直管，其背侧以背系膜连于腹后壁。人胚第5周后，由于肠管的增长速度远比胚体快，形成向腹部弯曲的"U"字形襻，称**中肠襻**（midgut loop），其顶端连于卵黄蒂，此相连处将中肠襻分为头支和尾支两部分。尾支近卵黄蒂处有一囊状的小突起，称**盲肠突**（caecal bud），它是小肠与大肠的分界线，也是盲肠和阑尾的原基。人胚第6周，由于中肠襻生长迅速，以及肝增大和中肾的发育，腹腔容积相对变小，迫使中肠襻突入脐带内的胚外体腔，即**脐腔**（umbilical coelom），形成胚胎时期的**生理性脐疝**（physiogenic umbilical hernia）。

人胚发育第6~8周，中肠襻在脐腔中生长的同时，以肠系膜上动脉为轴作逆时针90°旋转，即头支由位于上方转为位于胚胎右侧；尾支由位于下方转为位于胚胎的左侧。

胚胎第10~12周，由于中肾萎缩，肝生长缓慢，腹腔容积增大，中肠襻从脐腔返回腹腔，同时以肠系膜上动脉为轴逆时针旋转180°，使头支转向左侧，以后发育为十二指肠远侧部、空肠及大部分回肠，位居腹腔的中部；尾支转向右侧，分化成升结肠、横结肠、乙状结肠，位居腹腔的周边。盲肠突位于右上腹部，肝右叶的下方，以后下降到右髂窝，升结肠随之形成。盲肠突远端狭窄部分形成阑尾。（图19-10）。

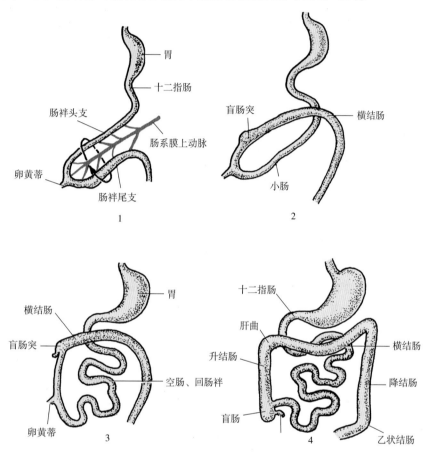

图 19-10　肠的发生与中肠的旋转

4. 直肠的发生与泄殖腔的分隔　后肠末端的膨大部分为**泄殖腔**（cloaca），其尾端以泄殖腔膜封闭与外界隔开，腹侧与尿囊相通。胚胎第6~7周时，尿囊起始部与后肠之间的间充质增生，形成一镰状隔膜突入泄殖腔内，称**尿直肠隔**（urorectal septum）。此隔继续向尾端生长，最后与泄殖腔膜愈合，将泄殖腔分隔为背腹两份，背侧份称原始直肠，腹侧份称**尿生殖窦**（urogenital sinus）。泄殖腔膜也被分为相对应的**肛膜**（anal membrane）及**尿生殖膜**（urogenital membrane）。原始直肠发育为直肠和肛管上段，而尿生殖窦发育为膀胱和尿道（图19-11）。肛管下段由外胚层向内凹陷形成的**肛凹**（anal pit）演变形成。

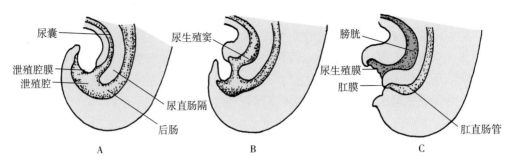

图 19-11　泄殖腔的分隔
A、B、C 示演变过程

（四）肝和胆囊的发生

人胚第 4 周初，前肠末端腹侧壁的内胚层上皮增生，形成一向外突出的囊状突起，称**肝憩室**（hepatic diverticulum）或**肝芽**（hepatic bud）（图 19-12），为肝和胆囊的原基。肝憩室生长迅速，并伸入心脏与卵黄蒂之间的间充质即**原始横膈**（septum transversum）内。肝憩室末端膨大，分为头、尾两支。头支是形成肝的原基，尾支是形成胆囊及胆道的原基。头支较大且细胞增生迅速，形成树枝状分支，其近端分化为肝管及小叶间胆管；末端分支旺盛，形成许多细胞索，并分支吻合成肝细胞索，肝细胞索上下叠加形成肝板，肝细胞索生长旺盛，并将附近的卵黄静脉、脐静脉分隔成肝血窦。胚胎肝还有造血功能。

肝憩室尾支发育较小，又称**胆囊憩室**（cystic diverticulum），其近端伸长形成胆囊管，远端扩大形成胆囊。肝憩室的根部则发育成胆总管，并与胰腺导管合并，开口于十二指肠（图 19-12）。

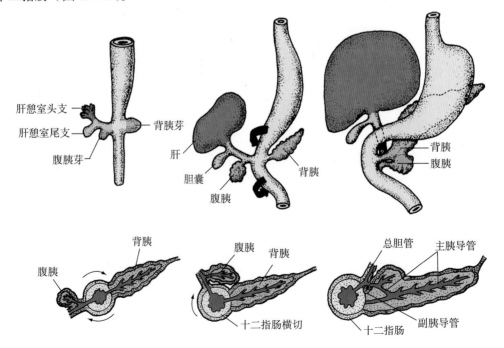

图 19-12　肝、胆及胰腺的发生

（五）胰腺的发生

胚胎第4周末，在前肠末端靠近肝憩室处，内胚层上皮增生，形成两个突起。先出现的一个位于背侧，位置略高于肝憩室，称**背胰芽**（dorsal pancreas bud），晚出现的一个位于腹侧，紧靠肝憩室的下方，称**腹胰芽**（ventral pancreas bud），它们是胰腺的原基（图19-12）。背胰芽、腹胰芽的上皮细胞增生，形成细胞索，这些细胞索反复分支，末端形成腺泡，与腺泡相连的分支形成各级导管。由于胃和十二指肠方位的变化以及肠壁的不均等生长，致使腹胰转向右侧，背胰转向左侧，腹胰移至背胰的下方并与之融合，形成单一的胰腺（图19-12）。在发育过程中，部分上皮细胞游离进入间充质，分化为胰岛。

二、呼吸系统的发生

人胚第4周，原始咽的尾端底壁正中部位出现一纵行浅沟，称**喉气管沟**（laryngotracheal groove）。随着沟的加深，其与前肠相连处逐渐变窄，并从尾端向头端

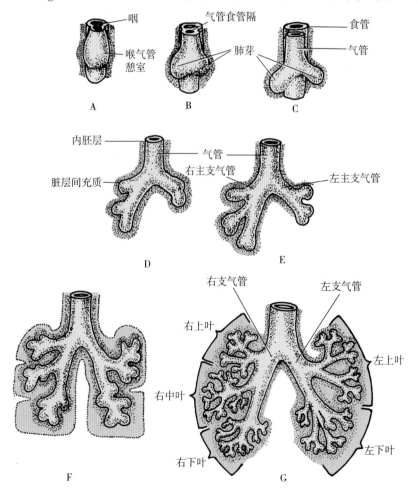

图 19-13　呼吸系统的发生

A → G　示发生过程

愈合，形成一长形盲囊，称**喉气管憩室**（laryngotracheal diverticulum），它是喉、气管、支气管和肺的原基。喉气管憩室位于食管的腹侧，两者之间的间充质隔称**气管食管隔**（tracheoesophageal septum），它将原始咽分隔成腹侧的喉、气管和背侧的食管。喉气管憩室的上端发育为喉，中段发育为气管，末端膨大的两个分支称**肺芽**（lung bud），是主支气管和肺的原基。肺芽生长迅速，呈树枝状反复分支，第6个月时，分支达17级左右，分别形成肺的导管部及呼吸部的各级分支（图19-13）。至第7个月时，随着肺泡数量的增多，肺泡上皮的分化，除Ⅰ型肺泡上皮细胞外，还出现了有分泌功能的Ⅱ型肺泡细胞，并开始分泌表面活性物质。此时，胎儿的肺血液循环已建立，胎儿出生可进行呼吸，故妊娠7个月的胎儿出生后能够存活。

三、消化系统及呼吸系统的先天性畸形

1. 消化管狭窄或闭锁（gut stenosis or atresia）　主要见于食管和十二指肠部位。在消化管的发生过程中，管壁上皮细胞曾一度出现过度增生而使管腔狭窄或闭锁。后来，过度增生的细胞发生凋亡、退化，才使闭塞的管腔重新出现。若上述管腔重建过程受阻，则造成消化管局部的狭窄或闭锁（图19-14）。

2. 麦克尔憩室（Meckel's diverticulum）　又称回肠憩室，为消化系统最常见的一种畸形。发生的原因是由于卵黄蒂近端未退化所致，表现为回肠壁上距回盲部40~50cm处的囊状突起，其顶端可有纤维索与脐相连（图19-15A）。

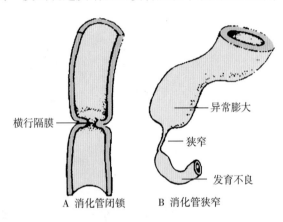

图 19-14　消化管先天畸形

A 消化管闭锁　　B 消化管狭窄

（图中标注：横行隔膜，异常膨大，狭窄，发育不良）

3. 脐粪瘘（umbilical fistula）　又称**脐瘘**，是由于卵黄蒂未退化而形成一条细管，使肠管与脐相通。出生后，肠管内容物可由脐部溢出（图19-15B）。

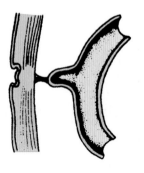 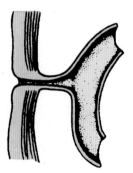 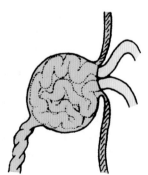

A 麦克尔憩室　　　　　　B 脐粪瘘　　　　　　　C 先天性脐疝

图 19-15　肠管先天性畸形

4. **先天性脐疝（congenital umbilical hernia）** 是由于脐腔未闭锁导致，脐部残留一孔与腹腔相通。当腹压升高时，肠管可从脐部膨出（图 19-15C）。

5. **先天性巨结肠（congenital megacolon）** 多见于乙状结肠。由于神经嵴细胞未能迁移至该段结肠壁中，致使肠壁内副交感神经节细胞缺如，肠壁收缩乏力，肠腔内容物淤积而致肠管扩张。

6. **肛门闭锁（imperforate anus）** 又称**不通肛**，多发生于男胎，是由于肛膜未破，或肛凹与直肠末端未相通所致，并常因尿直肠隔发育不全而伴有直肠尿道瘘。

7. **气管食管瘘（tracheoesophageal fistula）** 喉气管沟发育形成喉气管憩室过程中，由于气管食管隔发育不良，气管与食管之间分隔不完全，两者之间有瘘管相通，此畸形常与食管闭锁并发（图 19-16）。

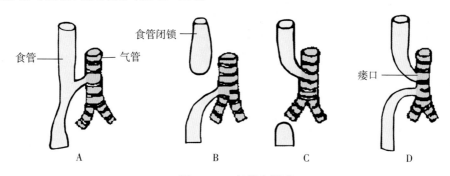

图 19-16 气管食管瘘
A. 食管狭窄，气管食管间形成瘘管 　B. 食管闭锁，气管与远端食管间形成瘘管
C. 食管闭锁，气管与近端食管间形成瘘管 　D. 气管与近端及远端食管间分别形成瘘管

8. **透明膜病（hyaline membrane disease）** 由于肺泡 II 型细胞分化不良，不能产生足够的表面活性物质，致使肺泡表面张力增大。胎儿出生后，因肺泡不能随呼吸运动而扩张，使新生儿出现呼吸困难，故又称新生儿呼吸窘迫综合征。镜下可见肺泡萎缩，间质水肿，肺泡上皮表面覆盖一层从血管渗出的血浆蛋白膜。此病主要见于早产儿。

第三节　泌尿系统和生殖系统的发生

泌尿系统与生殖系统的发生有着密切的关系，它们的主要器官均起源于胚胎早期的间介中胚层。人胚第 4 周初，体节外侧的间介中胚层头段呈节段性生长，称**生肾节**（nephrotome），尾段细胞增生形成左右两条纵行细胞索，称**生肾索**（nephrogenic cord）。第 4 周末，由于生肾索进一步增生，在腹后壁中轴两侧形成一对纵行隆起，称为**尿生殖嵴**（urogenital ridge）。以后，尿生殖嵴进一步发育，嵴的中部出现一纵沟，将嵴分为内侧细而短的**生殖腺嵴**（genital ridge），为生殖腺原基，外侧粗而长的**中肾嵴**（mesonephric ridge），是肾原基（图 19-17）。

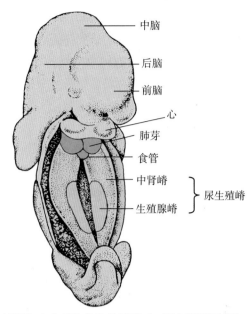

图 19-17　泌尿与生殖系统发生的原基（6 周人胚腹面观）

一、泌尿系统的发生

（一）肾和输尿管的发生

人胚肾的发生可分为三个阶段，即前肾、中肾和后肾。由前肾经中肾到后肾演化的整个过程，最终仅有后肾保留，形成了人的永久肾脏。

1. 前肾（pronephros）　又称原肾。前肾发生最早，胚胎第 4 周初。在第 7~14 对体节外侧的生肾节内，形成 7~10 条横行的细胞索或小管，称**前肾小管**（pronephric tubule）。前肾小管的内侧端开口于胚内体腔，其外侧端向尾侧延伸，与邻近的前肾小管相联通，形成一条纵行的管道，称**前肾管**（pronephric duct）。在人胚胎，前肾是暂时的、无功能意义的器官，前肾小管很快于第 4 周末退化消失，但前肾管则向尾侧延伸，转成为中肾管（图 19-18）。

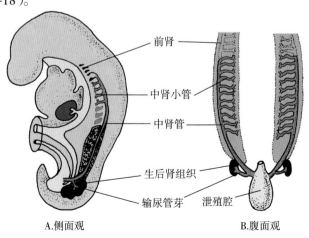

A.侧面观　　　　　　　　　　　　B.腹面观

图 19-18　前肾、中肾、后肾发生示意图

2. 中肾（mesonephros）　发生于人胚第 4 周末，当前肾退化时，其尾侧的生肾索细胞相继发生许多横行的"S"形的**中肾小管**（mesonephric tubule），其内侧端膨大并凹陷形成肾小囊，包绕由背主动脉分支而来的毛细血管球构成肾小体。中肾小管的外侧端与向尾端走行的前肾管相吻合，这时前肾管改称**中肾管**（mesonephric duct），也称**沃尔夫管**（Wolffian duct）。中肾管向胚体的尾端继续延伸，直至通入泄殖腔。中肾管与其相连的中肾小管和肾小体共同形成腹腔后壁两侧的椭圆形中肾。中肾可能有短暂的功能活动。胚胎发育至第 2 个月末，当后肾发生后，除中肾管和尾端的小部分中肾小管外，中肾大部分退化（图 19-18、19）。

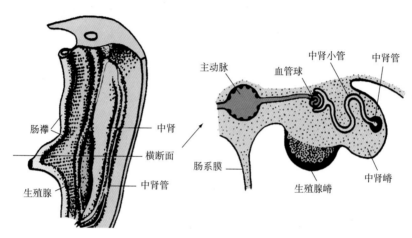

图 19-19　中肾的发生

3. 后肾（metanephros）　发育为成体的永久肾。人胚发育至第 5 周初，中肾管末端近泄殖腔处，其管壁向外突出形成一盲管，称**输尿管芽**（ureteric bud）。输尿管芽向胚体的背外侧和头侧方向伸长，长入中肾嵴的尾端，在其诱导下，中肾嵴中胚层形成许多密集的细胞团，呈帽状包围在输尿管芽末端的周围，形成**生后肾组织**（metanephrogenic tissue）（图 19-18、20）。输尿管芽在中肾嵴内继续向头端延伸，反复分支达 12 级以上。起始的两级分支扩大合并为肾盂，第 3 级、第 4 级分支扩大合并成

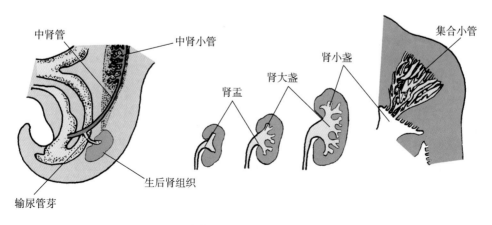

图 19-20　后肾的发生

为肾盏，第5级以上分支演变为集合小管。集合小管的末端呈"T"形分支（将演化为弓形集合小管），分支的弓形盲端被呈帽状的局部生后肾组织覆盖。在集合小管的诱导下，生后肾组织演化为"S"形小管，一端膨大凹陷形成双层肾小囊，包绕毛细血管球形成肾小体，另一端演化为肾小管，并与集合小管相通。肾小管进一步发育，延长分化出各段肾小管的结构，与肾小体组成肾单位（图19-21）。在人胚第3个月，后肾已能分辨出皮质和髓质，并具有泌尿功能。后肾最初位于盆腔，后因腹腔器官的生长，输尿管的伸展，胚体直立，肾移至腰部。

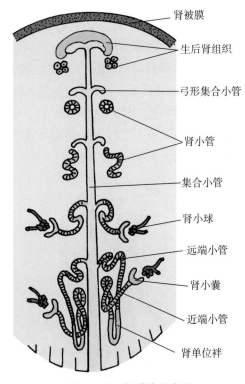

图19-21　肾单位的发生

（肾被膜、生后肾组织、弓形集合小管、肾小管、集合小管、肾小球、远端小管、肾小囊、近端小管、肾单位祥）

（二）膀胱与尿道的发生

人胚发育第4~7周，由于尿直肠隔向尾侧延伸，将泄殖腔分隔为尿生殖窦和直肠两部分。膀胱和尿道均由尿生殖窦演变而来，尿生殖窦可分为三段。上段较膨大，发育为膀胱，其顶端与尿囊相连，连接膀胱与脐之间的尿囊称**脐尿管**（urachus），出生前，后者闭锁称纤维索，演化为脐中韧带。中段较窄，保持管状，在男性形成尿道的前列腺部和膜部，在女性形成尿道的大部分。由于肾向头侧迁移等因素影响，原来通入膀胱的中肾管继续向尾侧生长，中肾管的开口在男性则下移至尿道前列腺部。下段在男性发育为尿道海绵体部，在女性小部分成为尿道下段，大部分则扩大成为阴道前庭。

二、生殖系统的发生

人胚的遗传性别，虽在受精时就已由精子的核型确定，但直至胚胎第7周，生殖腺才能分辨出是睾丸或卵巢，而外生殖器的性别则到第12周时才能区分。因此，生殖系统的发生过程可分为**性未分化期**（sexual undifferentiation）和**性分化期**（sexual differentiation）两个阶段。

（一）生殖腺的发生

1. 未分化性腺的发生　人胚发育第5周时，生殖腺嵴表面的体腔上皮细胞增生，并向其下方的间充质内增生伸入，形成许多不规则的上皮细胞索，**称初级性索**（primary sex cord）。在初级性索内有源于卵黄囊顶近尿囊处内胚层的大而圆的细胞，称为**原始生殖细胞**（primordial germ cell, PGC）。胚胎第6周时，原始生殖细胞沿着后肠的背系膜向生殖嵴移动，迁入初级性索内（图19-22、23A）。此时生殖腺尚无性别分化，故称为

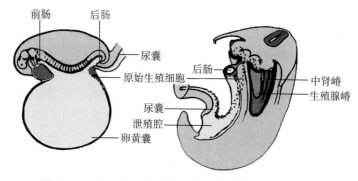

图 19-22　原始生殖细胞的发生与迁移示意图

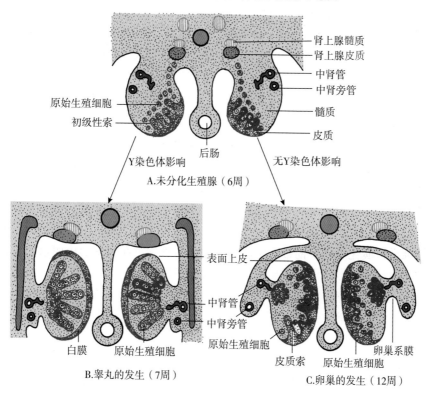

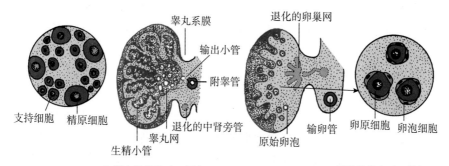

图 19-23　生殖腺的发生与分化模式图

A.未分化的性腺　B、D.分化为睾丸　C、E.分化为卵巢

未分化性腺。

2. **睾丸的发生**　睾丸的发生取决于原始生殖细胞内的 Y 染色体。Y 染色体短臂上有**睾丸决定因子**（testicular determinative factor，TDF），在其作用下，使未分化性腺分化为睾丸。在男性，胚胎第 7 周时，初级性索进一步向生殖腺嵴深部增殖，并与表面上皮脱离，分化为细长弯曲的襻状生精小管，其末端相互吻合形成睾丸网。人胚第 8 周，生殖腺表面上皮下方的间充质分化为一层较厚的致密结缔组织，即白膜。分散在生精小管之间的间充质细胞分化为睾丸间质细胞，并分泌雄激素。胚胎时期的生精小管为实心细胞索，尚无管腔，内含有两类细胞，即由初级性索分化形成的支持细胞和由原始生殖细胞分化形成的精原细胞。生精小管直至青春期开始时才出现管腔（图 19-23B、23D）。

3. **卵巢的发生**　原始生殖细胞内无 Y 染色体存在，未分化性腺则向卵巢的方向分化。此过程晚于睾丸的分化。卵巢的形成比睾丸晚，胚胎第 10 周时，初级性索退化，未分化性腺的表面上皮又一次向深层间充质伸入，形成**次级性索**（secondary sex cord）**或皮质索**（cortical cord）。约在人胚第 16 周时，次级性索开始断裂，形成许多孤立的细胞团，即为原始卵泡。其中央为原始生殖细胞分化成的卵原细胞，周围是一层由次级性索细胞分化形成的小而扁平的卵泡细胞（图 19-23C、23E）。胎儿期的卵原细胞不断增生，在出生前已分化为初级卵母细胞，并停留于第一次成熟分裂前期。表皮下方的间充质形成卵巢的白膜，卵泡之间的间充质细胞分化为卵巢的间质。

4. **睾丸和卵巢的下降**　生殖腺最初位于后腹壁的上方，随着生殖腺的增大，逐渐突向腹腔，与后壁以系膜相连，称尿生殖系膜。继之，系膜头段退化消失，尾段连于生殖腺的尾端与阴囊或大阴唇之间，称为**引带**（gubernaculum）。以后，随着胚体迅速增长，引带相对缩短，导致生殖腺随着逐渐下降。第 3 月末时，卵巢停留在骨盆缘下方，而睾丸则继续下移，通过腹股沟管，在胚胎第 8 月时抵达阴囊。当睾丸下降通过腹股沟管时，腹膜沿腹股沟管向阴囊方向突出形成一盲管，称**睾丸鞘突**（testicular vaginal process）。鞘突包于睾丸周围，随睾丸进入阴囊形成鞘膜腔，以后，腹膜腔与鞘膜腔之间的通道逐渐闭锁。

（二）生殖管道的发生和演化

1. **未分化期**　人胚第 6 周时，男女两性胚胎都先后形成两对生殖管道，即**中肾管**和**中肾旁管**（paramesonephric duct），又称**米勒管**（Müllerian duct）。中肾旁管是由中肾嵴的体腔上皮内陷后闭合而成，上段位于中肾管的外侧；中段弯曲向内，越过中肾管的腹侧；下段的左、右中肾旁管在中线合并；尾端为一盲端，突入尿生殖窦的背侧壁，在窦腔内形成一隆起，称**窦结节**（sinus tubercle）。中肾管开口于窦结节的两侧。

2. **男性生殖管道的分化**　如果生殖腺分化为睾丸，生精小管内的支持细胞分泌抗中肾旁管激素抑制中肾旁管发育，并使其逐渐退化；同时睾丸间质细胞分泌的雄激素作用于中肾小管和中肾管，促使其发育成男性生殖管道。与睾丸相邻的 10 余条中肾小管分化为附睾的输出小管，与其相连的中肾管分化为附睾管、输精管、精囊和射精管。

3. **女性生殖管道的分化**　如果生殖腺分化为卵巢，由于雄激素和抗中肾旁管激素的缺乏，中肾管退化，而中肾旁管继续发育。中肾旁管头段发育成输卵管，尾段左右融合在一起演变成子宫和阴道的穹隆部。尿生殖窦背侧壁的窦结节增生形成**阴道板**（vaginal plate），阴道板最初是实心板，到胚胎第 5 个月时，阴道板中央的细胞碎裂，演变成中空的阴道，但在管道外口有一薄层的处女膜与阴道前庭相隔。

三、泌尿系统和生殖系统的先天性畸形

1. **多囊肾**（polycystic kidney） 是一种常见畸形。由于生后肾原基发生的肾单位未与集合小管接通，尿液在肾小管内积聚，使肾内出现许多大小不等的囊泡（图 19-24A）。囊泡常挤压周围的正常肾组织，而引起肾功能障碍。

2. **马蹄肾**（horseshoe kidney） 由于后肾发生过程中，左右输尿管芽的内侧相互愈合，两肾下端互相融合成马蹄形的大肾；又由于肾上升时，受阻于肠系膜下动脉根部，故肾的位置较正常低（图 19-24B）。

3. **异位肾**（ectopic kidney） 胚胎发育时，由于肾上升过程中受阻，未达正常位置所致。异位肾多停留在骨盆腔内，也有位于腹腔的低位（图 19-24C）。

4. **肾阙如**（renal agenesis） 一侧肾缺如是常见畸形，两侧肾阙如者少见。由于中肾管未长出输尿管芽，或是输尿管芽未能诱导生后肾原基使其分化为后肾所引起。

5. **双输尿管** 由于在同一侧发生两个输尿管芽或一个输尿管芽过早分支所致。此时，一个肾形成两个肾盂，各连一条输尿管，两条输尿管分别开口于膀胱，或两条输尿管在其下方合为一条，开口于膀胱（图 19-24D）。

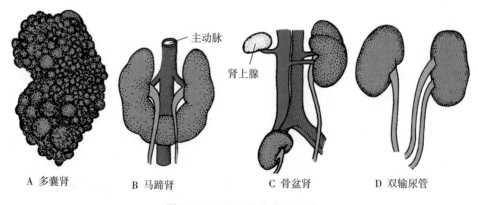

A 多囊肾　　　　B 马蹄肾　　　　C 骨盆肾　　　　D 双输尿管

图 19-24　泌尿系统常见畸形

6. **脐尿管畸形**

（1）**脐尿管瘘**（urachal fistula）：由于脐尿管未完全闭锁，胎儿出生后，膀胱内的尿液经脐尿管从脐部外溢（图 19-25A）。

（2）**脐尿管囊肿**（urachal fistula）：脐尿管中段未闭锁，囊内上皮分泌的液体在局部形成囊肿（图 19-25B）。

（3）**脐尿管窦**（urachal fistula）：脐尿管一端未闭锁，在近膀胱端膨大形成脐尿管窦，开口于膀胱（图 19-25C）。

7. **隐睾**（cryptorchidism） 睾丸未降入阴囊，多停留于腹腔或腹股沟处，称隐睾。

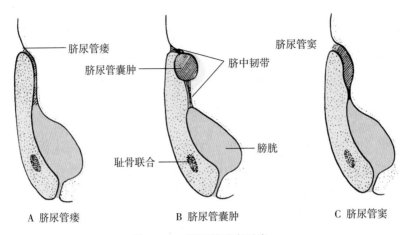

图 19-25　脐尿管发育异常

隐睾可发生在一侧，也可发生在两侧。由于腹腔内及腹股沟管内温度比阴囊的高，使生精小管受到不可逆转的破坏，从而影响精子的发生，可致男性不育。

8. 先天性腹股沟疝（congenital inguinal hernia）　男性常见。由于腹腔与鞘膜腔之间的通道没有闭合或闭合不全，当腹内压增高时，部分肠管可突入鞘膜腔内，形成先天性腹股沟疝。

9. 双子宫（double atresia）　肾旁管下段未愈合，形成完全分开的两个子宫，常伴有双阴道。如仅子宫体的上部分未合并则为双角子宫。

10. 阴道闭锁（vaginal atresia）　尿生殖窦的窦结节未形成阴道板，或阴道板未能形成管道所导致。有的是阴道口处女膜未穿通，外观见不到阴道，称处女膜闭锁。

11. 两性畸形（hermaphroditism）　又称半阴阳，是因为性分化异常导致的性别畸形。表现为外生殖器的形态介于男、女两性之间。可分为三种：①**真两性畸形**（true hermaphroditism）：极为少见，患者体内同时具有卵巢和睾丸，染色体核型为 46，XX/46，XY 嵌合型。②**男性假两性畸形**（male pseudohermaphroditism）：生殖腺为睾丸，核型为 46，XY，由于雄激素产生不足，导致外生殖器向女性方向不完全分化。③**女性假两性畸形**（female pseudohermaphroditism）：生殖腺为卵巢，核型为 46，XX，由于肾上腺皮质分泌过多雄激素，导致外生殖器向男性方向不完全分化。

第四节　心血管系统的发生

人胚第 3 周初，在卵黄囊壁上的胚外中胚层中出现了最早的血管和原始血细胞，绒毛膜内和胚体内的血管也相继发生，原始心脏出现。胚胎第 4 周末，胚体内外的血管连通成了血管网，心脏出现节律性跳动，血液在心血管网中定向流通，于是建立起了功能性原始心血管系统。随着胚体的发育和各器官结构的演变，心血管系统也随之发生相应的变化，最后形成了成熟的胎儿心血管系统。

一、原始心血管系统的建立

人胚第 3 周初，卵黄囊、体蒂和绒毛膜等处的胚外中胚层间充质细胞增殖分化成**血岛**（blood island）。血岛周边的细胞分化为内皮细胞，形成毛细血管；中央部分的细胞分化成游离的造血干细胞。相邻的毛细血管相互连通，形成毛细血管网（图 19-26）。随着胚体的发育，胚体内也以同样方式相继形成血管网和原始心管，胚体内外的血管及原始心管相互连通，形成了胚胎最早的心血管网，内有血液，但不能定向流动。直到第 4 周末，心脏经过复杂的演变和心腔分隔，出现了节律性收缩，于是心血管网络内的血液开始定向流动，真正意义上的血液循环开始运行，建立起了功能性**原始心血管系统**（primitive cardiovascular system）。

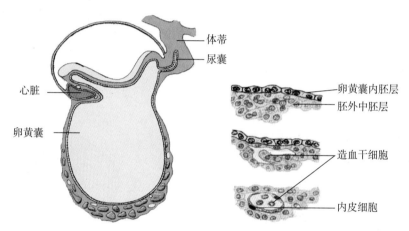

图 19-26 血岛和血管的形成

原始心血管系统由 3 个循环通路组成，即胚体循环、卵黄囊循环和脐循环。心脏是这 3 个循环通路共同的动力中心，都由腹主动脉和背主动脉输出血液，都由前主静脉、后主静脉、总主静脉回流血液。但胚体循环的终末功能血管都分布在胚体各器官结构，营养胚体；卵黄囊循环的终末功能血管都分布在卵黄囊上，主要吸收和运输卵黄囊中的营养物质，随着卵黄囊的退化，此循环通路也发生很大的演化；脐循环的终末功能血管分布在胎盘绒毛膜，行使与母体进行物质交换的功能（图 19-27）。

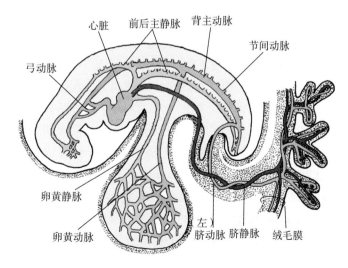

图 19-27 原始心血管系统模式图（第 4 周）

二、心脏的发生

（一）原始心脏的形成

在胚胎第 18~19 天，位于口咽膜头侧的生心区出现一腔隙，称**围心腔**（pericardiac coelom）。围心腔腹侧的中胚层细胞集聚形成一对长条的细胞索，称**生心板**（cardiogenic plate）。生心板的中央出现腔隙，形成两条纵管，称**心管**（cardiac tube）。与此同时，由于头褶的发生，原来位于口咽膜头侧的围心腔及心管便转到前肠的腹侧，心管也由围心腔的腹侧转至它的背侧。随着胚胎侧褶的发生，左右心管逐渐向中线靠拢，于第 22 天时融合成一条心管。由于围心腔的不断扩大，位于围心腔背侧的心管逐渐陷入围心腔内，借心背系膜悬于围心腔的背侧（图 19-28）。不久，系膜中央部退化消失，心管除头端和尾端连于心背系膜外，其余部分均游离于围心腔内。于是，围心腔发育成心包腔。心管内皮形成心内膜的内皮层，心管周围的间充质增厚，形成**心肌外套层**，后分化成为心肌膜和心外膜。心管内皮和心肌外套层之间的组织为较疏松的间充质，称**心胶质**，将来参与组成内皮下层和内膜下层的结缔组织。

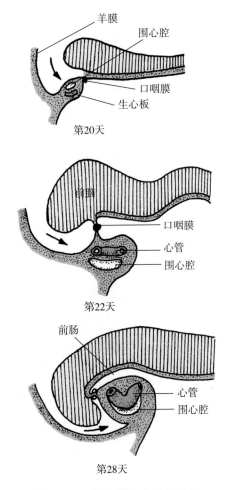

图 19-28　围心腔和心管的发生

（二）心脏外形的建立

心管头端与动脉相连，尾端与静脉相连，头、尾两端借心背系膜连于心包上。由于心管各段生长速度不同，逐渐出现三个膨大，由头端向尾端依次为**心球**（bulbus cordis）、心室和心房，之后在心房尾端又出现一个膨大，称**静脉窦**（sinus venosus）。静脉窦分为左、右两角，左、右总主静脉、脐静脉和卵黄静脉均通入两角。心球头侧为细长的动脉干，动脉干的头端与**动脉囊**相连，动脉囊为弓动脉的起始部。

由于心管两端固定，且心管发育较心包腔快，因而心球和心室之间形成一弯曲，称**球室襻**（bulboventricular loop），致使心脏呈"U"形。进而心房和静脉窦移至心球和动脉干的后方并向两侧扩大，膨出于心球和动脉干两侧。此时心房和心室之间的移行部位明显缩窄，形成了外观的环形房室沟和内腔狭窄的**房室管**（atrioventricular canal）。至此，心脏的外形已接近成熟心脏的外形（图 19-29）。

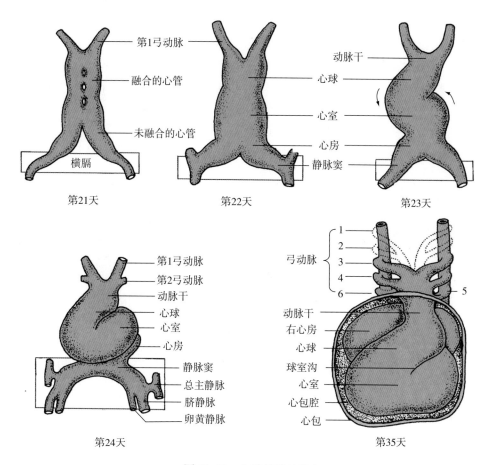

图 19-29　心脏外形的建立

（三）心脏内部的分隔

心脏内部分隔始于第 4 周，约在第 8 周基本完成。

1. 房室管的分隔　第 4 周末，房室管背侧壁和腹侧壁正中的心内膜组织增生，各形成一个隆起，称**心内膜垫**（endocardiac cushion）。两个心内膜垫对向生长，互相融合，将房室管分为左、右房室管。房室管处的心内膜组织局部增厚，形成心瓣膜，左侧为二尖瓣，右侧为三尖瓣。

2. 心房的分隔　大约在心内膜垫发生的同时，心房的头端背侧壁的正中线处发生一个镰状薄膜，称第一房间隔，它向心内膜垫的方向生长，其下缘的两个侧角与心内膜垫融合，中间则留有一孔，称第一房间孔，此孔以后逐渐闭合，但在第一房间孔闭合之前，第一房间隔上部的中央变薄而穿孔，形成了第二房间孔。

第 5 周末，于第一房间隔右侧的腹面，又形成一较厚的新月形隔膜，称第二房间隔。第二房间隔向心内膜垫生长，并遮盖第二房间孔，但在第二房间隔与心内膜垫之间仍留有一卵圆形孔，称**卵圆孔**（foramen ovale），恰与第二房间孔错位重叠。由于覆盖于卵圆孔左侧的第一房间隔较第二房间隔薄，就像卵圆孔上的一个只向左开放的瓣膜，称卵圆孔瓣。出生前，由于右心房的压力大于左心房，血液可冲开此瓣进入左心房；出生后，左心房压力增大，压迫此瓣封闭卵圆孔并与第二房间隔融合，形成了完整的房间隔（图 19-30）。至此，左右心房完全分隔。

3. 心室的分隔　第 4 周末，心室底壁的心尖处发生一半月形的隔膜，向心内膜垫方向生长，后发育为室间隔肌部；当此隔膜的两个侧角与心内膜垫融合时，其上缘凹陷处与心内膜垫之间留有一孔，称**室间孔**（interventricular foramen）。第 7 周末，室间孔由来自心球嵴、心内膜垫和室间隔膜部的间充质封闭，形成了室间隔的膜部。至此，完整的室间隔形成，左右心室完全分隔（图 19-30）。

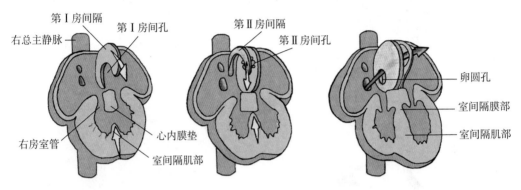

图 19-30　心房和心室的分隔

4. 心球与动脉干的分隔　第 5 周时，心球及动脉干的背、腹侧局部内膜组织增生，形成两条相对生长的螺旋走行的嵴，称心球嵴或动脉干嵴。两嵴在中线相互愈合后形成一螺旋状走行的**主动脉肺动脉隔**（aortico-pulmonary septum），此隔将动脉干和心球分隔成升主动脉和肺动脉干。升主动脉与左心室相通，肺动脉干与右心室相通。主动脉与肺动脉干起始处的内膜组织增厚，各形成三个袋状的半月瓣。

三、胎儿的血液循环及出生后变化

出生前，胎体内的血液经脐动脉到达胎盘绒毛的毛细血管，在此与母体血进行物质交换，由静脉血变为动脉血，汇入脐静脉，流经肝脏时，大部分血液经静脉导管流入下腔静脉，少部分血液营养肝脏。下腔静脉还回收来自胎儿下肢及腹、盆腔的静脉血，由于后者的血量较前者少得多，因而下腔静脉中的混合血仍然以动脉血为主。胎儿时期下腔静脉注入右心房的血液大部分经卵圆孔进入左心房，通过左心室进入升主动脉。升主动脉的血液大部分经主动脉弓上的三大分支分布到头、颈和上肢，优先供应胎儿头部和上肢发育所需的营养和氧；小部分血液流入降主动脉。由头、颈和上肢回流的静脉血经上腔静脉进入右心房，与下腔静脉来的小部分血液混合后，经右心室进入肺动脉，其中大部分血液经动脉导管注入降主动脉。降主动脉的血液除部分分布到盆腔、腹腔器官和下肢外，大部分经脐动脉运送至胎盘，与母体进行物质交换后，再经脐静脉返回到胎儿体内（图 19-31）。可见胎儿的血液循环有以下特点：①有胎盘血循环。②肝内有静脉导管。③房间隔上有卵圆孔。④肺动脉和主动脉之间有动脉导管。⑤肺循环不发达。

胎儿出生后，由于胎盘血循环中断；新生儿肺开始呼吸，肺循环启动，新生儿的血液循环遂发生一系列结构性改变（图19-32）：①脐动脉大部分闭锁为脐外侧韧带，仅近侧端保留为膀胱上动脉。②脐静脉闭锁，成为肝圆韧带。③静脉导管闭锁成为静脉韧带。④动脉导管闭锁为动脉韧带。⑤卵圆孔闭锁为卵圆窝。

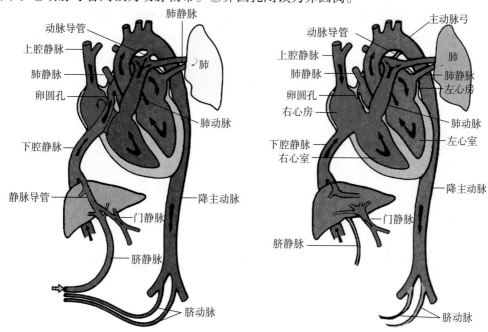

图 19-31 胎儿血液循环   图 19-32 出生后血液循环变化

四、循环系统的先天性畸形

心血管系统发生过程的变化较大，因而先天性畸形的发生也较多见，最常见的有以下几种。

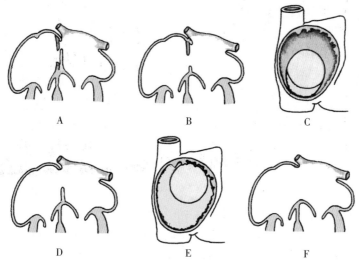

图 19-33 房间隔缺损

A. 正常心房分隔　B. 第Ⅰ房间隔过度吸收，同时第Ⅱ房间隔又形成大的卵圆孔
C. 是B的侧面观　D. 第Ⅱ房间隔未发生　E. 是D的侧面观　F. 第Ⅰ、Ⅱ房间隔未发生

1. 房间隔缺损（atrial septal defect） 最常见，其产生原因包括：①第一房间隔形成第二房间孔时过度吸收，导致卵圆孔瓣太小，不能完全遮盖卵圆孔。②第二房间隔发育异常，形成过大的卵圆孔，不能完全被卵圆孔瓣遮盖。③心内膜垫发育不良，使第一房间隔未与心内膜垫愈合而留有一孔（图 19-33）。

2. 室间隔缺损（ventricular septal defect） 可有室间隔膜部缺损和室间隔肌部缺损两种类型。膜部缺损较常见，由于心内膜垫组织、心球嵴或室间隔肌部发育不良所致；室间隔肌部缺损较少见。

3. 法洛四联症（tetralogy of Fallot） 比较常见，包括四个畸形：①肺动脉狭窄。②室间隔缺损。③主动脉骑跨。④右心室肥大（图 19-34）。这种畸形形成的主要原因是动脉干与心球的分隔不均，致使肺动脉狭窄和室间隔缺损，粗大的主动脉向右侧骑跨在室间隔缺损处，由于肺动脉狭窄，造成右心室肥大。

4. 主动脉和肺动脉错位 主动脉位于肺动脉的前面，由右心室发出，肺动脉干则由左心室发出。此种畸形发生的原因是在动脉干和心动脉球分隔时，主肺动脉隔不呈螺旋方向，而成直隔的缘故（图 19-35）。

5. 主动脉或肺动脉狭窄 由于动脉干分隔时不均等，以致形成一侧动脉粗大，另一侧动脉狭小，即肺动脉或主动脉狭窄。

6. 动脉导管未闭 较多见，女性多于男性。原因可能是出生后动脉导管壁上的平滑肌未能收缩所致。

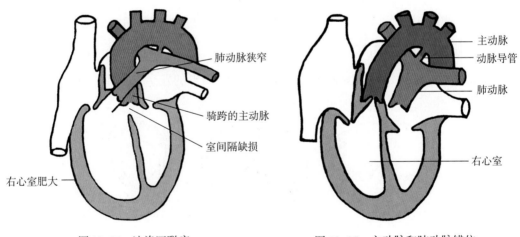

图 19-34　法洛四联症　　　　　　　图 19-35　主动脉和肺动脉错位

第五节　中枢神经系统的发生

神经系统起源于神经外胚层，由神经管和神经嵴分化而成。神经管分化为中枢神经系统的脑和脊髓；周围神经系统则来自神经嵴。

一、神经管的早期分化

人胚第 3 周初，在脊索的诱导下，出现了由神经外胚层构成的神经板，随后神经板凹陷形成神经沟。在相当于枕部体节的平面上，神经沟首先愈合成管，愈合过程向头、尾两端推进，最后在头尾两端各有一开口，分别称**前神经孔**（anterior neuropore）和**后神经孔**（posterior neuropore）。胚胎第 25 天左右，前神经孔闭合，第 27 天左右，后神经孔闭合，完整的神经管形成。神经管的前段膨大，衍化为脑；后段较细，衍化为脊髓。

神经板由单层柱状上皮构成，称**神经上皮**（neuroepithelium）。当神经管形成后，管壁变为假复层柱状上皮。神经上皮细胞不断分裂增殖，部分细胞迁至神经上皮的外周，分化为**成神经细胞**（neuroblast）和**成神经胶质细胞**（glioblast），并进一步分化为神经细胞和神经胶质细胞。在神经上皮外周由这些细胞构成了一新的细胞层，称**套层**（mantle layer），原位的神经上皮则停止分化，变成一层立方形或矮柱状细胞，称**室管膜层**（ependymal layer）。套层的神经细胞长出突起，并伸至套层的外周，与随之迁出的星形胶质细胞和少突胶质细胞一起形成一层新的结构，称**边缘层**（marginal layer）（图 19-36）。神经细胞的存活及其突起的投向主要受靶细胞或靶组织产生的神经营养因子的调控，如神经生长因子、成纤维细胞生长因子、表皮生长因子等。

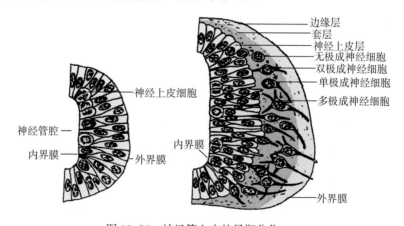

图 19-36 神经管上皮的早期分化

二、脊髓的发生

神经管的尾段发育为脊髓。其管腔演化为脊髓的中央管，套层分化为脊髓的灰质，边缘层分化为白质。神经管的管壁并不平均发育，其两侧壁由于套层中的成神经细胞和成胶质细胞增生而迅速增厚，腹侧部增厚形成左、右两个**基板**（basal plate），背侧部增厚形成左、右两个**翼板**（alar plate）；而神经管的顶壁和底壁都薄而窄，分别形成**顶板**（roof plate）和**底板**（floor plate）。基板和翼板的分界在神经管内表现为两条纵行的**界沟**（sulcus limitans）。基板形成脊髓灰质的前角，其中成神经细胞主要分化为躯体运动神经元。翼板形成脊髓灰质的后角，其中的成神经细胞分化为中间神经元。另有一部分成神经细胞聚集于基板和翼板之间，形成脊髓侧角，其内的成神经细胞分化为内脏传出神经元。神经管周围的间充质分化成脊膜（图19-37）。

胚胎第3个月时，脊髓与脊柱等长。此后脊柱的生长比脊髓快，因而脊髓的位置相对地上移，至出生前，脊髓下端与第3腰椎平齐，仅以终丝与尾骨相连。由于节段分布的脊神经均在胚胎早期形成，并从相应节段的椎间孔穿出，当脊髓位置相对上移后，脊髓颈段以下的脊神经根便越来越斜向尾侧，至腰、骶和尾段的脊神经根则在椎管内垂直下行，与终丝共同组成马尾。

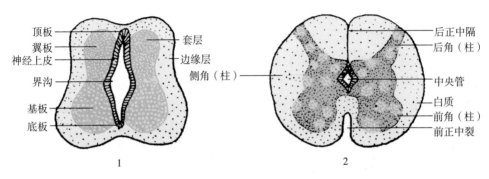

图 19-37　脊髓的发生

三、脑的发生

神经管的头段分化为脑。第4周末，神经管的头段形成三个膨大的**脑泡**（brain vesicle），分别称前脑泡、中脑泡和菱脑泡。到第5周，前脑泡的头端发育成左右两个端脑，端脑向两侧膨大，以后演变为大脑半球；而前脑泡的尾端则形成间脑。中脑泡演化为中脑。菱脑泡演变为后脑和末脑，以后，后脑演变为桥脑和小脑，末脑演变为延髓（图19-38）。在脑泡演变的同时，神经管的管腔也演变为各部位的脑室。前脑泡的腔演变为左右两个侧脑室和间脑中的第三脑室；中脑泡的腔很小，形成狭窄的中脑导水管；菱脑泡的腔演变为宽大的第四脑室。

在脑泡的形成和演变过程中，同时出现了几个不同方向的弯曲。首先出现的是凸向背侧的**颈曲**（cervical flexure）和**头曲**（cephalic flexure）。前者位于脑与脊髓之间，后者位于中脑部，故又称中脑曲。之后，在脑桥和端脑处又出现了两个凸向腹侧的弯曲，分别称脑桥曲和端脑曲（图19-38）。

神经管头段分化为脑的过程中，其管壁的演变与尾段分化为脊髓的过程相似，但更加复杂。神经管两侧壁的套层亦增厚形成背部的翼板和腹部的基板。端脑和间脑的套层大部分形成翼板，基板甚小。端脑套层中的大部分细胞迁至外表面，形成大脑皮质；少部分细胞聚集成团，形成神经核。中脑、后脑和末脑中的套层细胞多聚集成细胞团或细胞柱，形成各种神经核。来自翼板的神经核多为感觉中继核，来自基板的神经核多为运动核。

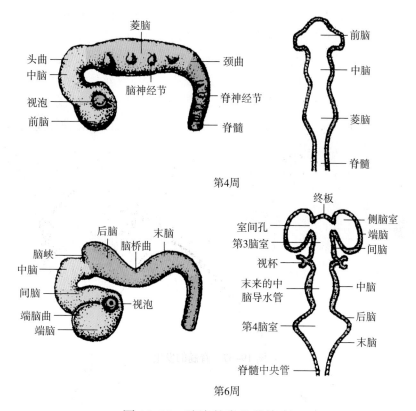

第4周

第6周

图 19-38　脑泡的发生及演变

四、神经系统的先天性畸形

1. 无脑畸形（anencephaly） 由于前神经孔未闭，来自神经管头端的脑不发育所致。表现为颅骨发育不全，头颅顶部只盖有薄层脑膜组织，常伴有颈区的脊柱裂（图 20-1）。

2. 脊柱裂（spina bifida） 由于脊髓和椎骨缺损，在背部出现裂沟，称脊柱裂（图 20-1）。多发生于腰骶区。

3. 脊膜膨出及脑膜膨出 由于椎骨缺损，脊膜自缺损处突出，在体表形成有皮肤覆盖的囊，称**脊膜膨出**；如果由于颅骨发育不全，脑膜自缺损处突出，称**脑膜膨出**。

4. 脑积水（hydrocephalus） 比较多见，由于脑室系统发育障碍，脑脊液生成和吸收平衡失调所致。由于脑室积液，脑压加大，临床常见胎儿头部特别大，脑壁变薄，颅缝变宽（图 20-1）。

第六节　眼与耳的发生

一、眼的发生

眼的发生始于胚胎第 4 周，前脑两侧壁向外膨出，形成左右一对囊泡，称**视泡**（optic vesicle）。视泡远端膨大并凹陷形成一双层杯状结构，称**视杯**（optic cup）。视泡近端变细，称**视柄**（optic stalk），与前脑分化成的间脑相连。在视泡发生的同时，与视泡相对的表面外胚层在视泡的诱导下增生变厚，形成**晶状体板**（lens placode）。随后，晶状体板内陷形成一囊泡，并进入视杯，称**晶状体泡**（lens vesicle）。眼的主要结构均由视杯、视柄、晶状体泡及其周围的间充质分化而成（图 19-39）。

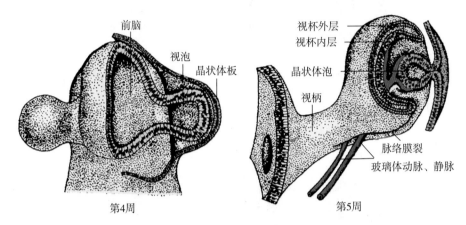

图 19-39 视杯与晶状体的发生

1. 视网膜的发生 视网膜由双层视杯发育而成。视杯的外层分化为视网膜的色素上皮层，内层分化为视网膜的神经层，先后分化出视杆细胞、视锥细胞、无长突细胞、水平细胞、双极细胞和节细胞等。此时，视杯的内外两层紧密相贴，形成了视网膜的视部。靠近边缘部位的视杯内层不增厚，也不分化为神经层，与外侧分化来的色素细胞层相贴，形成视网膜的盲部，即虹膜和睫状体。随着视网膜的发育，节细胞的轴突向视柄内层聚集，视柄内层逐渐增厚，并与外层融合，从而形成了视神经。

2. 晶状体的发生 晶状体由晶状体泡演变而成。晶状体泡前壁细胞为立方形，称**晶状体上皮**；后壁细胞呈高柱状，并逐渐向前壁方向伸长，形成晶状体纤维。随着晶状体纤维的不断伸长，晶状体泡的泡腔逐渐缩小，直至消失，晶状体变为实体结构。此后，晶状体赤道区的晶状体上皮细胞不断增生、变长，形成新的晶状体纤维。原有的晶状体纤维及其胞核逐渐退化形成晶状体核。新的晶状体纤维逐层添加到晶状体核的周围，致使晶状体及晶状体核逐渐增大，这一过程持续终生，但随年龄的增长速度减慢。

3. 角膜、巩膜和脉络膜的发生 角膜上皮是在晶状体泡诱导下，由其相对的表面外胚层分化而成。角膜上皮后面的间充质分化为角膜其余各层。视杯周围的间充质分为内、外两层，外层较致密，形成巩膜；内层较疏松，并富含血管和色素细胞，形成脉络膜。

二、耳的发生

1. 内耳的发生 第 4 周初，菱脑两侧的表面外胚层在菱脑的诱导下增厚，称**听板**（otic placode）。随后听板向其下方间充质凹陷，并与表面外胚层分离，形成一上皮性囊泡，称**听泡**（otic vesicle），听泡周围由间充质包绕。听泡初为梨形，以后向背、腹方向延伸增大，形成背侧的前庭囊和腹侧的耳蜗囊。之后，前庭囊形成三个半规管和椭圆囊，耳蜗囊形成球囊和耳蜗管。至此，听泡就发育成了膜迷路。膜迷路周围的间充质形成骨迷路（图19-40）。

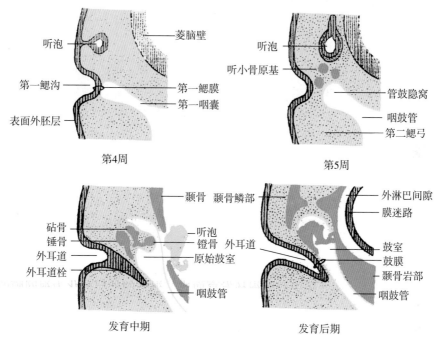

图 19-40　耳的发生

2. 中耳的发生　胚胎第9周时，第一咽囊向背外侧伸长，末端膨大形成鼓室，近端细长形成咽鼓管，顶端的内胚层上皮与第一鳃沟底的外胚层上皮及两者之间的中胚层间充质共同构成鼓膜。鼓室上部的间充质分化为三块听小骨，听小骨逐渐突入鼓室内（图19-40）。

3. 外耳的发生　胚胎第2个月末，第一鳃沟向内深陷，形成一漏斗状管，后演变为外耳道外侧段。漏斗状管的底部外胚层细胞增生成一上皮细胞板，称**外耳道栓**。胚胎第7个月时，外耳道栓内部细胞退化吸收，形成管腔，成为外耳道的内侧段。

胚胎第6周时，第一鳃沟周围的间充质增生，在外耳道口周围形成6个结节状隆起，称**耳丘**（auricular hillock）。由6个耳丘经过复杂的演化形成了耳廓。

三、眼、耳的先天性畸形

1. 先天性无虹膜　属常染色体显性遗传性异常，可能是视杯边缘生长和分化障碍所致。由于无虹膜，瞳孔也特别大。

2. 瞳孔膜残留　瞳孔膜未全部退化所致。在瞳孔处有薄膜或蛛网状细丝遮盖在晶状体前面。轻度残留者通常不影响视力及瞳孔活动。若残存的瞳孔膜影响视力，可手术剔除。

3. 先天性白内障（congenital cataract） 晶状体混浊不透明，呈灰白色，多为遗传性，属于常染色体显性遗传。也可由于感染风疹病毒、母体甲状腺机能低下、营养不良及维生素缺乏等引起。

4. 先天性青光眼（congenital glaucoma） 巩膜静脉窦发育异常或缺失，致使房水回流受阻，眼压增高，眼球膨大，最后导致视网膜损伤而失明，为先天性青光眼。基因突变或母亲妊娠早期感染风疹是产生此畸形的主要原因。

5. 眼的其他畸形 若两侧视泡在中线合并，则产生**独眼畸形**（cyclopia），仅在正中部有一个眼，眼的上方常有一管状鼻。倘若视泡未发生或视泡发育受阻则产生无眼或小眼畸形。

6. 耳的常见畸形 最常见的是**先天性耳聋**（congenital deafness）和耳廓畸形。内、中、外耳的发育异常均可导致先天性耳聋，如外耳道闭锁（外耳道栓细胞未吸收）；中耳鼓室闭锁或听小骨发生异常，造成听骨链僵直；内耳骨迷路、膜迷路发育异常等。先天性耳聋大多是遗传因素引起，但有些是由于致畸因素的干扰，如妊娠早期感染风疹病毒，导致螺旋器损伤；妊娠后期强噪音对胎儿听力的损伤；使用大量链霉素或新生儿溶血性黄疸等原因有关。

第七节　四肢的发生

人胚第 4 周末，胚体左、右外侧体壁上先后出现上、下两对小隆起，即**上肢芽**（anterior limb bud）与**下肢芽**（posterior limb bud），它们的中轴由中胚层构成，表面覆盖以表面外胚层。肢芽远端的表面外胚层增厚，形成一嵴状结构，称**外胚层顶嵴**（apical ectodermal ridge，AER）。在外胚层顶嵴的诱导下，肢芽由近及远不断发育。随后，上、下肢芽先后出现近端和远端两个收缩环，将每一肢芽分为三段。上肢芽被分为上臂、前臂和手，下肢芽被分为大腿、小腿和足。肢体中轴的间充质先形成软骨，继而以软骨内成骨方式形成骨，周围的间充质分化形成肢体的肌群，脊神经向肢体内长入。肢体的手和足起初为扁平的桨板状，而后其远端各出现四条纵行凹沟，手板与足板遂呈蹼状；至第 7~8 周，由于组织内细胞凋亡，蹼膜消失，手指和足趾形成（图 19-41、42）。在第

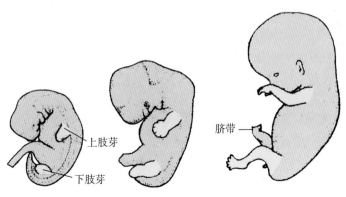

上肢芽

下肢芽

脐带

图 19-41　肢体的发生

7 周，上肢向外侧旋转 90°，使伸肌位于背面和外侧面，而拇指位于外侧。下肢则向内侧旋转 90°，使伸肌位于前面，而踇趾位于内侧。

　　肢体畸形的种类甚多，大致可分为三类。①**缺失性畸形**（reduction defect），即肢体缺如，包括横向和纵向肢体缺如。前者即先天性短肢，如无臂、无手、无指等，下肢亦然。纵向肢体缺如有上肢桡侧或尺侧缺如，下肢胫侧或腓侧缺如。还有海豹样手或足畸形，表现为手或足长在短小的肢体上，或直接长在躯干上。②**重复性畸形**（duplication defect），即肢体某一部分的重复发生，如**多指（趾）畸形**（polydactyly）。③**发育不全**（dysplasia），如**并肢畸形**（sirenomelus）和**并指（趾）畸形**（syndactyly）等（图 20-1）。此外，马蹄内翻足（即足底内翻）亦较常见。

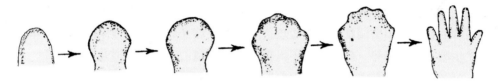

图 19-42　手的形态演变

第二十章　先天性畸形

先天性畸形（congenital malformation）是由于胚胎发育紊乱而导致的、以形态结构异常为主要特征的出生缺陷（图 20-1）。其发生原因是多方面的，与遗传因素、环境因素及两者的相互作用密切相关。随着现代工业的快速发展及环境污染的加剧，先天性畸形的发生率有上升趋势，严重影响了人类的生存质量。先天性畸形是常见病之一，也是死胎、流产、早产和新生儿死亡的主要原因。先天性畸形的发生重在预防。

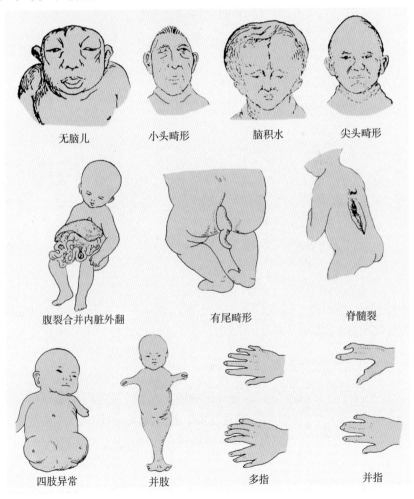

无脑儿　　小头畸形　　脑积水　　尖头畸形

腹裂合并内脏外翻　　有尾畸形　　脊髓裂

四肢异常　　并肢　　多指　　并指

图 20-1　各种畸形

第一节　先天性畸形的发生原因

一、遗传因素

在人类的各种先天性畸形中，因遗传因素导致的畸形占 25%，约有 2000 种。

（一）染色体畸变

染色体畸变（chromosome aberration）包括染色体数目与结构的异常。可由亲代遗传，也可因生殖细胞发育异常所致。

1. 染色体数目异常　多因减数分裂中同源染色体不分离所致。表现为染色体数目的增加（常见于三体型）或减少（常见于单体型），可发生在常染色体，也可发生在性染色体。①三体型：如唐氏综合征（Down syndrome），又称**先天性愚型**，为 21 号染色体三体（47，XY，+21）。先天性睾丸发育不全，即 **Klinefelter 综合征**，为性染色体三体（47，XXY）。②单体型：常染色体单体型的胚胎几乎不能存活；性染色体单体型的胚胎成活率很低，约为 3%。如先天性卵巢发育不全，即 **Turner 综合征**（45，XO）。

2. 染色体结构异常　多因染色体断裂，其断片发生缺失、易位、倒置、重复等。如猫叫综合征（cat's cry syndrome）为 5 号染色体短臂末端断裂缺失，婴儿哭声似猫叫（喉软骨不全）。慢性粒细胞白血病为 22 号染色体长臂断裂，其断片易位至 9 号染色体。

（二）基因突变

基因突变（gene mutation）指染色体上基因的碱基组成或排列顺序发生变化，染色体组型不变，染色体外形未见异常。基因突变所致的遗传病主要表现在微观结构或功能方面，如苯丙酮酸尿症、镰刀状细胞贫血、软骨发育不全、小头畸形、多囊肾、肾上腺肥大等。睾丸女性化综合征即 X 染色体上 Tfm 位点的基因突变，使患者机体合成雄激素受体的能力缺乏，产生的雄激素不能发挥作用。

二、环境因素

由环境因素引起的先天性畸形占 10%。能引起先天性畸形的环境因素统称为**致畸因子**（teratogen）。胚胎发育受胚胎微环境、母体内环境及母体外环境的影响。

（一）生物性致畸因子

生物性致畸因子可穿过胎盘屏障直接影响胚胎发育，或通过影响母体正常代谢（发热、酸中毒、缺氧等），干扰胎盘的转运功能，损伤胎盘屏障，诱发胚胎发育异常。现已明确感染风疹病毒、巨细胞病毒、单纯疱疹病毒、弓形体、梅毒螺旋体等，对人类胚胎有致畸作用。

（二）化学性致畸因子

随着社会现代化程度的提高，化学污染日益加剧，工业"三废"、农药、某些食品添加剂、防腐剂中，均有致畸因子。某些重金属汞、铅、镉、砷等有致畸作用，如"水俣病"是孕妇食用被汞污染的鱼虾，影响胎儿神经系统发育异常而导致的畸形。某些含磷的农药如敌枯双，某些多环芳香碳氢化合物、亚硝基化合物、烷基和苯类化合物等，也有致畸作用。

（三）物理性致畸因子

各种射线、机械性压迫（脐带缠绕等）和损伤等均可影响胚胎发育，导致畸形。微波、高温、严寒等对人类胚胎是否有致畸作用，尚需进一步证实。

（四）致畸性药物

多数抗肿瘤药物，某些抗惊厥药物及治疗精神病的药物，某些抗生素、抗凝血药物、激素等，有致畸作用。如抗肿瘤药物氨基蝶呤，能导致神经系统及四肢畸形；抗惊厥药可致胎儿心脏畸形、面裂等。反应停（又称酞胺派啶酮）在20世纪60年代为治疗妊娠呕吐的药物，结果导致大批短肢、无肢的畸形儿发生（图20-1）。大剂量链霉素、新生霉素可导致先天性耳聋、先天性白内障、短肢畸形等。

（五）其他致畸因子

缺氧、严重营养不良可影响胎儿发育而致畸。酒精及香烟中的尼古丁不仅能经孕妇体内直接影响胚胎的正常发育，而且能因父亲精子异常而影响胚胎神经系统的发育。吸烟、酗酒对子代的影响已引起人们的高度重视。吸烟者的吸烟量与胚胎畸形发生率成正比，与新生儿体重成反比。亲代酗酒可致子代发生多种畸形，称胎儿酒精综合征（fetal alcohol syndrome），可致胎儿发育迟缓，小头、小眼、眼距小等。

三、遗传因素与环境因素共同作用

由遗传因素与环境因素相互作用而引起的先天性畸形，约占65%。在这种相互作用中，衡量遗传因素所起作用（大小）的指标称遗传度。如无脑儿的遗传度为60%，先天性心脏畸形的遗传度为35%，先天性幽门狭窄的遗传度为75%，先天性巨结肠的遗传度为80%。环境致畸因子可引起基因突变或染色体畸变，导致胚胎发育异常；而胚胎的基因型（遗传因素）可决定并影响胚胎对环境致畸因子的易感程度，它在种间及个体间均有差异。如考的松对小白鼠有较明显的致畸作用，可引起腭裂，但对猪、猴等几乎无影响。而反应停的使用，可导致人类和其他灵长类动物发生残肢畸形，即易感程度高，但对灵长类动物以外的其他哺乳动物几乎无任何致畸作用。流行病学调查发现，在相同环境条件下，同期怀孕的妇女，同时感染了同型风疹病毒，结果有的新生儿出现先天性畸形，有的则完全正常，显示每个胚胎的遗传基因对风疹病毒的敏感性不同。

第二节　致畸敏感期

致畸敏感期（susceptible period）指胚胎在致畸因子的作用下最易发生畸形的发育时期。在胚胎的整个发育过程中，各发育阶段对致畸因子的敏感性是不同的。这不仅与致畸因子的作用强度及胚胎的遗传特性有关，而且与该发育阶段胚胎细胞的分裂速度、分化程度密切相关，故各器官的致畸敏感期与其发生期大致相同（图20-2）。

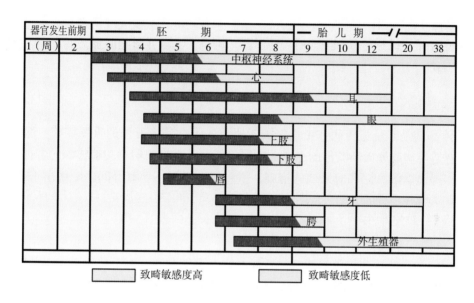

图 20-2　人胚胎主要器官的致畸敏感期

　　胚前期，细胞分化程度低，对致畸因子不太敏感；若致畸作用强，可导致胚胎死亡，引起流产；若致畸作用弱，则少量细胞受损或死亡的细胞由周围正常细胞代偿，一般不发生畸形。胚期，胚胎细胞分裂、分化活跃，代谢旺盛，极易受到致畸因子的干扰，影响胚胎正常发育，是胚胎全部发育过程中的致畸敏感期。由于各器官原基的发生和分化时间不同步，致畸敏感期也有一定的差别。胎儿期，对致畸因子的敏感性降低，致畸因子多影响组织结构和功能，一般无器官水平的畸形。而外生殖器、耳、腭、神经系统等器官发育较晚或持续时间长，仍可有畸形发生。

　　反应停的致畸敏感期为胚胎发育的第 21～40 天。风疹病毒的致畸敏感期为受精后第 1 个月，致畸率为 50%，第 3 个月仅为 6%～8%。故不同致畸因子作用于胚胎有各自不同的致畸敏感期。

第三节　先天性畸形的预防

随着社会的发展，人口素质的提高，预防先天性畸形的发生，防患于未然，已成为当今世界人口控制中一项极为重要的课题。

一、提高健康水平

我国人口政策包括控制人口数量与提高人口素质。优生是提高人口素质的重要环节，包括普及优生知识，禁止近亲结婚，保护生态环境，减少大气污染与废物排放，养成良好的生活习惯，饮食规律，无不良嗜好及恶习，有病及时就医等，有利于提高健康水平。

二、遗传咨询

遗传咨询是防止遗传病和由遗传因素所致先天性畸形发生的重要措施。医务人员应对患有遗传病或先天性畸形的患者、家属等相关人员提出的有关遗传病的各种问题进行解答，提出防治方法和应采取的措施，供患者在婚姻、生育等问题上做出正确选择。对不适宜结婚或生育的人们，应明确告知。

三、加强孕期保健

孕期保健是防止环境因素致畸的重要措施。孕期应注意以下几方面：①预防感染，尤其在妊娠前8周，避免感染生物性致畸因子，可进行免疫注射，远离感染源等。②谨慎用药。孕期用药需严格选择，尤其在孕早期；若必须用致畸药物治疗，应中止妊娠。③孕期要戒除烟、酒，并重视被动吸烟的危害。④减免射线照射，因为对母体无害的照射剂量就可能影响胚胎发育。⑤注意饮食搭配，合理营养。

四、产前检查

产前检查可防止严重畸形儿的出生，对有遗传病家族史的夫妇，生过畸形儿或有多次自然流产、死胎的孕妇，以及孕期接触各种环境致畸因子的孕妇，是十分必要的。常用的产前检查方法有以下三方面：

（一）羊水检查

可在妊娠4个月左右时进行。行羊膜穿刺法抽取羊水，进行染色体分析和生化分析。羊水细胞的染色体组型检查和DNA分析可反映胚胎的遗传状况，检测出由染色体异常而引起的先天性畸形。羊水的化学成分分析，如若羊水中检测出乙酰胆碱同工酶，甲胎蛋白含量明显增高（高于正常数十倍），为开放性神经管畸形。测定17-羟孕酮在羊水中的含量，可作为肾上腺性征综合征的诊断标准。

（二）绒毛膜活检

可诊断胚胎染色体异常，因胚胎与绒毛膜染色体组型相同。在妊娠第 8 周可进行该检查。

（三）仪器检查

B 型超声波为一安全、简便的常规产前检查方法，可发现胎儿外部及某些内脏的畸形。胎儿镜是一种较直观的检查方法，它是用光导纤维制成的内窥镜，可集观察胎儿外形、采取胎儿血样或皮肤、给胎儿注射药物等为一体。

汉英索引

Ⅱ型肺泡细胞 type Ⅱ alveolar cell　127
Ⅰ型肺泡细胞 type Ⅰ alveolar cell　126
W–P 小体 Weibel–Palade body　77

B

靶器官 target organ　161
靶细胞 target cell　161
白膜 tunica albuginea　172
白髓 white pulp　92
白体 corpus albicans　188
白细胞 leukocyte，white blood cell　35
白质 white matter　66
板层颗粒 lamellar granule　142
板层小体 lamellar body　127
半桥粒 hemidesmosome　18
包蜕膜 decidua capsularis　208
胞质桥 intercellular cytoplasmic bridge　177
杯状细胞 goblet cell　12, 123
背胰芽 dorsal pancreas bud　237
被覆上皮 covering epithelium　11
贲门腺 cardiac gland　102
鼻板 nasal placode　229
鼻窝 nasal pit　229
笔毛微动脉 penicillar arteriole　93
闭锁卵泡 atretic follicle　188
闭锁小带 zonula occludens　16
壁蜕膜 decidua parietalis　208
壁细胞 parietal cell　101
边缘层 marginal layer　253
边缘窦 marginal sinus　93
边缘区 marginal zone　93
变移上皮 transitional epithelium　14

表面活性物质 surfactant　127
表面黏液细胞 surface mucous cell　100
表皮 epidermis　142
玻璃体 vitreous body　156
伯贝克颗粒 Birbeck granule　145
哺育细胞 nurse cell　89

C

侧中胚层 lateral mesoderm　213
肠绒毛 intestinal villus　103
尘细胞 dustcell　128
成骨细胞 osteoblast　29
成软骨细胞 chondroblast　28
成神经胶质细胞 glioblast　253
成神经细胞 neuroblast　253
成熟卵泡 mature follicle　186
成纤维细胞 fibroblast　24
成牙本质细胞 odontoblast　99
初级骨化中心 primary ossification center　33
初级精母细胞 primary spermatocyte　176
初级卵母细胞 primary oocyte　184
初级卵泡 primary follicle　185
初级性索 primary sex cord　242
初始 T 细胞 naive T cell　84
储备细胞 reserve cell　194
触觉小体 tactile corpuscle　62
穿通纤维 perforating fiber　31
传出神经元 efferent neuron　54
传入神经元 afferent neuron　54
垂体门脉系统 hypophyseal portal system　168
垂体细胞 pituicyte　170
垂直柱 vertical column　68

英汉索引

S